Anthroposophische Medizin **in der Praxis 2**

Hrsg.: Medizinisches Seminar Bad Boll

Anthroposophische Medizin **in der Praxis 2**

mit Beiträgen
von F. Roemer, M. Roggatz, G.Soldner,
M. Sommer, H.-H. Vogel

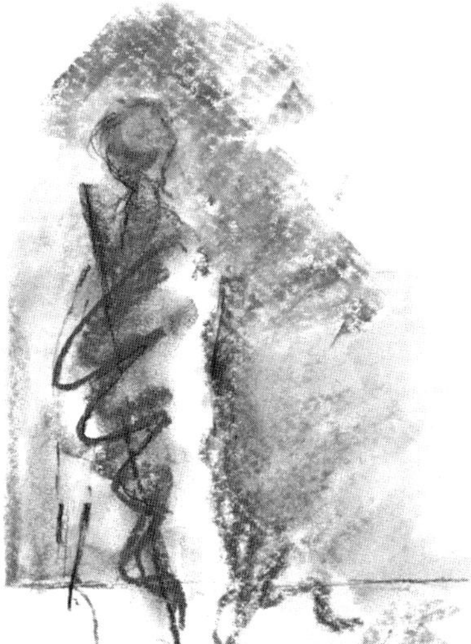

Natur • Mensch • Medizin
Verlags GmbH Bad Boll

Wichtige Hinweise für die Leser:
Die Verfasser haben mit größter Sorgfalt darauf geachtet, dass die Angaben von Therapieempfehlungen und Medikamenten, ihren Dosierungen und Applikationen dem jeweiligen Wissensstand bei Fertigstellung des Werkes entsprechen.
Dennoch ist jeder Anwender aufgefordert, alle Angaben in eigener Verantwortung auf ihre Richtigkeit zu prüfen. Dosierungen und Applikationen sind für jeden Patienten sorgfältig abzuwägen und erfolgen auf eigene Verantwortung des Benutzers.
Werden im Text Handelsnamen genannt, so handelt es sich in der Regel um eine subjektive Auswahl ohne Anspruch auf Vollständigkeit.
Die Wiedergabe von Gebrauchsnamen, Handelsnamen oder Warenbezeichnungen in diesem Werk berechtigt auch ohne besondere Kennzeichnung nicht zu der Annahme, dass solche Namen im Sinne der Warenzeichen und Markenschutz-Gesetzgebung als frei zu betrachten wären und daher von jedermann benutzt werden dürfen.

Kurztitel: Hrsg.: Medizinisches Seminar Bad Boll
Anthroposophische Medizin in der Praxis 2
mit Beiträgen von F. Roemer, M. Roggatz,
G. Soldner, M. Sommer, H.-H. Vogel

ISBN 3-928914-13-8

Umschlaggestaltung: R. Maus, unter Verwendung eines Bildes des Künstlers Wacho Bardavelidze

Satz: Aichelberger Fotosatz GmbH, 73101 Aichelberg

Druck: Gerthofer, Geislingen

Inhalt

(Detaillierte Angaben siehe Anfang des jeweiligen Kapitels)

Vorwort

Nach langer Pause erscheint nun endlich – vier Jahre nach dem ersten – der zweite Band von „Anthroposophische Medizin in der Praxis". Wieder hat ein kleiner Kreis von Ärzten, die gemeinsam das von Heinz-Hartmut Vogel gegründete Medizinische Seminar Bad Boll gestalten, versucht, ihre Erfahrungen mit der Anthroposophischen Medizin, die ihren jeweiligen Praxisalltag prägt, so darzustellen, dass sie für Kollegen, die nach einer Erweiterung ihrer therapeutischen Möglichkeiten suchen, eine Hilfe sein kann. Auch wenn jede Begegnung zwischen Arzt und Patient eine ganz individuelle und einmalige Seite hat, gibt es doch verallgemeinerbare Aspekte, die wir versucht haben so darzustellen, dass sich daraus unmittelbare praktische Umsetzbarkeit ergibt. Wir hoffen, dass uns dies gelungen ist und haben versucht, allgemeinere Einführungen auf das für das Verständnis unerlässliche Maß zu beschränken. Die Grundlagen der Anthroposophischen Medizin müssen auf anderen Wegen erlangt werden, die beispielhaft bereits im ersten Band aufgezeigt wurden.

So groß die Vielfalt zwischen den einzelnen Kranken ist, die uns im Sprechzimmer begegnen, so verschieden sind die Beiträge, die der Leser in diesem Band vorfinden wird. Sie reichen von den Prinzipien der – in der Anthroposophischen Medizin recht wichtigen – Eisentherapie über Möglichkeiten der Migränebehandlung und individuellen Auswahl von Mistelpräparaten für die Krebstherapie bis hin zur Behandlung mit Organpräparaten. Auch hier sind die speziellen Verhältnisse in der Krebstherapie gesondert dargestellt, vor allem aber wird eine Fülle von Therapieberichten aus der Praxis sehr vieler Kolleginnen und Kollegen zugänglich. In ihnen zeigt sich, welche wertvolle Hilfe diese für die Anthroposophische Medizin spezifische Gruppe von Arzneimitteln selbst bei schweren und anderweitig oft therapieresistenten Krankheitsgruppen darstellt. Auch der erfahrene Therapeut wird aus diesem Erfahrungsschatz eine große Zahl von Anregungen gewinnen können. Franziska Roemer hat mit großem Einsatz diese Berichte gesammelt und aufbereitet. Ohne ihren Einsatz wäre dieses Buch nicht zustande gekommen. Gleiches gilt für den bewährten Einsatz von Bernd Brückel, der als Lektor unter anderem die Marginalien und das Stichwortverzeichnis erstellt hat.

Schließlich soll an dieser Stelle mit Dank Holger Schüles, des langjährigen Leiters des Verlags Natur • Mensch • Medizin, gedacht werden. Zusammen mit seinem Sohn und mit Reinhard Toedt, dem Leiter der medizinisch-wissenschaftlichen Abteilung der WALA-Heilmittel GmbH, ist er vor wenigen Tagen bei einem Flugzeugabsturz ums Leben gekommen. Neben vielen anderen Verdiensten hat er den Verlag als eine firmenunabhängige Institution zur Verbreitung von Büchern im Umfeld der Anthroposophischen Medizin aus seinen Anfängen weiter geführt. Er fühlte eine intensive Verbindung mit den Heilmitteln, und die Entwicklung der Anthroposophischen Medizin war ihm ein tiefes Anliegen. Besonders wichtig war ihm die Herausgabe von Büchern, die die Therapeuten unmittelbar bei der Behandlung ihrer Patienten unterstützen sollten. So hat er gerade auch das Projekt einer Schriftenreihe „Anthroposophische Medizin in der Praxis" besonders begrüßt. Es ist zu erleben, dass seine Impulse auch nach seinem frühen Tod fortwirken und so fühlen wir uns mit ihm in Dankbarkeit verbunden, aber auch im Willen, seine Intentionen an dieser Stelle fortzuführen.

München im Mai 2002 — Markus Sommer

Markus Sommer, Georg Soldner

Die Mistel und ihre Wirtsbäume

Differenzierungen zur Optimierung der Therapie*

Inhalt

Vor über 70 Jahren hat Rudolf Steiner die Mistel als Krebsheilmittel empfohlen und Hinweise zur Differenzierung der Ausrichtung der Mistelwirkung nach den Wirtsbäumen gegeben. In der Folge wurden hierbei vielfältige Erfahrungen gesammelt und z. T. divergierende Empfehlungen ausgesprochen, deren Grundlage nicht immer deutlich ist.

Erkenntnis der Beziehung zwischen Krankheit und äußerem Naturprozess als Grundlage der Heilmittelfindung

Die anthroposophische Medizin und Pharmazie streben einen bewussten Brückenschlag zwischen Mensch und Natur an. Dieser besteht zunächst in einem Erfassen der Beziehung des jeweils einseitig geprägten Naturwesens der Außenwelt zur pathologischen Verschiebung der innermenschlichen

*) *Im ersten Band der Reihe „Anthroposophische Medizin in der Praxis" finden Sie im Kapitel „Krebserkrankung" konkrete Empfehlungen zur Verwendung der Mistel und anderer Heilmittel in der Therapie maligner Erkrankungen*

Verhältnisse. Hierauf folgt eine pharmazeutische Verarbeitung, welche diese Beziehung schließlich konkret therapeutisch handhabbar macht.

Verhältnis von Mistel und Wirtsbaum ...

Jede Pflanze erscheint uns in ihrer Beziehung zur Umgebung, bei der Mistel ist dies aber besonders deutlich. Nie tritt sie uns in der Natur isoliert entgegen, sondern immer in Beziehung zu dem Baum, auf dem sie wächst. Dieser ermöglicht ihre Existenz und er prägt sie auch in spezifischer Weise. So erwächst ein konkretes, für die Behandlung nötiges Verständnis der Mistel-Heilwirkung erst aus dem Erfassen dieses Lebensverhältnisses in der Natur.

... und Tumor und Organ weisen Verwandtschaft auf

Im kranken Menschen treten ebenfalls Wechselverhältnisse auf, die Ähnlichkeit zu denen zwischen Mistel und Wirt aufweisen. Zwischen dem Gesamtorganismus und dem Ort (z. B. einem bestimmten Organ), an dem ein Krankheitsprozess in Erscheinung tritt (indem sich hier z. B. ein Tumor manifestiert), bestehen erfassbare Zusammenhänge. So können sich diese im restringierten Metastasierungsverhalten aussprechen, wenn z. B. ein Prostatakarzinom sehr wohl im Gehirn Absiedlungen hervorrufen kann, ein Hirntumor in aller Regel aber auf das zentrale Nervensystem beschränkt bleibt. Bei näherer Betrachtung zeigt sich, dass die erkrankte Region nicht zufällig betroffen, sondern ebenso charakteristisch für die beim Patienten vorliegenden Krankheitsverhältnisse ist wie die Tatsache, dass überhaupt eine Krebserkrankung vorliegt.

Bezieht man nun die Verhältnisse innerhalb des Kranken auf jene, die sich zwischen der Mistel und ihrem Wirtsbaum auffinden lassen, so kann man zu einer individuellen und doch nachvollziehbaren Therapiewahl gelangen, die über bloße Schematisierungen[1] hinausführt.

1) *Die Angaben der verschiedenen Hersteller von Mistelpräparaten sind im Übrigen keineswegs kongruent, sodass es sich auch in dieser Hinsicht lohnt, ein eigenständiges Verhältnis zur Wirtsbaumwahl zu entwickeln.*

Im Folgenden wird versucht, diesen doppelten Weg zu gehen, wobei die dabei zu gewinnenden Erkenntnisse um so fruchtbarer werden, je mehr man selbst in ein konkretes Erleben der Mistelwirtsbäume in ihrer Korrespondenz zur Umgebung einerseits und zum krebskranken Menschen andererseits eintritt.

Das Verhältnis der Mistel zu ihrem Wirt

Die Mistelarten und ihre charakteristischen Wirtsbaumspektren

Weltweit sind es mehrere hundert Baumarten, die von der weißbeerigen Mistel befallen werden können. Aber nicht jeder Mistelsame (oder botanisch korrekter: -embryo) kann auf jeder dieser Baumarten anwachsen. So können Tochterpflanzen von auf Laubbäumen wachsenden Misteln auf 74 einheimischen Bäumen gedeihen,[2] während die Wirtsrestriktion bei den Nadelbaummisteln viel höher ist. So können Tannenmisteln nur auf Tannen (Abies-Arten) aussäen, und schließlich bilden Föhre (Pinus silvestris), zweinadelige Kiefern (Pinus montana und P. nigra) sowie – sehr selten – die Fichte (P. picea) eine dritte Wirtsgemeinschaft. Aus diesem Wirtsverhalten, das erstmals von v. Tubeuf beschrieben wurde,[3] werden drei Mistelunterarten unterschieden, die Laubbaummistel, Viscum album Linné ssp. platyphyllum (sive album) mit ihrem weiten Wirtsspektrum einerseits, daneben die viel selektiveren Nadelbaummisteln V. a. L. ssp. abietis, die Tannenmistel, und V. a. L. ssp. laxum (sive austriacum), die Kiefernmistel.[4] Äußerlich unterscheiden sich diese Unterarten kaum. Zwar ist die im Dunkel der Tannen wachsende Mistel meist besonders breit- und die in der Lichtfülle der Kiefer stehende auffallend schmalblättrig, doch sind diese Merkmale unzuverlässig, da Umgebungs- und ins-

2) *Wangerin, K.: Loranthaceae. In: Wangerin, W., Schröter, C.: Lebensgeschichte der Pflanzen Mitteleuropas. Stuttgart 1937, Bd. II, 954–1231 zit. n. Luther, P., Becker, H.: Die Mistel, Berlin, Heidelberg, New York, London, Paris, Tokyo 1987*
3) *Tubeuf, Karl Freiherr v.: Monographie der Mistel, München, Berlin 1923*
4) *s. u. a.: Hegi, G.: Illustrierte Flora von Mitteleuropa, III. Bd., München 1927*

besondere Lichteinflüsse sie stark modifizieren können. Neben diskreten Samenmerkmalen hat sich zur eindeutigen Unterscheidung das Verhalten des Beerenschleims als wesentlich erwiesen. Der beim Schweizer Iscador-Hersteller Hiscia tätige Mistelforscher Konrad Urech fand zusammen mit seinem Kollegen Grazi durch Experimente an über 300 000 (!) Mistelbeeren u.a. heraus, dass beim Zerdrücken der Laubbaummistel-Beeren ein fadenziehender Schleim zwischen den Fingern verbleibt, sich die Embryonen der Nadelbaummisteln jedoch glatt von Beerenhaut und Fingern lösen lassen.[5] Insgesamt ist es also in erster Linie ihr Verhalten, welches die Unterarten der Mistel kennzeichnet, weniger die äußere Erscheinung.

Individuelle Anfälligkeit des Baumes für Mistelbefall

Über das Anwachsen eines Mistelembryos auf einem Zweig entscheidet nicht nur seine eigene Herkunft, sondern auch die Wirtsbäume selbst sind unterschiedlich „mistelbürtig". Dies gilt sowohl individuell, insofern einzelne Pflanzen unter bestimmten Umgebungsbedingungen (s. u.) anfälliger sind, als auch für die ganze Art. So sind Pappeln beispielsweise besonders anfällig für Mistelbefall, Eichen dagegen sehr wenig.[6] Verschiedene Bäume, wie z. B. die Buchen, werden generell nicht von Misteln befallen. Letztlich entscheidet also eine Korrespondenz von Mistel und Baum über die tatsächliche Erscheinung.

Gegenseitige Beeinflussung von Mistel und Wirt

Die Misteln verändern ihren Wirtsbaum: Er kann z. B. distal eines starken Mistelbefalles selbst unfruchtbar werden, es können tumorartige Auftreibungen an der Ansatzstelle entstehen, und sogar im Winter kann die Mistel den kahlen Baum noch zum Flüssigkeitstransport aus dem Boden veranlassen. Umgekehrt prägen die Bäume ihrerseits ihre Misteln individuell. Da die Misteln gerade während des Winters aktiv

5) *Grazi, G., Urech, K. (1981): Einige morphologische Merkmale der Mistelbeere (Viscum album L.) und deren taxonomische Bedeutung. Beitr. Biol. Pflanzen 56 (1983) 293–306*

6) *s. u. a. A. Kerner, v. Marilaun, A. Hansen: Pflanzenleben, Bd. I, 347–355, Leipzig, Wien 1913*

sind – sie fruchten und wachsen in dieser Zeit –, benötigen sie „Frostschutzsubstanzen“ in ihrem Innern, wozu ihnen u. a. „Zyklitole“, bestimmte höhere Zucker, dienen.[7] Einige dieser „Wärmesubstanzen“ werden von der Mistel selbst gebildet, andere entnimmt sie aber auch dem Saft des Wirtsbaumes. Hierdurch enthalten die Misteln verschiedener Wirtsbäume, die selbst wieder unterschiedliche Zyklitole bilden, spezifische, fingerabdruckartige Zyklitolmuster, in denen sich die Wirtsbaumprägung abbildet.[8] Gleichzeitig belegt dies, dass die Mistel ihrem Wirt nicht nur – wie man früher glaubte – lediglich Wasser und Mineralstoffe entnimmt, sondern ihm als echter Parasit auch organische Substanzen raubt. Dabei sollen bis zu 40 % des Kohlenstoffgehaltes der Mistel ursprünglich vom Wirt stammen.[9] Die Mistel stellt in ihrer Substanz somit eine komplizierte Verschränkung von eigener und von Wirtssubstanz dar. Im Sinne von Goethes Märchen von der grünen Schlange und der weißen Lilie gleicht sie einem „gemischten König“.

Wirtsspezifische Zuckerbildung in der Mistel

Durchdringung von Eigensubstanzbildung und Fremdsubstanzaufnahme

Hinsichtlich der Eiweiße sind die Verhältnisse der Mistel eigenartig: Eine Entnahme von Aminosäuren aus dem Baum konnte belegt werden.[10] K. Urech konnte zeigen, dass die aus dem Saft des Wirtsbaumes erfolgende Stickstoffaufnahme – die zur Speicherung in Form von Arginin verwendet wird – in hohem Maße wirtsbaumabhängig ist. So enthält die auf der Robinie (einer Leguminose) gewachsene Mistel zwanzigmal mehr Arginin als eine solche, die auf dem Weißdorn wächst.[10a]

Die Individualisierung des Misteleiweißes

---

7) Sommer, Chr., Thonke, B., Popp, M.: The compatibility of D-Pinitol and 1D-1-O-Methyl-Muco-Inositol with Malate Dehydrogenase Activity. Bot. Acta 103 (1990) 270–273

8) Richter, A., Popp, M.: The physiological importance of accumulation of cyclitols in Viscum album L. New Phytol. 121 (1992) 431–438

9) Popp, M., Richter, A.: Ecophysiology of xylem-tapping mistletoes. Progr. Bot. 59 (1998) 659–674

10) Pate, J. S., True, K. C., Rasins, E.: Xylem transport and storage of amino-acids by S.W. Australia mistletoes and their hosts. J. Exp. Bot. 42 (1991) 441–451

10a) K. Urech: Accumulation of arginine in Viscum album L. seasonal variations and host dependences. J. Plant. Physiol. 151 (1997) 1–5

M. Schink wies nach, dass die verschiedenen Geschlechter der zweihäusigen Mistel geschlechtsspezifisch unterschiedliche Eiweißmuster in der isoelektrischen Fokussierung aufweisen.[11] Nach persönlicher Auskunft des Autors ergaben sich keine eindeutigen Abhängigkeiten von der Baumart, dagegen charakteristische Unterschiede bei den drei Mistelunterarten[11a], vor allem aber *individuelle* (!) Eiweißmuster der einzelnen Mistelpflanzen, selbst wenn sie vom selben Wirtsbaum stammten.[12] Auf der Zuckerebene findet sich somit bei den Misteln eine wirtsbaumspezifische Typologie, wie wir sie von den Blutgruppeneigenschaften des Menschen kennen, die ebenfalls durch spezifische Zuckerstrukturen entstehen. Auf der Eiweißebene besteht dagegen – neben auch hier vorhandenen typischen Strukturen – eine vollständige Individualisierung, die wir ebenfalls vom Menschen z. B. in Form der HLA-Antigene kennen.

Die Stellung des Tumors im Menschen

Wirtsspezifische Mistelwirkung im Menschen

Sieht man, wie individuell sich die Mistel zu ihrem Wirt verhält und sich dies bis in ihre Substanz ausdrückt, so liegt es nahe anzunehmen, dass auch ihre Wirkung auf den Menschen durch die Mistel-Wirtsbaum-Beziehung moduliert wird. Hat man diese erfasst, so kann dies auch das Verständnis für das Verhältnis von Mensch und Tumor erhellen. Zunächst soll dieses innermenschliche Verhältnis betrachtet werden.

---

11) Schink, M., Moser, D., Mechelke, F.: Two-Dimensional Isolectin Patterns of the Lectins from Viscum album L. (Mistletoe). Naturwissenschaften 79 (1992) 80–81

11a) Subspezies-typische Muster fanden sich auch hinsichtlich der Viscotoxine. Schaller, G., Urech, K., Gazi, G., Giannattasio, M.: Viscotoxin composition of the three european subspecies of Viscum album. Planta Medica 64 (1998) 677–678

12) s. a. Schink, M., Moser, D.: Das Isolektinmuster der Mistellektine in: Scheer, R., Becker, H., Berg, P. A.: Grundlagen der Misteltherapie. Hippokrates Verlag, Stuttgart 1996

Die Polarität von oberem und unterem Menschen und ihre Vermittlung durch ein eigenständiges rhythmisches System

Eine wesentliche Erkenntnis Rudolf Steiners (Von Seelenrätseln, Berlin 1917) ist der Hinweis auf das qualitativ polare Verhältnis der menschlichen Nerven-Sinnes-Organisation, die ihr Zentrum im Kopf, im „oberen Menschen" hat, zur Stoffwechsel-Gliedmaßen-Organisation, zum „unteren bzw. peripheren Menschen" gehörig. Die Charakterisierung dieser Verhältnisse kann sowohl für das Verständnis der Krebserkrankung als auch des Verhältnisses der Mistel zu ihrem Wirtsbaum hilfreich sein.

Der „obere" Mensch – der katabole Bewusstseinspol

Im Kopf-Hals-Bereich zeigt der Mensch eine maximale strukturelle Differenzierung, die morphologisch bereits in der Kindheit sehr weitgehend fixiert wird und gegenüber jeder äußeren (z. B. traumatisch bedingten) räumlichen Verschiebung und Veränderung außerordentlich empfindlich ist. – Es dominiert in diesem Bereich das Nerven-Sinnes-System; darin kommt die Zellregeneration bereits in der frühen Kindheit weitgehend an ihr Ende, und es überwiegen katabole, energiefreisetzende Prozesse von hoher Konstanz (konstant hoher Sauerstoff- und z. B. Kohlenhydratbedarf, konstant hohe Wärmefreisetzung). Die entscheidende Leistung dieses Systems für den Menschen liegt zunächst im Bereich des Imponderablen: im Bewusstsein, das wesentlich durch das Zentralnervensystem und die Sinnesorgane ermöglicht wird. Blicken wir nach innen, so schafft das Zentralnervensystem aus der Fülle der verschiedenen leiblichen Prozesse und Bewegungen ein in sich zusammenhängendes „Spiegelbild", das nur zum Teil bewusst wird. Diese, die verschiedenen Sinne integrierende, in sich zusammenhängende Wahrnehmung ist wesentlich immaterieller Natur (sie entspricht dem Begriff des „Sensus communis" bei Aristoteles, der anima, da sie über der Ebene der einzelnen Sinne, als deren gemeinsamer Sinn liegt).

Schon die äußere Gestalt weist darauf hin: Der Kopf ist durch den Hals aus dem Leib herausgehoben, das Gehirn schwebt gleichsam in der Ruhe und Leichte des Liquorraumes, und funktionell schafft in entsprechender Weise fortwährend im Inneren das Nervensystem einen Übergang aus dem Leiblich-Ponderablen in das Psychisch-Imponderable. Aus dem äußerlich sinnlich Fassbaren wird ein äußerlich nicht mehr Fassbares, immaterielles seelisches Bewusstseinserleben.

Im Haupt werden vor allem immaterielle Aspekte der Welt wirksam

Blickt man nach außen in Richtung auf die umgebende Natur, so ist es zwar so, dass durch den Mund die Speisen, durch die Nase die Luft (als ein Ponderabel-Imponderables) aufgenommen werden, doch findet Letztere erst im Thorax, findet Erstere erst im Abdomen ihre Grenze, den Ort ihrer Verarbeitung durch den Organismus. Wirklich verarbeitet wird im Kopf nur das Imponderable, wie es besonders sinnenfällig wird im Auge: Das Licht findet hier seine Grenze, seinen Ort der Verarbeitung, und nach innen hin entsteht mit der Vernichtung des Lichts an der Netzhaut inneres Leben, innere Aktivität, die ebenfalls zunächst imponderablen Charakter hat, auch wenn sie – von oben nach unten wirkend – weitreichende Folgen bis in die Stoffwechselorganisation hat, was unter anderem auch die Forschungen Hollwichs gezeigt haben.[13] Gerade die Fernsinne, z. B. Auge, Ohr sind im Kopfbereich zentriert, haben dort ihren Ort, und wir nehmen über sie wesentliche Naturwirkungen auf, die primär „energetischen“, immateriellen Charakter haben.

Aber auch, was der menschliche Kopf nach außen abgibt, abstrahlt, trägt der Tendenz nach imponderablen Charakter. So ist hier die Wärmestrahlung am konstantesten – an der Stirn über der Nasenwurzel kann der Mensch seine

13) Hollwich, F.: Biologische Wirkungen des Lichts über das Auge auf Stoffwechsel und Endokrinium. Sonderdruck d. Zeitschrift f. Augenoptik und Optometrie. 1980; S. 251-270

Wärmestrahlung am wenigsten verringern, hier nähert sich seine Oberflächentemperatur der Kerntemperatur am meisten an – aber auch die Sprache im Luftstrom der Ausatmung trägt einen „mercurialen", ins Immaterielle übergehenden Charakter.

Die verschieden gerichteten Einstrahlungen von Licht-, Wärme-, chemischen und lebentragenden ätherischen Wirkungen in den Menschen

Aus diesen Andeutungen kann man den Weg zum Verständnis für die Äußerungen Rudolf Steiners vor Ärzten 1921 finden, dass das menschliche Haupt von den lebendigen Wirkungen der umgebenden Natur vor allem lebendige Licht- und Wärmewirkungen, Licht- und Wärmeäther in sich einströmen lasse, während die Wirkungen, die aus der Verarbeitung der Stoffe für den lebendigen Organismus entstehen und die lebendigen Naturwirkungen, die mit der Verwandlung der Stoffe und des Flüssigen zusammenhängen, im Menschen von unten nach oben wirksam würden. Im Bauchraum wird die Nahrung verarbeitet, entstehen Wirkungen des Lebens- und des chemischen Äthers, aber auch aus der lebendigen Natur strömen diese Wirkungen aus dem Boden, den Gewässern von unten, vor allem über die Gliedmaßen in den Organismus ein, während z. B. die Lichtverhältnisse einer Gegend primär über den Kopf im Inneren des Organismus wirksam werden: „Die Wirkung des chemischen und des Lebensäthers strahlt durch das Stoffwechsel-Gliedmaßen-System herauf dem einstrahlenden Wärme- und Lichtäther entgegen."[14]

Der in der Stoff-Verwandlung tätige „untere" Mensch

Im „unteren Menschen" werden Stoffe und Wasser vom Organismus erschlossen, verarbeitet, in eigene Leben tragende Substanz verwandelt, die dann bis zum Gehirn hin wirksam wird (im Kopfraum beginnt nur die Spaltung der Kohlenhydrate durch das Ptyalin, schließlich kommen vor allem die Kohlenhydrate für den Gehirnstoffwechsel in

14) *Steiner, R.: Geisteswissenschaftliche Gesichtspunkte zur Therapie. GA 313, Rudolf Steiner Verlag Dornach/Schweiz, 1963, Vortrag vom 12. 4. 1921, S. 33*

Betracht). Auch was der Mensch in die Natur durch den Stoffwechsel-Gliedmaßen-Bereich abgibt, trägt stofflichen Charakter: Sowohl die Ausscheidungstätigkeit von Darm und Harnblase als auch die leibliche Fortpflanzung vollziehen sich hier, ebenso die Bewegung, das an die Erde gebundene Handeln: Der untere Mensch steht ebenso in Beziehung zum Ponderablen wie der obere zum Imponderablen.

Der „mittlere" Mensch

Das entscheidend Menschliche, die Steigerung dieser Polarität liegt beim Menschen in der Ausbildung einer eigenständigen Mitte, in der Ausbildung des menschlichen Brustbereiches.

Schon von außen her erschließt sich dessen Sonderstellung beim Betrachten der stillenden Mutter: Das eben neu geborene Menschenkind wird an die Brust gelegt, anders als bei (fast) jedem Tier – die Elefanten bilden eine gewisse Ausnahme –, und es blickt im Gestilltwerden in das Antlitz seiner Mutter, die es nicht nur mit (ponderabler) Milch stillt, sondern es zugleich anlächelt – nur der Mensch lächelt wirklich – und die es anspricht. „Anthropos", Mensch, heißt griechisch der hinauf Blickende – Ähnliches findet sich auch in anderen Sprachen –, und dies wird im Neugeborenen bereits sichtbar, das leiblich unten geboren, in der Mitte gestillt, von oben angeblickt und angesprochen wird, und das nur dann sich selbst aufrichtet, wenn es angeblickt und angesprochen wird.

Rhythmus als wesentliches Merkmal der Mitte

Innerlich finden sich in der menschlichen Brust eigentümliche Organe, die sich mehr als alle anderen, nach innen gelegenen Organe kontinuierlich rhythmisch bewegen, ausdehnen und zusammenziehen. Darin offenbaren sie zunächst das Wesen des Lebendigen selbst: Wer den Weg vom Samen zum Blatt, vom Blatt zur Knospe, von der Knospe zur Blüte, von der Blüte zu Staubgefäßen und Fruchtknoten, von diesem zur vollen Frucht, von dieser zum Samen verfolgt, erlebt innerlich unmittelbar den Rhythmus von Ausdehnung und Zusammenziehung als Grundbewegung des Lebendigen in der Zeit. – In der Lunge geht Luftförmiges kontinuierlich in Flüssiges über und verlässt es wiederum, geht nahezu imponderable Außenwelt (Luft) in ein Ponderables, als solches fast immer im Inneren Verbleibendes (Blut) über. Im Herzen aber findet einerseits das Ponderable des Organismus sein Zentrum, sofern es nicht physisch-ortsgebunden, sondern flüssig-beweglich ist, von hier empfangen alle ponderablen Gewebe des Organismus, alle Flüssigkeiten Nahrung und Impulsierung durch das pulsierend-arterielle Blut. Untrennbar damit verknüpft ist ein ganz Imponderables, die Eigenwärme des Menschen: Das Herz setzt spezifisch (pro Gewicht) weitaus am meisten Wärme frei, und alle Eigenwärmeverhältnisse des Menschen werden durch seine Blutzirkulation vermittelt. – In der Temperaturkurve eines Patienten, in der die Tagesrhythmik seiner Wärmeorganisation erfasst wird, drückt sich die Tätigkeit seiner Individualität im Leibe unmittelbar aus, denn diese wird in der Entfaltung von Wärme tätig.[15] Der Mensch übertrifft in Bezug auf die Möglichkeiten seiner Wärmeregulation jedes Tier, was ihm auch ermöglicht, in jedes Klima der Erde vorzudringen und damit ein universaler Bewohner der Erde zu werden. In der Wärmeentfaltung lebt der Wille des Menschen, das bedeutet das Eingreifen (-wollen) des Imponderablen bis ins Ponderable hinein. Selbst im Gehirn steigt die Durchblutung einer Region, die für das Ausführen einer Intention von Bedeutung ist, als erstes an vor jeder neuronal fassbaren Aktivität im Zusammenhang mit dieser Intention; gleiches gilt z. B. für die Muskulatur, durch die der Mensch eingreifen, wirken will. Das Herz ist selbst der unerschöpfliche Muskel, in dem sich am intensivsten das imponderable seelisch-geistige Wesen

Rhythmische Tätigkeit der Lunge

Wärmerhythmus und Herz

15) *Steiner, R., Wegman, I.: Grundlegendes zur Erweiterung der Heilkunst. GA 27, Rudolf Steiner Verlag Dornach/Schweiz, 1984, Kapitel X, S. 58*

des Menschen mit seinem Leiblichen verbindet (der Tod tritt mit dem Ende der Herztätigkeit ein).

Die menschliche Wirbelsäule als Gestalt gewordener Rhythmus und Grundlage der Befreiung der Hände

Die Wirbelsäule stellt das dritte große Organ der rhythmischen, mittleren Organisation des Menschen dar; sie weist beim Menschen eine einmalige, doppelt S-förmig gekrümmte, in der Aufrichte frei schwingende Gestalt auf, die nach oben den Kopf balancierend trägt (während er beim Tier an starken Bändern hängt) und sich nach unten in das vergleichsweise massiv ausgebildete menschliche Becken einsenkt. Dagegen übernimmt beim Tier der Schultergürtel die größte tragende Funktion zwischen Wirbelsäule und Gliedmaßen.

Die Arme, die menschlichen Hände drücken den Charakter der Mitte, ihr Spiel zwischen Freiheit und Notwendigkeit, Ponderablem und Imponderablem aus: Mit dieser Hand können Bäume gefällt und kann eine Klaviersonate gespielt, ein Buch geschrieben, ein sprachlicher Ausdruck durch Gesten unterstrichen werden, ja, mit der Hand kann der Mensch sprechen (wie es z. B. Taubstumme tun).

Der Thymus als Organ der Mitte und Wächter über die Entwicklung des individuellen Immunsystems

In der Thymusdrüse, im Inneren des Brustraumes, schließen sich alle drei Keimblätter der Embryonalentwicklung zusammen, um ein Organ hervorzubringen, aus dessen Tätigkeit ein jeweils eigenes, für jeden Menschen einmalig geprägtes und individuell aktives Immunsystem hervorgeht, das dabei sogar die erblich-genetischen Strukturen der Prä-T-Zellen partiell aufbricht und verändert.[16] – Tumorerkrankungen haben damit zu tun, dass dieses individuelle Immunsystem in seiner Ausbildung und Aktivität unvollständig bleibt und eine nicht in der Intention des Organismus liegende Korruption der genetischen Zellstrukturen auftritt; es

16) Hinrichsen: Humanembryologie. Springer Verlag, 1990; S. 340-353

besteht eine Entfremdung, mit einem Unzugänglichwerden der Leiblichkeit gegenüber der in ihr lebenden und wirkenden Individualität und damit mit einem Versagen, einem Zerbrechen jenes Zusammenhangs, den das rhythmische System für den Menschen schafft.

Das Mesenchym als lebendige Mitte

In der Mitte der embryonalen Anlage des menschlichen Leibes, vor jeder Organentwicklung, liegt das mittlere Keimblatt, aus dem unter anderem Skelett, Muskulatur, Blut und Knochenmark hervorgehen: sowohl die mineralisch erstarrende Knochensubstanz wie die immer im Flüssigen bleibenden Organe Blut und Knochenmark entstehen aus demselben Keimblatt. Als Mesenchym bleibt von diesem Keimblatt zeitlebens eine alle Organe durchziehende Grundsubstanz erhalten, deren umfassende Funktion sowohl für den Stoffaustausch wie auch für die Entstehung und Erhaltung der Form u. a. von Pischinger beschrieben wurde.[17, 18] Noch ist keineswegs ausreichend erforscht, inwieweit eine Störung oder gar Korruption dieses grundlegenden „mercurialen" Systems im Menschen an der Entstehung der Krebserkrankung und chronisch-degenerativ verlaufender Entzündungen ursächlich entscheidend beteiligt ist.

Zusammenfassend ist die menschliche Leibesorganisation Ausdruck dessen, dass Ponderables und Imponderables gleichermaßen vom Menschen aufgenommen, verarbeitet, innerlich wirksam und in seiner Mitte ständig vermittelt werden. Der Mensch kann eine individuelle Haltung entwickeln, er kann seine Wärme individuell entfalten, er kann künstlerisch schöpferisch werden mit seinen Händen, er kann sich moralisch bewähren in seinem Handeln: In seiner Mitte entscheidet sich das Menschliche des Menschen.

---

17) Pischinger, A.: Das System der Grundregulation. Heidelberg 1985
18) Vogel, H. H.: Organe der Ich-Organisation. Bad Boll, 1996

Zur Lokalisation maligner Erkrankungen im dreigliedrigen Organismus

Welche Bedeutung hat die Dreigliederung des Menschen im Blick auf die Lokalisation maligner Erkrankungen?

Neoplasmen von Mesoderm-Derivaten

Maligne Erkrankungen, die von Derivaten des mittleren Keimblattes ausgehen, sind in ihrer Erscheinungsform so vielfältig wie die Organbildungen, die von diesem Keimblatt ausgehen: Sie reichen von Leukämie und malignen Lymphomen einerseits bis zu Osteosarkom und Fibrosarkom andererseits. Physisch können große, harte Tumormassen wie bei den letztgenannten einerseits oder auch rasch wachsende, weitgehend flüssig bleibende maligne Zellklone wie bei den akuten Leukämien andererseits entstehen, im höheren Lebensalter gibt es auch sehr langsam verlaufende Malignomerkrankungen, z. B. die chronisch lymphatischen Leukämien. Ihr Ausgangsort liegt vor allem in Systemen (z. B. Skelettsystem, Knochenmark, Lymphsystem), die den ganzen Organismus durchziehen und sich nicht nur auf eine Region beschränken. Gemeinsam ist diesen Neoplasmen die Tendenz zu einem alles durchdringenden Wachstum, so kann das Rezidiv einer chemotherapeutisch behandelten akuten lymphatischen Leukämie vom Knochenmark, vom Hoden oder den Meningen ausgehen. Gerade Leukämien und Lymphome können klinisch das Bild einer entzündlich-fieberhaften Auflösung des Organismus annehmen, während andererseits ein Fibrosarkom oder Osteosarkom unbehandelt in kurzer Zeit zu grotesk deformierenden Tumormassen heranwachsen kann.

Karzinome von Epithelien (Entoderm-Abkömmlinge)

Karzinome, die unterhalb des Zwerchfells ihren Ausgangspunkt haben, bilden sich in der Regel im Bereich entodermal entstehender Epithelien. Das Wachstum erfolgt meist lange unbemerkt lokal, die Metastasierung erfolgt im Allgemeinen von unten (lymphogen, hämatogen) nach oben aufsteigend; ein typischer Spätzustand für das Karzinom ist die Kachexie, die Auszehrung des Patienten: Sie verändert den ganzen Stoffwechsel dahingehend, dass aus dem stofflich nährenden ein stoffverzehrender Vorgang wird.

Tumore des ZNS (Ektoderm-Derivat)

Tumore des Zentralnervensystems gehen von der Glia, also dem stoffwechselnahen Pol des ZNS aus. Sie bleiben meist lange ortsständig und bewirken im Spontanverlauf vor allem Lähmungen, sie metastasieren, wenn überhaupt, vor allem über den Liquor cerebrospinalis. Es kommt zu einer charakteristischen Veränderung von Möglichkeiten, Imponderables wahrzunehmen, bewusst werden zu lassen und daraus Intentionen leiblich zu verwirklichen: Nervenausfälle, Bewusstseinsverlust und Lähmungen treten klinisch in den Vordergrund.

Mit diesen aphoristischen Charakterisierungen können nur Richtungen angedeutet werden, von denen es im Einzelfall einer Tumorerkrankung vielfältige Abwandlungen gibt. Gerade diejenigen Tumorerkrankungen, die sich hier nicht einem einfachen Schema fügen, können andererseits aber verdeutlichen, dass das Einbeziehen der Dreigliederung des menschlichen Organismus gewisse Eigenarten der Erkrankungen verständlicher erscheinen lässt. Dies sei noch kurz angedeutet: Im Übrigen wird sich der hier zunächst nur skizzierte Gesichtspunkt nach der Betrachtung der verschiedenen Mistelwirtsbäume konkretisieren.

Das Mamma-Karzinom

Das Mamma-Karzinom entsteht in einem ekto-mesodermal veranlagten Organ[19] und offenbart damit eine Sonderstellung im Vergleich zu anderen Karzinomen. Charakteristisch ist seine Tendenz, bereits sehr früh Mikrometastasen in eine Vielzahl von Organen zu setzen, in Leber, Lunge, Gehirn und Skelett, um einige häufige Lokalisationen zu nennen. Es kann inflammatorische Züge zeigen oder auch langsam und lange unbemerkt zu einer

19) Hinrichsen:. Humanembryologie. Springer Verlag, 1990, S. 867

großen Tumormasse heranwachsen. Man bemerkt, dass es in seiner Charakteristik eine große Nähe zu den Geschwülsten des mittleren Keimblattes besitzt. Die für den Menschen spezifische Lokalisation der Mamma in der Brustregion rückt dieses Organ in besonderer Weise in den Bereich, der für alle seelischen Vorgänge des Menschen zentrale Bedeutung hat.[20] Seelisch schockierende Traumen einerseits oder auch seelische Verausgabung nach außen hin andererseits aber scheinen in der Vorgeschichte dieser Karzinompatientinnen von besonderer Bedeutung zu sein.

Das maligne Melanom

Das maligne Melanom nimmt von den Melanozyten seinen Ausgang, die entwicklungsgeschichtlich von der Neuralleiste aus innerhalb der Dermis zu ihrem Zielort wandern und von dort aus die Basalmembran durchwandern, um sich in der Epidermis anzusiedeln.[21] Dies erhellt, warum das maligne Melanom als primär ektodermaler Tumor eine solch durchdringende Metastasierungstendenz zeigen kann (die vor allem den mittleren und oberen Menschen betrifft), es nimmt entwicklungsgeschichtlich eine Tingierung durch das mittlere Keimblatt an.

Blickt man von diesen menschenkundlichen Voraussetzungen erneut auf die Mistel in ihrem Verhältnis zu ihren ganz verschiedenartigen Wirtsbäumen, so ist neben dem grundsätzlich eigenartigen Charakter dieses Verhältnisses die jeweilige Qualität der Mistelwirtsbäume ebenso von Interesse, wie der Ort, nämlich das Ausgangsorgan einer Tumorerkrankung wesentlich die Dynamik eines Tumors gegenüber dem Gesamtorganismus prägt.

---

20) Steiner, R.: Von Seelenrätseln. GA 21, Rudolf Steiner Verlag Dornach/Schweiz, 1983
21) Hinrichsen: Humanembryologie. Springer Verlag, 1990, S. 86

Der Kräftezusammenhang zwischen Tumor, Mistel und ihrer Umgebung

Untersucht man nun den Zusammenhang zwischen der Mistel und ihrer Umgebung hinsichtlich der verschiedenen Kräfte und Substanzen, welche die Mistel benötigt, so erkennt man, dass es solche gibt, die sie unmittelbar aufnehmen kann, und solche, die ihr erst durch den Baum, auf dem sie wächst, zuströmen. Selbständig ist die Mistel in Bezug auf die imponderablen Wirkungen von Licht und Wärme. Die gesamte Mistel ist grün und photosynthesebefähigt bis in den Senker hinein, der in das dunkle Innere des Astes penetriert, auf dem die Mistel wächst. In der Lichtbeziehung emanzipiert sich Viscum von dem allgemeinen Lauf der Natur, der in die Winterruhe führt, und die Mistel kann gerade dann, wenn (im Falle der Laubbaummistel) die Beschattung durch das Laub des Wirtsbaumes wegfällt, besonders intensiv Substanz aus der Lichtbegegnung heraus bilden.

Der Umgang der Mistel mit dem Licht

Aber auch hinsichtlich der Wärme emanzipiert sich die Mistel: Die in der Weihnachtszeit reifenden Beeren, die in den ersten Monaten des neuen Jahres von Misteldrosseln gefressen werden, um nach der Ausscheidung auf neuen Bäumen auszukeimen, zeigen ebenso eine Verselbständigung vom allgemeinen Jahreslauf wie der frühe Blühzeitpunkt. Im Sommer des vorausgehenden Jahres werden die Blüten angelegt, um sich dann im Februar–März, in wärmeren Wintern auch schon im Januar zu entfalten und schließlich von Fliegen bestäubt zu werden. Dass die Misteln selbst diese Winteraktivität durch „Frostschutzsubstanzen" ermöglichen und im sonst ruhenden Baum einen Saftstrom aufrecht erhalten, wurde bereits erwähnt.

Die Mistel und die Wärme

Ganz anders sieht es bezüglich der ponderablen Voraussetzungen des Pflanzenwachstums aus. Die Mistel ist vollkommen unfähig, sich Wasser unmittelbar zu er-

Die Mistel und das Wasser

schließen. Hier ist sie ganz auf den von unten, durch den Baum herangeführten Saftstrom angewiesen, welcher die Grundlage aller Vorgänge des Pflanzenchemismus bildet und Träger dessen ist, was man in der Anthroposophie als den chemischen Äther bezeichnet. Ebensowenig kann die Mistel unmittelbar zum Festen der Erde Beziehung aufnehmen. Sie ist darauf angewiesen, dass ihr die in der Begegnung mit den Salzen der Erde in der Baumwurzel durch die Tätigkeit des Lebensäthers gebildete, lebendige physische Substanz zugeführt wird. Ja, wie bereits oben erwähnt, ist ihre Ei-weißbildung auf die Stickstoffzufuhr aus der Wirtsbaumwur-zel angewiesen.

Die Mistel und die Erde

Die Mistel als quasi parasitäre Kopfbildung

Somit weist die kopfartig in der Baumkrone erscheinende Mistel gegenüber dem Wirtsbaum eben das Verhältnis auf, das zuvor für den oberen gegenüber dem unteren Menschen geschildert wurde: Freiheit in Bezug auf Licht und Wärme, Abhängigkeit in Hinblick auf Wässriges und Physisch-Lebendiges.

Der Tumor als „Sinnesorganbildung an falscher Stelle"

Auch für das Karzinom findet man parallele Verhältnisse. Der Tumor entwickelt seine eigenständige Formkraft, welche die Organform der Umgebung ignoriert, er durchwächst sie nicht nur, er beginnt sogar selbst die Organumgebung „in seinem Sinne" zu verändern, indem er z. B. Angiogenesefaktoren aussendet und so ein pathologisches, seiner Versorgung dienendes Gefäßwachstum induziert.[22] Auffällig ist, dass die malignen Tumoren sich im Allgemeinen auch genetisch vom Ursprungsgewebe durch Mutationen, Translokationen und andere Veränderungen des Genoms unterscheiden, sie ihr eigenes pathologisches „Form"-Programm in sich tragen.[23]

22) *Pluda, J. M.: Tumor-associated angiogenesis: mechanisms, clinical implications and therapeutic strategies. SeminOncol 24 (1997) 203–218*

23) *Dass auch die Mistel in besonderer Weise durch derartige genetische Abweichungen vom Normalen geprägt wird, zeigt ihre äußerst ungewöhnliche genetische Geschlechtsbestimmung, insofern nur die männlichen Misteln eine komplex-heterozygote Serientranslokation von 4 Chromosomenpaaren aufweisen. (Mechelke, F.: Sex-correlated complex heterozygoty in Viscum album L. Naturwissenschaften 73 (1976) 390–391, zit. n. Luther, P., Becker, H., loc. cit.)*

Der Tumor bildet eine Art „Kopf", ein „Sinnesorgan" an falscher Stelle,[24] welcher der lebendig-stofflichen Versorgung durch den Gesamtorganismus ebenso bedarf wie der obere Mensch durch den unteren. Im Gegensatz zu diesem und dem physiologischen Sinnesorgan entfaltet sich im Tumor aber kein inneres Licht, entsteht weder Wahrnehmung noch Bewusstsein, keine Freiheit, sondern wir sehen ein taubes Sinnesorgan, das Ich und Astralleib ausschließt und den Organismus auszusaugen droht, bis der Leib schließlich kachektisch zerfällt.

In vergleichbarer Weise finden wir in der Mistel eine embryonal-primitive Formkraft, die auf einer frühen Stufe stehen bleibt und sich der weiteren Entwicklung versagt. Viele Merkmale der Mistel entsprechen primitiven Pflanzenstufen, so die keimblattähnliche Blattgestalt, bei welcher die Differenzierung von Blattober- und -unterseite fehlt, ihr Schleimreichtum usw. Die Mistel weist sogar eine regressive, entdifferenzierende Tendenz auf, indem die ursprünglich axiale „baumartige" Struktur der Misteljugendstadien im dritten Lebensjahr verlassen wird und ein Kugelbusch entsteht, der keine Raumesausrichtung mehr kennt.[25] Die Mistel, deren Frühstadien sehr wohl wahrnehmungsfähig für die Richtkräfte von Sonne und Erde sind, verliert diese im Verlauf ihres Wachstums. Sie wird blind und taub für ihre Umgebung, wie wir dies auch vom Tumor kennen.[26] Charakteristisch für den Verlust der zeitlich-rhythmischen Ordnung und den Anschluss an den Kosmos bei der Mistel ist auch ihre durch den gesamten Jahreslauf hin konstante DNA-Synthese im teilungsfähi-

Die Mistel als „blindtauber Kopf"

24) *Steiner, R.: Geisteswissenschaft und Medizin, GA 312, Dornach 1985*

25) *Bei diesem aktiven Prozess treten bemerkenswerte Phänomene auf, die eine Mondenbeziehung verraten. Eine ausführliche Darstellung findet sich bei Göbel, Th., Dorka, R.: Zur Raumgestalt und zur Zeitgestalt der weißbeerigen Mistel (Viscum album L.), Tycho de Brahe Jahrbuch 1986, 167–194, Niefern 1986*

26) *Eine ausführliche Darstellung der Beziehung von Tumor und Tumorumgebung sowie die Beziehung der Mistel hierzu findet sich bei Sommer, M.: Was sind „Lektine" und welche Bedeutung haben sie für unser Verständnis der Mistel?, Merkurstab 44 (1991) 169–174*

gen Meristem,[27] auch dies ähnelt den Verhältnissen in den Tumorzellen.

In der Mistel werden wie im Tumor die anströmenden physisch-ätherischen Bildekräfte nicht wirklich in einer differenzierten Begegnung in Licht-Wärme-Kräfte weiter metamorphosiert, wie dies z. B. in der Blüten- und Fruchtbildung am Wirtsbaum geschieht oder in der Entfaltung von Wahrnehmung und Gedankenbildung im oberen Menschen beim Gesunden. Vielmehr durchdringen sich die vitalen Potenzen des Unteren in einer Art „Kurzschluss" mit „Pseudoformkräften" von oben, durchdringen sich „Leuchtekraft und Schweremacht", Oben und Unten in „Weltenirre", wie es Rudolf Steiner in einer Meditation ausspricht.[28]

Statt zu Begegnung und Metamorphose kommt es zum Kurzschluss von Oben und Unten in der Mistel

Wie kommt es zu dem beschriebenen Ungleichgewicht von Oben und Unten, das die Grundlage für das Wachstum eines Fremden werden kann?

Rudolf Steiner weist darauf hin,[29] dass sich die Mistel auf solchen Bäumen ansiedeln kann, die einen Überschuss an ätherischen Bildekräften aufweisen, welche ohne die Mistel zu Tumoren des Baumes führen würden. Eigentlich sollten diese aufbauenden Kräfte von oben her gestaltet und differenziert werden und schließlich in Substanz- und Fruchtbildung überführt werden. Für die Pflanze wirken diese differenzierenden Kräfte von außen her ein, sie sind *um* den Baum zu finden, sie lassen die Blüte entstehen, verbinden sich aber schon in jedem Blatt harmonisch mit der Pflanze. In kosmischen Wirkungen wie im Sonnenlicht, aber auch in Insekten, Vögeln etc. konkretisieren sich diese Kräfte.

---

27) Sallé, G.: Nuclear DNA metabolism in the tip of the cortical stands of Viscum album L., Ann Bot 42 (1978) 1171–1176

28) Steiner, R.: Meditative Betrachtungen und Anleitungen zur Vertiefung der Heilkunst, GA 316, 8.Vortr. 1924, Dornach 1980

29) Steiner, R.: Anthroposophische Menschenerkenntnis und Medizin, GA 319, 11. Vortr., London 29. 8. 1924, Dornach 1994

In einem „mistelbürtigen“ Baum wird der von unten anströmende Lebens- und chemische Äther nicht vollkommen von den gestaltenden oberen Kräften durchdrungen und in eigene Frucht- und Substanzbildung überführt. Vielmehr bemächtigt sich die – von Vögeln verbreitete – Mistel dieses Überschusses und organisiert ihn in ihrer Weise. Die Fruchtbildung des Baumes erlischt dabei zunehmend und wird durch die „Pseudofruchtbildung“ der Mistel ersetzt, auch kann es zu einer Auszehrung des Baumes kommen.

Häufig fällt der Mistelreichtum in Städten auf. Generell nimmt die Mistelbestandsdichte in den letzten Jahrzehnten deutlich zu. Verschiedene Beobachtungen sprechen dafür, dass Bäume (v. a. Tannen), die durch Umweltbelastungen geschädigt sind, besonders häufig von Misteln befallen werden.[30] Hier werden einerseits durch Schädigung der Nadeln bzw. Blätter Atmung und Lichtaufnahme des Baumes geschwächt, andererseits führt die Stickstoffüberdüngung durch die im sauren Regen gelösten Stickoxide zu einem unphysiologischen Anstrom von Wachstumspotenz. Hieraus entsteht genau jenes Missverhältnis, in dem die Mistel gedeiht. Tatsächlich konnte gezeigt werden, dass die Stickstoffzufuhr der entscheidende Wachstumsfaktor für die Mistel ist.[31]

Misteln gedeihen, wo die Gestaltungskraft des Baumes geschwächt und das Wachstumspotenzial gesteigert ist

Auch in bewusster Weise führt der Mensch z. B. bei der Obstbaumkultur ätherische Überschüsse herbei, indem er beispielsweise Apfelbäume beschneidet oder die Äste peripher abbindet, damit der Saftstrom nicht vollständig in die Holzbildung eingeht, sondern – via Pfropfung – für die Früchte zur Verfügung steht. Der Obstbaumzüchter greift

30) *Hofstetter, M.: HPLC-Charakterisierung von Lektinen der Mistel (Viscum album L.) und Verbreitung der Pflanze in der Schweiz. Diss. d. ETH Nr. 7798, Zürich 1985; Weger zit. n. Luther, P., Becker, H.: Die Mistel, Berlin, Heidelberg, New York, London, Paris, Tokyo 1987*

31) *Schulze, E. D., Ehleringer, J. R.: The effect of nitrogen supply on growth and water-use efficiency of xylem-tapping mistletoes. Planta 162 (1984) 268–275*

Ätherische Überschüsse als Grundlage des Mistelbefalles

gleichsam im Sinne des oberen Menschen ein, um möglichst viele Ätherkräfte in die von Licht, Wärme und Insekten abhängige Fruchtbildung zu überführen. Gerade hier gedeihen die Misteln, die einen Teil der Ätherkräfte für sich beanspruchen. Es ist kein Zufall, dass gerade der Apfelbaum in besonderem Maß von Misteln befallen wird. Aber auch ohne Eingreifen des Menschen kann es im Baum zu Überschüssen unterer Ätherarten kommen, die zur Grundlage des Mistelwachstums werden können. So sind die auf staunassem Boden wachsenden Pappeln, die mit ihrem weichen Holz rasch hoch aufwachsen in viel höherem Maß mistelbestanden als beispielsweise Eichen, die ihre Wachstumskraft langsam in ein sehr dichtes und hartes Holz hineingerinnen lassen. Auch sogenannte „Störfelder" der geologischen Struktur können dazu beitragen, dass der Anschluss des chemischen und Lebensäthers an die Umkreiskräfte nicht vollständig gelingt. Die oben erwähnten Pflanzentumoren sollen gerade auf solchen Standorten besonders häufig sein.

Nahrungsüberschuss und Krebsentstehung

Epidemiologische Studien weisen ebenso wie Tierexperimente darauf hin, dass gerade die häufigsten Tumoren wie das Colon-[32] und das Mammakarzinom[33] bei einer dauerhaft zu fettreichen Ernährung wesentlich häufiger vorkommen. Nicht immer sind die Zusammenhänge vollständig konsistent. Tierversuche zeigen, dass durch eine hypokalorische Diät die Tumorentstehung inhibiert werden kann, und epidemiologisch existieren Hinweise, dass auch Menschen bei schlechter Ernährungslage seltener an manchen Karzinomen erkranken.[34] Doll und Peto vertreten sogar die Auffassung, dass ein bis zwei Drittel aller Karzinome (v. a. über-) ernährungsbedingt seien.[35] Die in den Fetten gespei-

32) Rose, D. P.: Dietary fatty acids and cancer. Am. J. Nutr. 66 (1997) S. 985–1035
33) Willet, W. C.: Nutritional epidemiology. Oxford Univ. Press, New York 1990
34) Brenner, H.: Ernährungs-, Zivilisations- und berufliche Faktoren, in: Schmoll, H.-J., Höffken, K., Possinger, K. (Hg.): Kompendium Internistische Onkologie Bd. 1, Springer, Berlin u. a. 1999
35) Doll, R., Peto, R.: The causes of cancer. J. Natl. Cancer Inst. 68 (1981) 1191–1308

cherte Wärme sollte eigentlich vollständig freigesetzt werden, um für das tätige Eingreifen des Menschen in der Welt und die Erhaltung seiner Körperfunktionen zur Verfügung zu stehen. Ein Fettüberschuss in der Ernährung fördert zunächst entzündliche Erkrankungen. Die älteren Ärzte (z. B. Prof. Reckeweg[36]) haben immer wieder darauf hingewiesen, wie z. B. schlagartig die im Krieg kaum bekannten Furunkulosen gehäuft auftraten, als wieder Butter, Sahne und v. a. Schweinefett in großen Mengen zur Verfügung standen.

Krebs und mangelhafte Wärmefreisetzung

Nun hat nicht nur der Fettgehalt unserer Nahrung gegenüber früheren Jahrhunderten stark zugenommen, in gleichem Maß haben auch die Eigenwärmebildung durch körperliche Aktivität unter freiem Himmel, durch Wandern (Nomadisieren!) und die Lichtaufnahme abgenommen. Entzündungskrankheiten werden heute meist wirksam unterdrückt, wobei jedoch durch zahlreiche Untersuchungen[37, 38] belegt ist, dass Krebskranke in der Vorgeschichte weniger Fieber, dafür aber häufiger Antibiotikagaben aufweisen als Menschen, denen ein Tumorleiden erspart geblieben ist. Rudolf Steiner und Ita Wegman zeigen in ihrem Grundlagenwerk der Anthroposophischen Medizin[39] auf, dass eine zu große Fettzufuhr bei gleichzeitig zu geringer Ich-intendierter Wärmefreisetzung zu „parasitären Wärmeherden“ in den Organen führen könne. Und diese können zur Grundlage des Tumorwachstums werden. Aber nicht nur das leibliche Ungleichgewicht zwischen Potenzial und Realisierung kann eine Krebserkrankung

---

36) Reckeweg, H.: Homotoxikologie, 7. unveränd. Aufl., Baden-Baden 1993

37) Albonico, H. U.: Häufigkeit fieberhafter Infektionskrankheiten im Kindesalter in der Vorgeschichte von Karzinompatienten. Forschungsbeitrag der Vereinigung anthroposophisch orientierter Ärzte in der Schweiz. 1995

38) Eine Übersicht auch über historische Literatur ist zu finden bei Lehmann, Danielle: Fieberkrankheiten und Tumorentstehung – ein altes Thema im Licht neuerer naturwissenschaftlicher Forschung. Merkurstab 45 (1992) 193–199

39) Steiner, R., Wegman, I.: Grundlegendes für eine Erweiterung der Heilkunst nach geisteswissenschaftlichen Erkenntnissen, 6. Aufl., Dornach 1984; X. Kapitel: Die Rolle des Fetts im menschlichen Organismus und die trügerischen lokalen Symptomenkomplexe

begünstigen. Im Einzelfall kann man auch biographisch den Eindruck gewinnen, dass das „nicht gelebte Leben" (Viktor E. Frankl), die nicht mit Herzwärme und eigener Sinngebung geopferte Substanz die Entstehung mancher Tumoren fördert. Nachdem bisher Parallelen zwischen den Kräftekonstellationen der Mistel-Wirtsbaum-Beziehung auf der einen und des Verhältnisses von Tumor und Mensch auf der anderen Seite deutlich geworden sind, sollen nun die Wirtsbäume im Hinblick auf die Therapiewahl näher betrachtet werden.

Wirtsbaumwahl

Laubbaum oder Nadelbaum?

Bei der Entscheidung des Arztes für ein Mistelpräparat eines bestimmten Wirtsbaumes kann ein erstes Kriterium die Frage sein, ob eine Laub- oder eine Nadelbaum-Mistel gegeben werden soll. Laubbäume zeigen eine offenkundige Rhythmik im Jahreslauf, sie haben durch den Blattfall und -neuaustrieb größere Verluste auszugleichen und organisieren insofern „mehr Leben" als die Nadelbäume. Diese weisen eine viel geringere Blattmetamorphose auf und zeigen eine im Jahreslauf eher gleichförmige Aktivität. Insgesamt wirken die Laubbäume mehr stoffwechselbezogen, während die Nadelbäume im Gleichmaß ihrer Aktivität und Gestalt eine stärkere Beziehung zum oberen Menschen aufweisen. Der Gehalt der Nadelbäume an duftendem, leicht brennbarem Harz zeigt aber auch eine Wärmebeziehung (Saturn!) auf. Auch der höhere Gehalt der Laubbaummisteln an Magnesium[40] mag darauf hindeuten, dass diese in ein besonders intensives Stoffwechselgeschehen eingebunden sind. Zumal der Hauptprozess des pflanzlichen Stoffwechsels, die Photosynthese, streng magnesiumabhängig ist.

Beziehung der Nadelhölzer zum oberen Menschen und zur Wärme

40) *Günczler, M.: Misteltherapie und Wirtsbaumwahl, Merkurstab 28 (1975) 215–222*

Wirkungsschwerpunkte der Laubbaummisteln

Dem beschriebenen Grundcharakter entsprechen die Mistelwirkungen, die man im Menschen beobachtet: *Laubbaummisteln* zeigen (v.a. bei intratumoraler Anwendung[41]) die *größte Zytotoxizität* und apoptoseauslösende Wirkung. Sie induzieren gleichsam einen Verdauungsprozess gegenüber dem Malignom und aktivieren – sichtbar z.B. in der Fiebererzeugung – ein ausgeprägtes Stoffwechselgeschehen im Organismus, das sich gegen den Tumor richtet. Damit veranlassen diese Misteln – und unter ihnen besonders die **Eschen-** und **Apfelbaummistel** – den Organismus dazu, vom oberen Menschen her im unteren Menschen in den Stoffwechselprozessen entzündlich „durchzugreifen". Für die recht mistelempfindlichen Leukämiezellen der MOLT4-Linie wurde gezeigt, dass **Helixor Mali** die stärkste, **H. Abietis** mäßige und **H. Pini** geringe Zytotoxizität aufwiesen.[42] Eine andere Arbeitsgruppe[43] zeigte, dass Abnoba-Präparate der Apfelbaummistel eine wesentlich stärkere Apoptoseinduktion bei verschiedenen Tumorzelllinien zeigte als solche aus Tannenmisteln. Weiterhin wurde gezeigt, dass unter bestimmten Bedingungen **Abnoba Fraxini** mit 50,4 % Apoptoseinduktion die stärkste Wirkung zeigte, gefolgt von **Mali** mit 46,7 %, **Quercus** 43,4 % und schließlich **Pini** mit nur 15 %. Bemerkenswerterweise konnte *keine strenge Korrelation zwischen Lektingehalt und Wirkung* festgestellt werden.

Schwergewicht der Wirkung von Nadelholzmisteln

Die *Nadelbaum- (v.a. Tannen-) Misteln* wirken offensichtlich weniger unmittelbar zytotoxisch und stoffwechselaktivierend, sondern *eher immunregulativ*, indem sie beispielsweise die Aktivität natürlicher Killerzellen anregen. So fanden

---

41) *Scheffler, A., Fiebig, H. H., Kabelitz, D., Metelmann, H. T.: Zur direkten Zytotoxizität von Mistelpräparaten, Erfahrungsheilkunde 1993 338–345*

42) *Hülsen, H., Doser, C., Mechelke, F.: Differences in the in vitro effectiveness of preparations produced from misletoes of various host trees. Arzneim.-Forsch./Drug Res. 36 (1986) 433–436*

43) *Janssen, O., Scheffler, A., Kabelitz, D.: In vitro effects of mistletoe extracts and mistletoe lectins, Arzn. Forsch./Drug Res. 43 (1993) 1221–1227*

z. B. Stein und Berg[44] für das praktisch lektinfreie **Iscador P** (von der Kiefer) die größte Aktivität im Lymphozytentransformationstest, **Iscador M** (vom Apfelbaum) war in dieser Hinsicht dagegen kaum aktiv. Offenkundig gibt es auch *Geschlechtsunterschiede* in der Reaktion auf Mistelgaben. So fand Mechelke bei Patienten mit gastrointestinalen Tumoren, dass bei Männern **Helixor P** am besten wirkte und die Aktivität der NK-Zellen um 28,6 % ansteigen ließ, bei Frauen war dagegen **Helixor A** (von der Tanne) am wirksamsten und führte gar zu einem Plus von 36,1 %. Bei der Anwendung von Präparaten aus *Nadelbaummisteln* beobachten wir weniger tumorlokale Wirkungen, sondern eher eine *„Gesamtintegration der Wärme"*, deren Ich-Gestalt (z. B. durch eine Rhythmisierung des Tagestemperaturverlaufs) wieder mehr in Erscheinung tritt. Die Patienten fühlen sich unter dieser Behandlung oft wohler (während eine tumorzentrierte Mistelbehandlung u. U. auch Schmerzen, Übelkeit etc. auslösen kann), nehmen an Gewicht zu und leiden weniger unter Schmerzen. Die Nadelbaummisteln sollen auch bei Anwendung von Chemotherapie und Bestrahlung in besonders hohem Maß protektiv für den Gesamtorganismus wirken. So haben Büssing et al.[45] zwar gefunden, dass **Helixor A** nahezu keinen apoptoseinduzierenden Effekt hat, bereits zuvor hat aber derselbe Autor gezeigt,[46] dass dieses Präparat von der Tannenmistel den Schwesterchromatidaustausch unter Chemotherapie herabsetzt. Dies wurde als Hinweis auf einen protektiven Effekt dieses aus der Tannenmistel bereiteten Präparates auf das Immunsystem während konventioneller Krebsbehandlung gedeutet. Diese Annahme konnte später durch die Beobachtung gestützt werden, dass DNA-Schäden

44) *Berg, P. A., Stein, G. M.: Einfluss von Mistelextrakten auf das Immunsystem: eine In-vitro-Studie. In: Scheer, R., Becker, H., Berg, P. A.: Grundlagen der Misteltherapie, Stuttgart 1996*

45) *Büssing, A., Suzart, K., Bergmann, J., Pfüller, U., Schietzel, M., Schweizer, K.: Induction of apoptosis in human lymphocytes treated with Viscum album L. is mediated by the mistletoe lectins. Cancer Lett. 99 (1996) 59–72*

46) *Büssing, A., Azhari, T., Ostendorp, H., Lehnert, A., Schweizer, K.: Viscum album L. extracts reduce sister chromatid exchanges in cultured peripheral blood mononuclear cells, Eur. J. Cancer 12 (1994) 1836–1841*

von Leukozyten, die durch das Zytostatikum Cyclophosphamid induziert wurden, durch **Helixor A** vermindert werden,[47] ähnliche Wirkungen wurden allerdings auch für andere Wirtsbäume beobachtet.[48] Wir haben den Eindruck einer *roborierenden Wirkung* und einer primären *Stärkung des Wesensgliederzusammenhanges im oberen Menschen* durch *Nadelbaummisteln.*

Gesamtwirkung der Nadelbaummisteln

Die Frage nach Laub- oder Nadelbaummistel erweist sich auch als eine Frage nach dem Therapieziel: Möchte ich direkt den Tumor, z.B. durch eine intratumorale Injektion auflösen oder bei einem malignen Pleuraerguss die entzündliche Tumorabwehr und -lyse, aber auch entzündliche Verklebung der Pleurablätter fördern, so scheinen Laubbaummisteln besonders geeignet. Will ich zunächst den oberen Menschen in sich stärken, z. B. um Schmerzen zu lindern, wo der schmerzvermittelnde Astralleib schon zu stark in der Tumorumgebung gebunden ist oder um eine Kräftigung herbeizuführen, dann ist möglicherweise eher eine Nadelbaummistel angezeigt. Diese wirkt zwar auch stimulierend auf das Immunsystem, aber weniger proinflammatorisch als z. B. eine Apfelmistel. Eine zu starke Entzündungsinduktion könnte z. B. bei sehr großen Tumormassen Kräfte zehren oder bei einem schon todesnahen Patienten kontraindiziert sein, bei dem eine Befreiung des Bewusstseins von zu starker Leibverbindung wichtiger sein kann.

Das Therapieziel als Faktor für die Entscheidung zwischen Nadel- oder Laubbaummistel

Bei einzelnen Patienten hat sich auch ein rhythmischer Wechsel der Mistelwirtsbaumart als nützlich erwiesen, ähnlich wie er hinsichtlich der Misteldosierung schon weit verbreitet ist.

---

47) Büssing, A., Regnery, A., Schweizer, K.: Effects of Viscum album L. on cyclophosphamid-treated peripheral blood mononuclear cells in vitro: sister chromatid exchanges and activation/proliferation marker expression. Cancer Lett. 94 (1995) 199–205

48) Kovacs, E.: How does Iscador affect the DNA-repair and cytokine production. Merkurstab 50 (1997) Sonderheft Juni, 34

Grundgedanken für die Wirtsbaumwahl

Grundsätzlich scheint für die Behandlung Krebskranker die Beziehung zwischen Wirtsbaum und Mensch bzw. betroffenem Organsystem ebenso wichtig wie die Beziehung zwischen Mistel und Tumor. Für die Wirtsbaumwahl können verschiedene Ebenen dieser Beziehung berücksichtigt werden. Einmal wird mehr die Organwahl des Tumors den Ausschlag geben, einmal mehr die Gesamtkonstitution des Patienten (zu der nicht zuletzt sein Geschlecht gehört[49]), schließlich kann auch das primäre therapeutische Ziel den Ausschlag für die Wahl geben. Zur Verdeutlichung sollen kurz zwei Krankengeschichten skizziert werden:

Zwei Fallbeispiele zur Wirtsbaumfrage

Eine 70-jährige Patientin stellt sich primär wegen generalisiertem Pruritus vor. Bei der Untersuchung zeigt sich, dass die linke Brust durch mehrere Einziehungen – auch der Mamille – stark deformiert ist. Die Brust tastet sich steinhart, der Tumor hat bereits weit auf die laterale Thoraxwand übergegriffen und ist bis in die Axilla zu verfolgen. Die Geschwulst ist nicht auf der Muskulatur verschieblich, im Bereich der Mamille ist die Haut bereits durchbrochen, eine Exulceration droht. Lymphknoten sind nicht eindeutig tastbar.

Die Temperaturkurve der Patientin ist arrhythmisch, sehr wechselnd, überwiegend jedoch flach bei niedriger Mitteltemperatur um 36,2 °C. Die Patientin selbst ist leiblich und seelisch kräftig mit klarem geistigen Bezug. Sie glaubt, dass Verletzungen in ihrer vorausgegangenen Ehe an ihrer Krankheit maßgeblich beteiligt seien und die Tatsache, dass sie sich selbst lange verleugnet und vielem zugestimmt habe, das sie eigentlich hätte ablehnen müssen. Sie macht einen klaren und kämpferischen Eindruck. Es wird eine Behandlung mit ***Iscucin Mali*** *eingeleitet, zusätzlich wird das Organpräparat* ***Mamma dextra Gl D6*** *und* ***Lapis albus D12*** *gegeben, ein Calcium-Fluor-Silikat, das Beziehung zu auffallend harten Tumoren hat.*

Bei der Ablatio findet sich erwartungsgemäß eine Infiltration der Pectoralismuskulatur, eine Resektion ist nur unvollständig möglich. Abschließend wird der Tumor als pT4c (Stadium III b) gewertet, das Grading ist mit G3 recht ungünstig, Östrogen- und Progesteronrezeptoren lassen sich im Tumorgewebe nachweisen. Eine Nachbestrahlung oder Chemotherapie wird

---

49) Bereits von Rudolf Steiner gibt es Hinweise darauf, dass Frauen z.B. eher Apfelbaummisteln, Männer eher z.B. Eichenmisteln erhalten sollten. Geschlechtsspezifische immunologische Wirkungen wurden schon oben angedeutet.

von der Patientin nicht gewünscht, mit der Einnahme von **Tamoxifen** *ist sie einverstanden. Die Mistelstärke wird rasch auf Stärke F (entspr. ca. 60µg Frischpflanze/ml) gesteigert, abwechselnd werden die Stärken E und F injiziert und diese Behandlung über Jahre fortgeführt. Auch heute, 7 Jahre später, ist die Patientin – entgegen der ursprünglichen Erwartung – gesund, es lassen sich weder Metastasen noch ein Lokalrezidiv nachweisen. Das Antiöstrogen wurde 5 Jahre nach Behandlungsbeginn abgesetzt.*

Bei kräftiger Konstitution und kämpferischer Bereitschaft, ihren Tumor zu überwinden, um ein erfülltes Leben zu führen, wurde für die Patientin die relativ zytotoxische Apfelbaummistel in höherer Dosierung gewählt, was offenbar zu dem sehr erfreulichen Verlauf beigetragen hat.

Eine vielschichtige Mistelbehandlung war dagegen bei einer anderen Patientin erforderlich:

Eine 74-jährige Patientin weist im unteren äußeren Quadranten einen derben Knoten auf, der von gynäkologischer Seite zunächst für ein Fibroadenom erachtet wird. Der Allgemeinzustand der Patientin ist reduziert, sie ist sehr erschöpft und mager bis kachektisch mit einem Körpergewicht von 43 kg bei einer Größe von 167 cm. Die Patientin gibt vielfältige Verdauungsstörungen und Nahrungsmittelempfindlichkeiten an. In der Vergangenheit habe sie häufig unter Depressionen gelitten. Auch diese Patientin hat eine klare geistige Perspektive, sie ist aber seelisch zunächst labil und körperlich sehr geschwächt.

Nachdem sich im Verlauf ein Tumorwachstum feststellen lässt, wird aufgrund des Wunsches der Patientin und des schlechten Allgemeinzustandes in Lokalanästhesie eine Quadrantenresektion vorgenommen. Auf eine Revision der Axilla wird verzichtet, da die Patientin eine Chemotherapie auch bei positivem Befund ablehnen würde. Pathologisch-anatomisch ergibt sich ein nur knapp im Gesunden entferntes invasiv duktales Mammakarzinom T2 G 2-3. Östrogenrezeptoren sind stark, Progesteronrezeptoren mäßig stark nachweisbar. Eine Nachbestrahlung wurde nicht gewünscht, im Verlauf war die Patientin aber mit der Einnahme von **Tamoxifen** *einverstanden.*

Von der Operation erholte sich die Patientin nur langsam, zunächst nahm sie an Gewicht bis auf weniger als 40 kg ab. Nach einem halben Jahr wird nochmals eine Resektion erforderlich, da sich ein 2 cm großer Knoten im OP-Gebiet nicht sicher von einem Rezidiv unterscheiden lässt, erfreulicherweise han-

delte es sich aber um eine benigne Mastopathie. Hinzugetreten war zudem eine periphere Abducensparese, für die sich glücklicherweise keine maligne Ursache ergab und eine ischämische Genese anzunehmen ist.

*Ursprünglich wurde die Behandlung mit **Iscucin Mali** durchgeführt, bei dem schlechten Gesamtzustand dann aber auf **Iscucin Abietis** umgestellt. Zusätzlich wurde **Mamma sinistra Gl D6** und **Quarz D12**, später statt dem letzteren **Granat D15** gegeben. Unter dieser Behandlung besserte sich das Allgemeinbefinden zusehends, das Gewicht liegt nunmehr bei 45 kg, die Patientin fühlt sich wohl, sie geht wieder ihrer Berufstätigkeit als selbstständige Therapeutin nach. Wegen der Abducensparese wurde u.a. das Organpräparat **Nervus abducens Gl D6** und **Arnica/Plumbum mellitum** gegeben. Nach monatelanger Befundkonstanz kam es erfreulicherweise schließlich zu einer weitgehenden Rückbildung der Parese, sodass die Patientin, die zuvor wegen der Doppelbilder eine einseitige Abdeckung des Auges benötigte, jetzt praktisch beschwerdefrei ist.*

*Wegen der prinzipiell nicht geringen Rezidivgefahr erhält die Patientin etwas mehr als ein Jahr nach der Primäroperation wieder **Iscucin Mali Stärke E, Iscucin Abietis** wird jedoch in der **Stärke A** im Wechsel gegeben. Lokalbefund, Oberbauchsonographie, Röntgenaufnahme des Thorax und Knochenszintigramm sind unauffällig.*

Diese Patientin hat zunächst von der Apfelbaummistel wenig Nutzen gehabt. Eine Umstellung auf Tannenmistel führte zu einer wesentlichen Besserung des Allgemeinzustandes. Danach konnte eine alternierende Gabe von Apfelbaummistel in höherer Konzentration und Tannenmistel in höherer Potenzierung gegeben werden. Der Allgemeinzustand hat sich darunter positiv entwickelt, 4 Jahre nach Therapiebeginn lässt sich weder ein Lokalrezidiv noch eine Metastasierung nachweisen. Das langfristige Resultat hinsichtlich der Krebserkrankung bleibt abzuwarten. Es darf nicht unerwähnt bleiben, dass die Patientin während der gesamten Behandlungszeit in intensiver heileurythmischer Behandlung stand, die als sehr hilfreich empfunden wurde.

Die Frage der Potenzhöhe

Hinsichtlich der therapeutischen Intention ist im Umgang mit der Mistel letztlich die Wirtsbaumwahl nicht endgültig von der Dosisfrage zu trennen. Unbeschadet der Tatsache, dass es für die immunologischen Wirkungen der Mistel individuell optimale Dosierungen gibt,[50] kann man doch sagen,

50) M. Sommer: Krebserkrankung – Versuch eines Überblicks zu Verständnis und Therapie, in: Medizinisches Seminar Bad Boll (Hg.): Anthroposophische Medizin in der Praxis 1, Bad Boll 1998, 118–164

dass tiefe Potenzen bzw. hohe Konzentrationen der Mistel maximale zytotoxische Wirkungen hervorrufen können. Mittelhohe fördern oft sehr das Wohlbefinden, sie wirken stark auf die Wärmeorganisation und bringen diese wieder zu einem ausgleichenden, rhythmischen Schwingen.[51] Hohe Potenzen können vor allem auch dazu beitragen, eine zu starke Bindung des oberen Menschen in Bereichen des unteren zu lösen. Dies kann sich z. B. in einer Schmerz lösenden Wirkung zeigen. Dazu können z. T. sehr hohe Mistelpotenzierungen eingesetzt werden, wie z. B. die D30 oder gar D60 der von Frau Dr. Erasmi inaugurierten **Viscum-praeparatum-Präparate**. Aber auch eine Befreiung des oberen Menschen von einer Dynamik des unteren kann nötig sein. Besonders eindrucksvoll ist das bei den Hirntumoren zu erleben. Wie bei einer Entzündung ist bei ihnen die Grenze der Gefäße „undicht", und es entsteht ein perifokales Ödem, das dort, wo klare konstante Struktur herrschen sollte, Auflösungs- und Entdifferenzierungsvorgänge zur Erscheinung bringt. Parallel damit kann das Bewusstsein eintrüben oder erlöschen und schließlich sogar der Tod eintreten. Das üblicherweise in dieser Situation verabreichte Dexamethason rettet gewissermaßen den oberen Menschen zeitweise vor diesem Hereinragen von Kräften des unteren. Ganz ähnliche Wirkungen kann u. U. hochpotenziertes Bienengift, **Apis**, haben, das in roher Form gerade die auflösenden, verquellenden Potenzen des unteren Menschen hervorlockt. Auch **Weihrauchpräparationen** (z. B. H15) können die geschilderten Entzündungs-/Schwellungsvorgänge im Gehirn zurückdrängen und gewissermaßen geliehene Lichtkräfte vermitteln. Beeindruckend hilfreich kann auch eine Nahrungs- und Flüssigkeitsrestriktion wirken, welche unmittelbar die Dynamik des unteren Menschen zu bremsen vermag und so das Ungleichgewicht zu Gunsten des oberen verschiebt. Oft kommt es zu einer Aufklärung des Bewusstseins und zum Rückgang gegf.

51) *H. B. v. Laue, U. Jacobi: Organismusspezifische Kriterien zur Optimierung der Misteltherapie. Merkurstab 42 (1989) 261–266 u. 370–379*

bestehender schwellungsbedingter Schmerzen. Die zum oberen Menschen in Beziehung stehende **Tannenmistel** kann hier in mittelhohen Potenzen (z. B. **Iscucin Abietis Stärke A** bis **C, AbnobaViscum Abietis 10** o. ä.) konsolidierend wirken. Will man dagegen versuchen, z. B. einen kindlichen Hirntumor aggressiv zu verkleinern, so kann u. U. z. B. **AbnobaViscum Fraxini 3** wirksam sein. Zu diesem speziellen Gebiet kindlicher Hirntumoren kann eine Übersichtsarbeit aus der Zeitschrift „Der Merkurstab" sehr empfohlen werden.[51a]

Die einzelnen Wirtsbäume

Die Nadelbäume: Tanne und Kiefer

Bei näherer Betrachtung erweisen sich die Nadelbaummisteln als polar. Es sei daran erinnert, dass es sogar zwei verschiedene Mistelunterarten sind, die auf Tanne und Kiefer wachsen. Es entsprechen dem die Verhältnisse im oberen Menschen, wo sich ebenfalls eine maximale Differenzierungstendenz findet.

Die Polarität von Tanne und Kiefer

Tanne und Kiefer erscheinen qualitativ gegensätzlich. Während die Erstere eine dichte, geschlossene, fast geometrisch strenge, sich nach oben verjüngende Gestalt zeigt, ist die Letztere typischerweise gerade nach oben hin ausladend mit (bei freistehenden Bäumen) individueller, immer aber lichtoffener Gestalt. Der Boden in einem Kiefernbestand ist hell, während der des Tannenwaldes in Dunkel getaucht ist. Der eine ist typischerweise sandig-trocken, der andere eher tiefgründig feucht-humos. Die Tanne wächst langsam und bringt ein dichtes, lange unter Freisetzung von viel Wärme verbrennendes Holz hervor, die Kiefer liefert dagegen eine

51a) R. Madeleyn, G. Soldner, C. Tautz, B. von Laue: Hirntumore bei Kindern: Therapieverläufe Teil I, Der Merkurstab 54 (2001) 397-407, Teil II, Der Merkurstab 55 (2002) 36-47

dem allen gegenüber polare Holzqualität. Auch die Duftqualitäten der ätherischen Öle sind gegensätzlich. Ätherisches Tannenöl wirkt warm, einhüllend, rund, etwas schwer, während der Kieferduft heller, spitzer, leichter anmutet und weckend wirkt.

Wirtsbaumcharakteristik und Menschentyp

Bezieht man den Baumcharakter auf den Menschen, so scheint uns die Tanne dem hörend-introvertierten Menschen zu entsprechen, die Kiefer dagegen dem extrovertierten Augenmenschen. Im oberen Menschen entspricht die Tanne dem inneren Zentralorgan des Gehirns, im Leib den im Inneren gelegenen großen unpaaren parenchymatösen Organen. Demgegenüber hat die Kiefer Beziehung zu den sich sinnesartig nach außen öffnenden Organen (die meist paarig angelegt sind), sie hat auch zur Haut Beziehung.

Die Ursprünglichen: Weide – Pappel – Birke

Unter den Laubbäumen, die Mistelwirte sein können, herrscht große Vielfalt. Es lassen sich aber verwandte Gruppen zusammenfassen. Zunächst soll auf die Dreiheit Weide – Pappel – Birke geblickt werden. Alle drei sind wenig anspruchsvolle, raschwüchsige Bäume, die Kälte gut ertragen und geringe Ansprüche an den Boden stellen. Sie wachsen rasch auf, haben aber eine vergleichsweise kurze Lebensdauer. Nach den Eiszeiten waren sie es, die früh den ent-blößten Boden bedeckten und mit dem Humus, der beim Verfall ihrer eigenen Substanz schließlich entsteht, Grundlage für anspruchsvollere Pflanzengemeinschaften legten.

Weiden organisieren Wasser

Die Weide (Salix sp.) hat den stärksten Wasserbezug. Kaum ein Bach- oder Seeufer bleibt ohne Weidenbestände. Einerseits befestigen Weiden das Ufer, hemmen das Überflutungsgeschehen und stabilisieren den sonst ständig wechselnden Lauf des Wassers. Andererseits dynamisieren sie das Wasser, indem sie große Wassermengen über die immense Fläche ihrer flirrenden Blätter verluften und so die Landschaft drainieren. Das einzelne Pflanzenindividuum mit seinem weichen, schnell verfallenden Holz wird nicht alt, aber bereits auf den altgewordenen Pflanzenleibern wachsen neue Schösslinge der überaus fruchtbaren Weiden hervor. Die gesamte Weidengesellschaft repräsentiert Konstanz in ständigem Wechsel. Es sind dies Eigenschaften, die wir als „merkuriale" bezeichnen. Sie entsprechen dem Charakter des schnellläufigen, Hell und Dunkel, Tag und Nacht, Wärme und Kälte[52] vermittelnden Planeten wie auch dem zwischen Oben und Unten vermittelnden Gott gleichen Namens und schließlich auch dem flüssigen und flüchtigen Metall „Mercurius", dessen Name im Lateinischen oder Englischen (Mercury) eine Bezeichnung trägt, die auf den Planeten verweist.[53] Der Gott Merkur galt als zuständig für alle Vorgänge, bei denen Festgewordenes in Bewegung zu setzen ist, und er war somit der Patron der Ärzte und Kaufleute, aber auch der Diebe.

Die Weidenmistel und ihre Beziehung zu gestörten merkurialen Funktionen

Flüssigkeitsübergänge, wie sie vollendet von der Niere mit ihren komplexen Aus- und Einscheidungsvorgängen beherrscht werden, sind „merkurial" geprägt und können durch Weiden und Weidenmisteln beeinflusst werden, ebenso die Orte, an denen sie stattfinden. Weidenpräparate können überschießende Entzündungsprozesse begrenzen und beherrschen, wie dies auch homöopathische Mercurpräparate tun. Die gesunde Beweglichkeit kann im Flüssigen gerade durch

52) *Die Tagestemperatur Merkurs liegt mit ca. 430 °C so hoch, dass z. B. Zinn, Blei und Zink geschmolzen wären, die Nachttemperatur ist dagegen mit –170 °C fast so niedrig, dass Sauerstoff sich verflüssigen würde. Beide Extreme sind auf Merkurs gegenüberliegenden Seiten ständig anwesend. „Damit ist die Temperaturdifferenz größer als auf jedem anderen Mond oder Planeten im Sonnensystem" (K. R. Lang, Ch. A. Whitney: Planeten – Wanderer im Weltall, Berlin, Heidelberg, New York etc. 1993)*

53) *Eine ausführliche Darstellung hierzu bei M. Sommer, G. Soldner: Merkur in Natur und Mensch. Merkurstab 41 (1988) 279–289 und 337–343*

solche Arzneimittel erhalten werden. Chronische Gelenkentzündungen z. B. bei der Polyarthritis (früher vornehmlich mit Aspirin® behandelt, welches ursprünglich aus Weidenrindenextrakt [*Salizyl*säure] hergestellt wurde), bei der u. a. die Flüssigkeitsprozesse an der Synovia, der Gelenkinnenhaut aus dem Gleichgewicht geraten, können oft sehr gut mit hohen Potenzen von Weidenmisteln reguliert werden,[54] aber auch akute und chronische Entzündungen der Darmschleimhaut können durch Weidenpräparate (z. B. **Digestodoron, Salix/Rhus comp.**) beeinflusst werden. Auch das rhythmische Schwingen des Immunsystems mit seinem Gefäßwandübertritt der Lymphozyten oder dem „switch" zwischen proinflammatorischen TH_1- und entzündungsregulierenden TH_2-Zellen entspricht merkurialem Geschehen.

Heilanzeigen der Weidenmistel

Wir behandeln Nierentumoren, Lymphome, aber auch Polyarthritis (hier hohe Potenzen!) und arteriosklerotische Zustände oft mit **Weidenmisteln**.

Eine Vielfalt von Weiden- (bzw. Merkur-) Bezügen kann man vielleicht in der folgenden Kasuistik erkennen.

Ein 65-jähriger Patient war jahrzehntelang leitend in der Finanzverwaltung tätig, wobei jedes Jahr Milliardenbeträge von ihm koordiniert wurden. Ein ausgedehnter Herzinfarkt war bei ihm fibrinolytisch behandelt worden, was eine schwere Hirnblutung zur Folge hatte, die operativ angegangen werden musste. Die weitere Diagnostik zeigte schwere Stenosen sämtlicher hirnversorgender Gefäße, eine ausgeprägte Dreigefäßerkrankung der Koronarien und Nierenarterienstenosen. Wegen der auch peripher schwersten Gefäßveränderungen am Herzen waren revaskularisierende Maßnahmen nicht erfolgversprechend. In Behandlung kam der Patient Jahre später wegen eines Nierenzellkarzinoms mit einem Durchmesser von 6 cm, zusätzlich bestand eine – weitgehend asymptomatische – chronisch lymphatische Leukämie. Der Patient war in Übereinstimmung mit den Ärzten der Universitätsklinik zu der Auffassung gekommen, dass eine Operation des Karzinoms wegen des unvertretbar großen

54) s. z. B. L. Simon: *Zur Konzeption und Zielsetzung einer anthroposophischen Therapie der chronischen Polyarthritis. Weleda-Korrespondenzblätter 144, April 1997, 22–61*

Operationsrisikos bei der schweren Arteriosklerose nicht in Frage komme. Es wurde deshalb eine Misteltherapie mit ***Iscucin Salicis*** *in den* ***Stärken A bis D*** *durchgeführt. Das Organpräparat* ***Renes Gl D6*** *wurde nach kurzer Zeit wieder abgesetzt, da der Eindruck entstand, dass darunter der Blutdruck anstieg. Im Verlauf wurden verschiedene Formen von Kieselpräparaten eingesetzt (****Quarz, Equisetum, Topas****). Schulmedizinisch wurde der Patient antihypertensiv be-handelt, und er erhielt ein Statin zur Senkung des Cholesterinspiegels sowie ASS. Eine konventionelle Behandlung des Nierenkarzinoms und der Leukämie fand zu keinem Zeitpunkt statt. Im Verlauf der etwas mehr als zweijährigen Behand-lung kam es zu keiner Progression des Karzinoms, sonographisch wurde sogar ein leichter Rückgang der Tumorgröße beobachtet, die Zahl der Leukozyten stabilisierte sich zwischen 10 000 und 15 000/µl, es traten keinerlei subjektive Symptome der Leukämie, Anämie o. ä. auf. Erstaunlicherweise wurden duplexsonographisch an mehreren Gefäßen Rückgänge des Stenosegrades v. a. der hirnversorgenden Gefäße um 20 bis 30 % beschrieben. Der Patient führte ein sehr aktives Leben mit zahlreichen ehrenamtlichen Aufgaben, machte Bergwanderungen und fand zu einer großen religiösen Vertiefung. Während eines Gottesdienstbesuches starb er schließlich unerwartet schlagartig offenbar an einem Sekundenherztod.*

Die Birke und die Licht-Luft-Prozesse

Auch die Birke wächst häufig auf feuchten Böden, ja in Moorgebieten sind Birken meist die letzten Bäume, die dort überhaupt leben können. Die Birken scheinen viel stärker auf Luft und v. a. Licht bezogen zu sein als die Weiden. In der Birke zeigt sich eine bemerkenswerte Spannung zwischen raschem Wachstum und großer Vitalität auf der einen Seite und starken Absterbe-Form-Prozessen auf der anderen Seite, die sich in der hell weißen, abschilfernden Rinde aussprechen.[55] Die an weiße Asche erinnernden Rindenbildungen können als Ausdruck eines Sal-, eines Entsalzungsprozesses aufgefasst werden. Im Menschen finden wir in der Epidermis verwandte Prozesse. Hier bestehen ein großer Zellumsatz und ausgesprochene Vitalität, die jedoch rasch (im Stratum lucidum) in ein geordnetes Absterben, in die Verhornung und schließlich in das Abschilfern geführt wird. Maligome der Haut, bei denen es gerade nicht zu geordneten Entvitalisierungsprozessen kommt, können oft gut von Birkenmisteln

Heilanzeigen der Birkenmistel

55) *Näheres hierzu s. b.: P. Zimmermann, Kurppa, R., Roemer, F., Sommer, M.: Die Birke. Merkurstab 50 (1997) 114–118*

(entsprechende Präparate gibt es von **Abnoba**) beeinflusst werden, es kommen allerdings auch Kiefernmisteln in Betracht (s. o.). Bemerkenswert ist, dass eine australische Forschergruppe herausfand, dass Betulinsäure Melanomzellen in Apoptose versetzt, also einen geordneten „suizidalen" Zelltod ohne Entzündungsvorgänge herbeiführt, wie er auch für die embryonale Gestaltbildung unerlässlich ist. Interessanterweise trat ein solches Absterben bei Betulinsäurezufuhr nur bei Melanomzellen, nicht jedoch bei gesunden Haut- oder anderen Körperzellen auf.[56] Betulin findet sich in großen Mengen (bis 24 %) in der weißen Birkenrinde, durch einfache Oxidation entsteht aus diesem steroidartigen Triterpenalkohol mit Lupangrundgerüst die Betulinsäure.

Die Pappel und die Durchdringung von Männlichem und Weiblichem

Zwischen Weide und Birke steht die Pappel. Wie die Weide weist auch sie einen deutlichen Wasserbezug auf und bildet einen Hauptbestandteil der sogenannten Weichholzauen. Oft wurden Pappeln gepflanzt, um sumpfiges Gelände zu trocknen. Pappeln können außerordentlich schnell wachsen, die Espe, Populus tremula, kann nach 20 Jahren 18 m hoch sein,[57] und so erklärt es sich, dass Napoleon seine Soldaten im Schatten der Pappelalleen marschieren lassen konnte, die er zuvor hatte anlegen lassen. Es soll nicht allzu platt klingen, wenn der geradlinig aufragende Stamm als „männliches", die auf leichten Anhauch hin reagierenden Blätter als „weibliche" Attribute der Pappel gedeutet werden. Traditionell haben Pappelpräparate einen guten Ruf zur Behandlung der benignen Prostatahyperplasie, einer Erkrankung, die auf einer Verschiebung des Gleichgewichtes „männlicher" und „weiblicher" Hormonwirkungen des älteren Mannes beruht. Eigenartig ist ein hoher Gehalt der Pappelrinde an Zinklignanen.[58] Insofern die Prostata das zinkreichste Organ des Menschen darstellt, könnte auch dies auf den Organbezug

Pappelmistel, Prostata, Zink

56) Anonymus. Münchn. Med. Wschr. (138) 1996 (7): 18
57) S. Danert et al.: Urania-Pflanzenreich, Bd. 4, Leipzig, Jena, Berlin 1994
58) R. F. Weiss, V. Fintelmann: Lehrbuch der Phytotherapie, 8. Aufl., Stuttgart 1997

verweisen.[59] Beim Prostatakarzinom haben wir wiederholt sehr gute Wirkungen gerade der Pappelmistel gesehen, stellvertretend sollen drei Verläufe grob skizziert werden.

Drei Fälle von Prostata-Ca.

Bei einem 57-jährigen Patienten war durch einen Professor der Urologie ein unauffälliger Untersuchungsbefund erhoben worden, auch das PSA lag im Normbereich. Ein halbes Jahr später musste derselbe Kollege bei dem Patienten ein organüberschreitendes und in das Rektum infiltrierendes T4-Karzinom feststellen, dessen Metastasen bereits die gesamte Wirbelsäule und große Teile des Extremitätenskeletts durchsetzt hatten. Das PSA lag zu diesem Zeitpunkt bei 2440 ng/ml (Norm bis 4 ng/ml). Bioptisch wurde ein weitgehend entdifferenziertes Prostatakarziom gesichert. Unter einer Kombination von medikamentöser Hormonablation und ***Iscucin Populi*** *in den* ***Stärken C bis E*** *in Kombination mit dem Organpräparat* ***Prostata Gl D6*** *und der (auf H. H. Vogel zurückgehenden) Kombination von* ***Periosteum Gl D6*** *und* ***Quarz D12****, die sich bei Knochenmetastasen bewährt hat, kam es zu einer Vollremission des Lokalbefundes. 3 1/2 Jahre nach Diagnosestellung ist die Prostataloge palpatorisch und im transrektalen Ultraschall unauffällig. Szintigraphisch ist die Metastasenmasse in den Knochen deutlich zurückgegangen, einzelne osteoplastische Metastasen sind aber weiterhin nachweisbar. Das PSA lag lange Zeit unter 4 ng/ml und liegt seit einem Jahr zwischen 6 und 10 ng/ml, vorübergehend war es sogar auf 14 ng/ml angestiegen, woraufhin* ***Iscucin Populi St. E*** *mit* ***Viscum Mali Senker D30*** *abgewechselt wurde, auf welches unten noch eingegangen wird. Hierunter ist das PSA wieder unter 2 ng/ml gefallen. Der Patient hat seine initialen Rückenschmerzen schon in den ersten Behandlungswochen verloren und ist bezüglich des Karzinoms – vollständig – beschwerdefrei (ob ein leichter Morbus Dupuytren im Gesamtzusammenhang steht, ist eher zweifelhaft). Etwa 4 1/2 Jahre nach Therapiebeginn kam es wieder zu einer erneuten Aktivität der Metastasen, nach 6 Jahren ist eine erhebliche Krankheitsprogression zu verzeichnen, die sich durch verschiedene Therapiemaßnahmen nur schwer beherrschen lässt.*

Bei diesem Patienten lassen sich die Wirkungen der Misteltherapie und der Hormonablation nicht sicher voneinander differenzieren, auch wenn nach Meinung aller beteiligten Ärzte erst durch die Kombination der lange Zeit so erfreuliche Verlauf zustande kam. Es seien aber noch zwei Patienten kurz erwähnt, bei denen eine „rein" anthroposophische Behandlung vorliegt.

59) *s. hierzu auch: Sommer, M.: Zink - Versuch einer Annäherung an ein geheimnisvolles Metall. Merkurstab 52 (1999) 18–23*

Ein 75-jähriger Kollege mit bioptisch gesichertem Prostatakarzinom, der eine operative oder strahlentherapeutische Behandlung trotz eingehender Aufklärung und Vorstellung bei mehreren Urologen ablehnt, kam unter einer Behandlung mit ***Iscucin Populi*** *und dem Organpräparat* ***Prostata Gl D6*** *zu einem Abfall des PSA von 21,4 ng/ml auf 4,5 ng/ml. Auch dieser Patient wird von einem Kollegen mitbehandelt – er ist mit dem oben erwähnten nicht identisch -, der Professor der Urologie ist. Ihm zufolge sei der Lokalbefund jetzt unauffällig, dies gilt auch jetzt noch, Jahre nach Therapiebeginn.*

Bei einem weiteren (71-jährigen) Patienten, besteht ein tastbarer, derber Knoten der Prostata, der sich kernspintomographisch T1-hypointens darstellt. Bereits 1989 wurde bei einem PSA von 12 ng/ml der Verdacht auf ein Prostatakarzinom geäußert. 1994 lag das PSA bei 20 ng/ml. Die Relation von freiem zu gebundenem PSA spricht für ein Karzinom. Wiederholt wurde dringend zur Biopsie und anschließenden Operation oder Strahlentherapie geraten, was der Patient gleichwohl seit Jahren verweigert. Unter einer Behandlung mit ***Iscucin Populi*** *kam es zu einem kontinuierlichen Abfall des PSA von 23,7 auf 14,2 ng/ml, der Lokalbefund blieb unverändert, Fernmetastasen konnten nicht nachgewiesen werden. Der Gesamtverlauf bleibt natürlich abzuwarten.*

Aber auch bei anderen Tumorlokalisationen kann Pappelmistel in Frage kommen. So erreichte ein Kollege längere Zeit bei einem Patienten mit Glioblastom, der ängstlich-unsicher wirkte und sich durch Berühren anderer Sicherheit zu verschaffen suchte (bei sicherlich durch ein Frontalhirnsyndrom herabgesetzter Distanz) längere Zeit einen unerwartet günstigen Verlauf unter Gabe von **Iscucin Populi**.

Die Mächtigen: Eiche – Linde – Esche

Die bisher betrachteten schnellwüchsigen, einfachen (und botanisch archaischen) Laubbäume stehen in großem Gegensatz zu den wärmebedürftigen, langsam-wüchsigen und alt werdenden Eichen und Linden.

Eiche und Linde in vergleichender Betrachtung

Beide Bäume weisen sehr typische Gestalten auf. Die Eiche erscheint sprichwörtlich knorrig mit prominenten Einzelästen, während die Linde eine einheitliche, fast herzförmige

Gesamtgestalt ausbildet, deren Einzeläste und -zweige sich im Wachstum verblüffend an die geschlossene Gesamtkontur halten.

Das Eichenholz erreicht besondere Härte und wird in Wasser sogar noch härter und so schwer, dass es schließlich im Wasser untersinkt. Es ist Holz für den Ingenieur, auf Eichenpfählen lassen sich im Sumpf Häuser errichten. Fußböden, Zweckmöbel werden oft aus Eiche gefertigt. Lindenholz dagegen bleibt weich, es lässt sich besonders gut schnitzen, so lässt es sich vom Menschen leicht beseelen.

Die Eiche

Das Eichenblatt ist fest, ledrig, rhythmisch schwankt es zwischen Ausdehnung und Zusammenziehung. Rudolf Steiner sagt, es stehe insofern zwischen Laub- und Nadelblatt. Auf die Eiablage der Gallwespe hin bildet sich eine harte, gerbstoffreiche „Galle“, welche die Insektenlarve ernährt, ihr Wachstum aber auch begrenzt. Das Blühen der Eiche erfolgt spät im Jahr und unscheinbar. Kein Duft geht von den grünen Blütentrauben aus. Die Eicheln dagegen konzentrieren Nahrungssubstanz, die im Herbst vielen Tieren dient, wenn die Früchte zur Erde fallen. Die Eiche tendiert ganz zu irdischer Substanzbildung mit verinnerlichender Dynamik, Kalk und Gerbstoffe werden von ihr konzentriert. So leicht sich Misteln auf Pappeln und Weiden ansiedeln, so schwer tun sie sich bei den Eichen. Standorte von mistelbestandenen Eichen – die es v. a. in Südfrankreich gelegentlich gibt – werden von den Mistelpräparateherstellern als kostbare Geheimnisse gehütet. Eichenmistelpräparate werden häufig bei Krebserkrankungen der Verdauungsorgane, aber auch bei chronischer Hepatitis eingesetzt. In Einzelfällen wurde mit Eichenmistelpräparaten auch Besserung eines Morbus Dupuytren beobachtet, bei dem es zur Bindegewebsverhärtung kommt, die mit einer Lebererkrankung korrelieren kann. An Planetenqualitäten meinen wir bei der Eiche Beziehungen zu Mars und Jupiter zu sehen. Ein therapeutisches Grundmotiv in

Zusammenhang mit der Eiche kann es sein, Beherrschung in den Stoffwechsel zu bringen.

Die Linde

Auch die Linde blüht spät, ja sie ist der heimische Baum, der seinen Blühzeitpunkt am weitesten in den Sommer vorgeschoben hat. In der Sonnenfülle und Wärme des Juni kann man eine blühende Lindengruppe schon von weitem am süßen Duft und dem steten Bienengesumm wahrnehmen. Die Linden liefern überaus reichlich Nektar, und der häufige Blattlausbefall ihrer zarten und durchscheinenden Blätter führt oft zu zusätzlichem Honigtau, der aus den Kronen der Linde herabtropft. Die Grundtendenz der Linde ist eine ausbreitende, schenkende, auch zum Ausfließen neigende, die im Gegensatz zur Zusammenziehung der Eiche steht. Die Lindenblüten wirken stark durchwärmend und ebenso schweißtreibend wie jene des Hollunders.

Die primäre Beziehung der Linde besteht zur Wärme, zum sulfurischen Stoffwechsel, zu Venus und Sonne.

Die Lindenmistel

In der Praxis hat sich uns die Indikation für den Einsatz der Lindenmistel oft aus dem Wesen des Patienten ergeben, der warm, schenkend und oft etwas unabgegrenzt wirkte. Umgekehrt haben wir erlebt, dass Patienten, die durch andere Misteln nicht ausreichend durchwärmt werden konnten, auf **Iscucin Tiliae** schließlich gute Temperaturreaktionen zeigten. In lokalisatorischer Hinsicht haben wir Lindenmisteln häufiger bei Lungentumoren eingesetzt, v. a. bei Adenokarzinomen, also jenen nicht-kleinzelligen Bronchialkarzinomen, die weich bleiben und am ehesten nicht-rauchende Frauen betreffen.

Eichen- und Lindenqualitäten in Goethes „Faust"

Eindrucksvoll werden Linden- und Eichenqualitäten gegen Ende des Faust II einander gegenübergestellt. Die zufriedenen, mit der Welt versöhnten Alten Philemon und

Baucis wohnen unter der alten Linde, die auch ihre Kapelle birgt. Faust dagegen, der in ihre stille Welt eintritt und sie zerstören wird, lässt Damm und Hafen bauen, mit dessen Schiffen sich die Welt plündern lässt. Besondere Fähigkeiten hierzu hatten sich im Übrigen die Venezianer angeeignet, deren Stadt auf Eichenbohlen errichtet wurde und deren Schiffe aus Eichenholz gezimmert wurden.

Die Eiche stellt auf die Erde (was z. B. den adynamen Patienten mit chronischer Hepatitis gut tun kann), *die Linde schenkt Wärme und Vitalität.*

Patientin mit Nieren- und Lungenkarzinom

Bei einer 70-jährigen Patientin war im Anschluss an eine Makrohämaturie ein linksseitiges Nierenzellkarzinom diagnostiziert worden. Im Zuge des Staging ergab sich Mediastinums-nah ein zusätzliches Adenokarzinom der Lunge. Bei der Thorakotomie zeigte sich eine ausgedehnte Lymphangiosis carcinomatosa, weshalb die Operation abgebrochen wurde. Die Patientin war von kindlich-strahlendem Gemüt, hat aber nie zu einer Selbstständigkeit gefunden und lebte bei ihrer Schwester und deren Mann, der ihre Anwesenheit ablehnte und mit dem sie in einem dauerhaften Konflikt stand. Die Patientin erhielt u.a. ***Iscucin Tiliae, Amnion D30, Topas D15*** *und* ***Achatwasser D12****. Sie erholte sich rasch und war wieder völlig selbstständig. Nach mehreren Monaten trat eine Bronchospastik mit Angst auf.* ***Plexus pulmonalis D15*** *führte zu sofortiger Erleichterung. Die Patientin fuhr weiterhin Fahrrad, besuchte viele Bekannte und half im Haushalt mit. Eines Abends verlangte sie nach dem Pfarrer, der wegen des offenkundig guten Befindens aber nicht kam. Vor dem Haus in der Abendsonne sitzend sang sie mit der Schwester einige Lieder, betete und ging zu Bett. Am nächsten Morgen wurde sie tot aufgefunden. – Hier hat die Mistel bei fortgeschrittener Erkrankung an zwei Karzinomen kaum lebensverlängernd gewirkt, mutmaßlich aber zu einer bis zuletzt ausgezeichneten Lebensqualität beigetragen.*

Patientin mit Mamma- u. Rektum-Ca. und multiplen Metastasen

Bei einer anderen Patientin wurde in den 60-er Jahren wiederholt wegen unerfülltem Kinderwunsch eine Hormontherapie durchgeführt, ohne Erfolg. Der Ehemann trennte sich von der Patientin und hat nun in zweiter Ehe Kinder. Das Verhältnis zwischen den beiden früheren Eheleuten ist gut geblieben und sie stehen in regelmäßigem Kontakt. Seit 1976, ab dem 42. Lebensjahr, leidet die Patientin an einem Mammakarzinom, das zuerst durch Ablatio der einen, Jahre später, nachdem auch hier ein Karzinom festgestellt worden war, auch der anderen Brust behandelt wurde. Es erfolgte eine intensive Bestrahlung der Thoraxwand. 1990 trat zudem ein Rektumkarzinom (T4) auf, das neoadjuvant radiochemotherapeutisch behandelt wurde und dann operiert werden konnte. Immer wieder traten Mammakarzinom-Metastasen in Leber und Lunge auf, zuletzt auch in paraaortalen abdominellen Lymphknoten. Es erfolgten verschiedene Modifikationen hormoneller Therapieformen und eine Misteltherapie. Die Patientin wirkt stark und gefasst, dabei warmherzig und überwiegend freudevoll. Meist ist sie zum Lachen aufgelegt und lässt sich nicht unterkriegen. Nach allen Eingriffen hat sie bald wieder gearbeitet und ist auch nach offizieller Berentung noch heute als Betreiberin eines Einzelhandelsgeschäftes tätig, da sie ihre Mitarbeiterinnen nach erfolglosem Versuch, das Geschäft zu veräußern, nicht der Arbeitslosigkeit aussetzen wollte und auch noch Spass an der Arbeit hatte. Die Patientin ist aber durchaus in der Lage, ihr Leben zu genießen und sieht in der Berufstätigkeit nicht die einzige Erfüllung, sie liebt Geselligkeit, ist aber auch abgrenzungsfähig. Nach verschiedenen Versuchen mit anderen Misteln (v. a. der Apfelbaummistel) erwies sich ***Iscucin Tiliae*** *als geeignetstes Präparat, die Temperaturkurve der Patientin zu rhythmisieren und die mittlere Temperaturlage anzuheben. 8 Jahre nach dem ersten Auftreten von Leber- und Lungenmetastasen kommt es zu einer fulminanten Metastasierung, an der die Patientin rasch verstirbt, nachdem eine Chemotherapie nochmals kurzzeitig ein Zurückdrängen des Tumorwachstums bewirkt hat. Es besteht der Eindruck, dass diese Mistel bei insgesamt schwerer Erkrankung mit dazu beigetragen hat, die Gesamtsituation erstaunlich lange zu stabilisieren.*

Esche und Eschenmistel

Die Eschenmistel scheint mit am stärksten Apoptose zu induzieren. Insofern eignet sie sich auch besonders zur intratumoralen Applikation mit dem Ziel der Tumorauflösung. Die Esche selbst ist ein ungemein vitaler, bis 40 m hoch werdender Laubbaum. Yggdrasil, der Welt- und Lebensbaum der germanischen Mythologie, war eine Esche. Erst im Mai, nach der Blüte, bricht aus den tiefschwarzen Knospen das Fiederblatt hervor, das sich jedoch rasch entfaltet und den eindrucksvollen und zu individueller Gestaltbildung neigenden Baum begrünt. Die Esche zeigt besondere Laubfülle, gleichwohl wirken die Fiederblätter wenig beschattend. Das Holz der Esche ist fast so hart wie das der Eiche, es ist aber hell und licht. Seit alters her gilt die Esche als Sonnenbaum.

Eschenmistel und Sonnenkräfte

In der Kinderheilkunde hat sich die Eschenmistel (**AbnobaViscum Fraxini**) besonders bei explosiv wachsenden Tumoren, vor allem den vom mittleren Keimblatt ausgehenden Sarkomen, bewährt. Gerade im frühen Kindesalter kommt es auf die „Absorption von Sonnenkräften" im Leib an, die vor allem von den Eltern vermittelt werden.[60] Das mitgebrachte Ätherische muss von diesen Sonnenkräften durchdrungen und dadurch individualisiert werden. Eine Ursache kindlicher Tumoren kann in einer unzureichenden Ausprägung dieses Geschehens liegen. Vielleicht kann gerade die Eschenmistel eine solche Durchdringung fördern.

Das Gesamt-Menschheitliche der Krebserkrankung

Es muss in dem angedeuteten Zusammenhang aber betont werden, dass keineswegs nur individuelle Faktoren an der Krebsentstehung beteiligt sind, und es ist dies bei den kindlichen Malignomen möglicherweise besonders zu beachten. Rudolf Steiner sagt dies einmal sehr deutlich: „Es muss von jedem Krebskranken erlitten werden, was von der Menschheit nicht erkannt worden ist. Wir stehen vor der tragischen Tatsache, dass Menschen den Weg des Leidens für viele auf sich nehmen müssen, um einem aus dem Gleichgewicht geratenen Menschheitsschicksal wieder wenigstens teilweise ein ausgleichendes Gegengewicht zu geben."[61] Gerade bei krebskranken Kindern (es kann dies aber auch bei Erwachsenen eindrucksvoll sein) ist oft zu beobachten, welche verwandelnde Kraft für ihre Umgebung von ihnen ausgeht und welche Bedeutung sie für diese bekommen können.

Die Eschenmistel in der Therapie

Die Eschenmistel ist auch bei Erwachsenen besonders bei aggressiven und metastasierenden Tumoren indiziert. Dabei kommen alle Potenzhöhen in Frage, und es hat sich ein Wechsel von hohen und tiefen Potenzen bewährt. Im Verlauf

60) Rudolf Steiner: Das Zusammenwirken von Ärzten und Priestern, GA 318, Dornach 1984

61) Rudolf Steiner: Auszug aus einem undatierten, ungedruckten Vortrag (übermittelt von Frau Dr. Zech)

einer in Ägypten durchgeführten Studie konnte gezeigt werden, dass durch intrapleurale Applikation von **Abnoba-Viscum Fraxini** in hoher Konzentration bei 28 von 32 Patienten mit malignem Pleuraerguß eine anhaltende Pleurodese erreicht werden konnte.[62] Es kann daran sowohl die stark entzündungsauslösede Wirkung der Eschenmistel erkannt werden, die zur Verklebung der Pleurablätter führte, als auch ein unmittelbar tumorizider Effekt.

Die Rosengewächse: Apfel und Weißdorn

Der Apfelbaum

Eine Sonderstellung hat der bereits erwähnte Apfelbaum inne. Er ist eine Schöpfung des Menschen, der den Holzapfel im Wachstum so hemmte, dass ein freier Überschuss für die Fruchtbildung entstand. Potenziell sind die Rosengewächse auch von sich aus schon zu starkem Blühen und Fruchten geneigt. Unser Apfelbaum aber ist ein Kulturprodukt, das ohne den formenden Einfluss des Menschen nicht existieren würde und ganz auf den Menschen hin orientiert ist. Auch beim Menschen gibt es Organe, die ihren Sinn erst im Anderen, im Kind haben, *Uterus* und *Mamma*. In ihnen differenziert sich der Organismus so, dass auch in ihnen ein ätherischer Überschuss überfließen kann, in das Kind hinein, zunächst in das Ungeborene, dann in den Säugling. Gerade wenn dies nicht schließlich geschieht, erweisen sich diese Organe als besonders karzinomgefährdet, ähnlich wie der Apfelbaum besonders leicht Misteln Grundlage bietet.

Die Apfelbaummistel

Vor allem praemenopausal ist die **Apfelbaummistel** oft sehr geeignet für die Behandlung solcher Tumore. Die Wirkung dieser Mistel ist sehr vital, und kräftige Entzün-

---

62) Werner, H., Mahfouz, M. M., Fares, L., Fouad, F., Ghaleb, H. A., Hamza, M. R., Kourashy, L., Mobarak, A. L., Moustafa, A., Saed, S., Zaky, O., Zawawy, A., Fischer, S., Scheer, R., Scheffler, A.: Zur Therapie des malignen Pleuraergusses mit einem Mistelpräparat. Merkurstab 52 (1999) 298–301

dungsreaktionen sind möglich. Von der Apfelmistel gibt es auch ein Präparat, das nur aus dem in den Wirtsast infiltrierend wachsenden Senker hergestellt ist: **Viscum Mali, Senker** WALA. Dieses Präparat hat sich uns in der D30 bei einigen Patienten mit Metastasen als sehr wirksam erwiesen. Dabei ist aber zu beachten, dass die Injektion vor allem bei Knochenmetastasen, bei denen eine Schwellung infolge immunologischer Abwehrvorgänge nicht durch die Umgebung ausgeglichen werden kann, zu vorübergehenden Schmerzen führen kann.

Der Weißdorn

Der Weißdorn schließlich repräsentiert ein „naturbelassenes" Rosengewächs. Er fruchtet intensiv, die einzelne Frucht bleibt aber klein und arm an Geschmack, jedoch ist sie nährstoffreich, was ihr den Namen „Mehlbeere" eingetragen hat. Die Gestalt des Weißdorns selbst steht zwischen Baum und Strauch, sein gebuchtetes Blatt bewahrt die Mitte zwischen Ausdehnung und Zusammenziehung. Mitte Mai liegt der Blühzeitpunkt gerade zwischen Früh- und Spätblühern und auch die reiche Fruchtbildung ohne die „Übertreibung" des Apfels bewahrt die Mitte. In allen Qualitäten finden wir beim Weißdorn eine Tendenz zur Mittellage, zum Gleichgewicht. Der Weißdorn selbst hat eine bekannt stärkende Wirkung auf die menschliche Mitte, auf Herz und Kreislauf. Interessanterweise wirken Weißdornzubereitungen gleichermaßen bei hyper- wie hypotonen Zuständen ausgleichend.

Die Weißdornmistel

Wir setzen Weißdornmistelzubereitungen (**Iscucin Crataegi**) dort ein, wo wir die *Mitte stärken* wollen, wo es z. B. um eine *allgemeine Anregung der rhythmischen Wärmevorgänge* geht. Dies kann zur Karzinomprophylaxe in Frage kommen, aber auch einmal z. B. bei der Behandlung von Kollagenosen, wobei man hier sehr vorsichtig dosieren und höhere Potenzen einsetzen wird. Aber auch seelische Erstarrungsvorgänge (z. B. bei Neurosen) kann man mit solchen Mistelgaben behandeln.

Diese Ausführungen können nur dazu anregen, sich mit den genannten Bäumen zu beschäftigen, ein eigenes Bild von ihrem Charakter und ein lebendiges Verhältnis zu ihnen zu entwickeln. Dies kann schließlich dazu beitragen, in freierer, individueller und hoffentlich hilfreicherer Weise mit der Mistel umzugehen, als dies allein auf Schemata gestützt möglich wäre.

Heinz-Hartmut Vogel

Zum rationellen Verständnis der potenzierten Organpräparate

Inhalt

Aus dem Literaturverzeichnis ist ersichtlich, dass Dr. med. Heinz-Hartmut Vogel über drei Jahrzehnte Wesentliches zur Ratio der potenzierten Organpräparate veröffentlicht und vorgetragen hat. Heute, sieben Jahre nach seinem Tod, ist eine ganze Anzahl dieser Schriften vergriffen. So sei der Versuch unternommen, die Grundgedanken zu Verständnis und Ratio dieses Therapiesegments aus seinen Darstellungen redaktionell zusammenzufassen.

Eckwälden 2002 Dr. med. Franziska Roemer

Die Konzeption neuartiger Heilmittel aus dem Tierreich durch Rudolf Steiner

Heilmittel aus niederen Tieren und Nosoden

Bereits die klassische Homöopathie, die auf Samuel Hahnemann (* 10. 4. 1755 in Meißen, † 2. 7. 1843 in Paris) zurückgeht, kennt Heilmittel aus dem Tierreich. Beispiele sind Apis mellifica, Formica rufa, Bufo rana, Sepia, die Schlangengifte Lachesis, Crotalus, Naja usw. und daneben die Nosoden (Krankheitsschadstoffe wie Tuberculinum, Medorrhinum, Luesinum, Psorinum).

Potenzierte Zubereitungen aus Geweben höherer Säugetiere – angeregt durch R. Steiner

Die Verwendung spezieller Organe höherer Säugetiere wie Leber, Herz, Niere oder Organsysteme wie Nerven, Blut, Bindegewebe, Mesenchym usw. als Ausgangsmaterial für potenzierte Heilmittel ist jüngeren Datums. Rudolf Steiner, geboren 27. 2. 1861 in Kraljevec im damaligen Österreich, gestorben 30. 3. 1925 in Dornach, hat die Zubereitung tierischer Organe zu potenzierten injizierbaren Heilmitteln Anfang der 20-er Jahre des vergangenen Jahrhunderts angeregt.

Erste Zubereitungen dieser Art wurden im Auftrag von Frau Dr. med. Ita Wegman, leitende Ärztin im Klinisch-Therapeutischen Institut Arlesheim (Schweiz), hergestellt aus: Cerebellum, Cor, Corpora quadrigemina, Epiphysis, Glandula parathyreoidea, Glandula suprarenalis, Hypophysis, Iris, Lobus temporalis, Medulla oblongata, Medulla spinalis und Pancreas.

Bemerkungen zum Herstellungsverfahren aus ärztlicher Sicht

Die frisch entnommene organische Substanz wird in noch warmem Zustand nach einem eigenen Verfahren unter Verwendung von Glycerin aufgeschlossen. Glycerin oder Glycerol ist ein Medium, welches der tierischen Eiweiß-Organsubstanz nahesteht und diese nicht denaturiert. In der fertigen Grundsubstanz liegt das organische Material (z. B. Liquor, Serum, Bindegewebe, Parenchym, Grundgewebe) in einer Lösung bzw. fein verteilten Suspension vor.

Glycerol als Trägersubstanz

Die potenzierten organischen Heilmittel sind nicht mit den auf dem Arzneimittelmarkt befindlichen *nicht potenzierten* Organpräparaten zu verwechseln, die als Frischzellentherapie, Zellulartherapie, Serumtherapie, Organotherapie angeboten werden. Bei diesen Organtherapien handelt es sich um die Substitution einer unter das physiologische Niveau abgesunkenen spezifischen oder auch unspezifischen Organleistung. Nicht potenzierte Organpräparate stellen somit gleichsam physiologische Prothesen dar, die letztendlich die körpereigene Organfunktion schwächen.

Wichtige Unterschiede zu Zell- und Serumtherapie

Der pharmazeutische Prozess der Potenzierung mit der Prägung des Mediums durch die Kräftedynamik der noch dem Substantiellen nahestehenden Urtinktur hebt die potenzierten Organpräparate der anthroposophischen Therapierichtung auf eine andere Funktionsebene. Sie wirken auf das hinter den physischen Organen stehende und diese regulierende funktionelle Prinzip der Lebensorganisation.

Potenzierte Organpräparate wirken auf die Lebensorganisation

Die Wirkungsweise der potenzierten Organpräparate

Potenzierte Organpräparate besitzen durch ihre organtypische Ausprägung eine Affinität zum Metabolismus der homologen menschlichen Organe. Die Therapie mit potenzierten Organpräparaten folgt den Regeln der Homöopathie und ist einerseits der Nosodentherapie vergleichbar, d. h. das erkrankte Organ wird mit dem homologen entsprechenden tierischen Organ in homöopathischer Zubereitung behandelt.

Die Homologie-Regel

Das Wirkprinzip

Das dabei zur Anwendung kommende Wirkprinzip ist andererseits auch mit dem Impfvorgang zu vergleichen, jedoch nicht identisch. Der Organismus bzw. das betroffene Organ (Leber, Niere usw.) reagiert auf das potenzierte Organpräparat mit einer Steigerung oder Verringerung seines physiologischen Energiestoffwechsels. Der pathologisch-physiologische Organprozess wird dabei in die übergeordnete Ordnung des Gesamtorganismus zurückgeführt.

Die potenzierten Organpräparate wirken auf der funktionellen Ebene. Es kommt daher bei der wiederholten Verwendung von potenzierten Organpräparaten in der Regel nicht zu allergischen Reaktionen.

Unterschiede zu den Nosoden

Der Unterschied zu den klassischen Nosoden liegt darin, dass diese, wenn sie einer gesunden Versuchsperson verabreicht werden, entsprechende Krankheitssymptome hervorrufen können, die als „Arzneimittelbild" einem Krankheitsbild ähnlich oder vergleichbar sind. Man nötigt dann gleichsam den Organismus, einer Arzneiwirkung gegenüber spezifische Abwehrregulationen in Gang zu setzen, um mit der pharmakologisch ausgelösten Reaktion zugleich die Krankheit zu überwinden.

Das Vorbild des gesunden Organs

Man könnte also sagen, dass die Therapie mit potenzierten Organpräparaten weder die Krankheit verhindert (wie die Impfung), noch die Krankheit vorausnimmt (wie die Nosode). Sie unterstützt vielmehr den Organismus vorbildhaft im gesunden Heilungsverlauf. Im Folgenden wird dargestellt, wie sich diese Anregung der Selbstheilungskräfte im Einzelnen von der Lebensorganisation aus vollzieht über eine Modifikation der Strömung der Bindegewebsflüssigkeit bis in eine Regulation der physiologischen Organleistung.

Potenzierte Organpräparate und die Lebensorganisation in der Bindegewebsflüssigkeit

Die potenzierten Organpräparate greifen, nach allem was wir heute aus der Naturwissenschaft wissen, in jenes organische Grundgewebe ein, von dem auch das Immungeschehen abhängt, in das mesenchymale Interstitium der Organe, in das „innere Milieu", wie es Pischinger nennt.

Das mesenchymale Grundgewebe im Organ-Interstitium...

Das „innere Milieu", bzw. das mesenchymale Grundgewebe bildet als synplasmatisches lockeres Bindegewebe die lebende Struktur des Histions sämtlicher Organe. Dieses auch als retikuloendotheliales System bezeichnete, noch undifferenzierte, omnipotente, zellenbildende synplasmatische Retikulum hat zeitlebens embryonalen Charakter. Hier ist der Ort, an dem sich die biologisch-autonomen Regulationsvorgänge schon in jenen frühen Entwicklungsphasen abspielen, in denen noch keine übergeordneten Steuerungszentren ausgebildet sind. Hier finden auch schließlich die Substanzumbau- und -aufbauprozesse des intermediären Stoffwechsels, die Entgiftungsprozesse und die immunologischen Vorgänge statt. Im zwischen Sol- und Gel-Zustand quellenden und entquellenden Interstitium breiten sich die Blut- und Lymphkapillaren aus. Es enden auch die vegetativen Nervenfasern im retikulären synplasmatischen Mesenchym, dessen Grundsubstanz aktiv an den Flüssigkeitsprozessen und dem Aufbau sämtlicher Organe beteiligt ist.

... sein bleibender embryonaler Charakter

Die interzelluläre Grundsubstanz ist keine tote Gallerte, sondern Ausdruck und substantieller Träger lebendiger Strukturen. Von der Grundsubstanzgallerte sind die dort entspringende Lymphe mit sehr unterschiedlichem Eiweißgehalt und die interstitielle eiweißfreie bzw. eiweißarme Gewebeflüssigkeit streng zu unterscheiden. Diese Gewebeflüssigkeit ist ein physiologisches Kapillartranssudat, das in

Die „Grundsubstanz"

relativ großer Menge (75 % des durchströmenden Serums) in den interstitiellen Raum, d. h. in die Grundsubstanzgallerte diffundiert. Sie erfährt dabei eine räumliche Ausdehnung von 1 (Blutvolumen): 4 (Interstitium).

Nachweis des gestaltbildenden Potenzials der Gewebesäfte durch bildschaffende Laborverfahren

Einen Nachweis von Strukturen in Gewebesäften, die für jedes Organ oder Organsystem typisch sind, hat in jüngerer Zeit Dr. med. vet. Dieter (1) erbracht. Es wird dem ausgebluteten Organ Gewebewasser entnommen und vorsichtig nach einem eigens entwickelten Verfahren unter mikroskopischer Kontrolle zum Verdunsten gebracht. Ehe das Präparat eintrocknet, treten reproduzierbare charakteristische Strukturbilder auf. Dieselben Formen lassen sich nach Auflösen der eingetrockneten Rückstände durch Verdunsten des destillierten Lösungswassers erneut sichtbar machen. Strukturbilder mit Hilfe von Kupferchlorid aus dem Blut hatte zuvor E. Pfeiffer entwickelt; das Kupferchlorid-Blutkristallisationsbild ist ein besonderes diagnostisches Verfahren in der Anthroposophischen Medizin geworden (2, 3).

Mit der Darstellung organtypischer Strukturen durch die genannten bildschaffenden Methoden in den Gewebesäften und physiologischen Körperhöhlenflüssigkeiten ist die Anwesenheit ordnender Potenzen im Interstitium der Organe erwiesen. Dies ist für das Verständnis des pathologischen Geschehens von Entzündung und Degeneration und deren Therapie von größter Wichtigkeit.

Das sogenannte „Auslöschphänomen", d. h. die Tatsache, dass sich in pathologischen Transsudaten und Exsudaten wie z. B. Ovarialzystenflüssigkeit keine Strukturen nachweisen lassen, schlägt die Brücke zum Verständnis der Gestaltungsvorgänge, die sich im Interstitium abspielen. Dieses Auslöschphänomen ist im übrigen auch im Gewebesaft von Tieren aufgetreten, die unmittelbar vor der Schlachtung mit hohen Dosen Antibiotika behandelt wurden.

In diesem Zusammenhang ist auch auf die „Mesenchymtheorie des Karzinoms" hinzuweisen (Fromme (4)), die sich auf Experimente mit Gewebekulturen (Fischer (5); Huzella (6)) stützt. Das ungeformte embryonale mesenchymale Blastem enthält alle Bildungsformen der späteren differenzierten Organgewebe in statu nascendi in sich und kann sich auch im voll ausgebildeten Organismus wieder entdifferenzieren. Es bleibt dann in der ungeformten Grundsubstanz zeitlebens ein im höchsten Grade wandelbares strukturannehmendes und formauflösendes, flüssig-plastisches interzelluläres Milieu bestehen, dessen Empfänglichkeit für ordnende Organstrukturen und damit für das organtypische Formelement von größter Bedeutung ist. „Die Zellenlehre ist, selbst nachdem die Grundfragen von Aufbau und Entstehung der Zellen weitgehend geklärt wurden, nicht imstande, rein aufgrund der Kenntnisse der Zellindividuen, das harmonische und zweckmäßige Zusammenwirken ihrer Gemeinschaft im Organismus zu erklären, die Entstehung und die Bedeutung der zwischenzelligen Gewebselemente für die Organisation von sich aus zu erfassen." (Huzella)

Frommes Sicht der Karzinom-Entstehung

Das embryonale Mesenchym ist zunächst völlig ungeprägt. Das nachweisbare argyrophile Raumgitternetz in der Bindegewebsgrundsubstanz, d. h. die kollagenen und elastischen Fibrillen sind noch kaum ausgeprägt und nehmen erst allmählich immer festere und typischere Gestalt an. Es liegt jedoch im Wesen der Grundsubstanz, dass sie auch wieder in ungeformtere, ursprüngliche Zustände zurückkehren kann (zelluläre und humorale intermediäre Verdauung). Die Interzellularsubstanz ist Trägerin eines über das Zellindividuum hinausreichenden, übergeordneten Formwillens.

Die Interzellularsubstanz als Trägerin des gesamtmenschlichen Formwillens

Dies geht auch aus Gewebezüchtungsexperimenten hervor. „Diese eigenartige Erscheinung, dass das ausgepflanzte Fragment des embryonalen Herzens die typische Struktur des ganzen Organs in vielfach verkleinertem Maßstab regeneriert", hat Th. Huzella „mit der Morphallaxis (Morgan) genannten Regenerationsform niederer Lebewesen gleichgestellt, wie sie bei Planarien beobachtet wurde . . ." Das argyrophile Fasergerüst ordnet die Zellen, die in Gewebekulturen ihre Fortsätze den vorgebildeten Fasern entlang „schicken". „Die von zellfreiem Fasergerüst und den hineinwachsenden heterogenen Zellen zusammengesetzte Gewebekultur trägt meist, wenn auch vermischt, das histologische Gepräge der Organe in sich, aus denen die verdauten Schnitte stammen" (Huzella). Die Zellen der Nährkultur wurden zuvor durch Trypsinverdauung unter Erhaltung des nichtverdaulichen Fasergerüstes zerstört und dann mit andersartigem Gewebe beimpft. „Törö (1934) wies nach, dass in Urnierenkulturen – ähnlich wie sich in der Herzkultur eine dem ganzen Herzen entsprechende Faserstruktur ausbildet – ein der Organstruktur entsprechendes Fasergerüst entsteht. Er folgert aus seinen Befunden, dass die argyrophilen Fasern in reversibler Weise sich bilden und verschwinden, den Umgebungskräften entsprechend" (Huzella).

Der Kiesel in der Grundsubstanz als Träger der gegenseitigen Wahrnehmung der Organe

Die Grundsubstanz als gallertartiges Kolloid enthält in sich eine Vielzahl innerer Oberflächen und hat eine außerordentliche Fähigkeit, interstitielle Gewebeflüssigkeit aufzunehmen und zurückzuhalten, ohne sie organisch fest zu binden. Die Grundsubstanz verdichtet sich des Weiteren zu den Basalmembranen der Kapillaren bzw. der Parenchymzellen; an diesen Grenzflächen findet so etwas wie eine feine unbewusste Wahrnehmungstätigkeit innerhalb der Organe statt. Die Ausdifferenzierung der Grundsubstanz lässt weitere Bindegewebsformen entstehen: Die serösen Häute, die Faszien, Sehnen und Bänder, die Nabelschnur, der Nucleus pulposus der Zwischenwirbelscheiben, der Glaskörper des Auges sind Folgeorgane der mesenchymalen Grundsubstanz. Chemisch handelt es sich im Wesentlichen um Mucopolysaccharide,

Chondroitin-Schwefelsäure und Hyaluronsäure. Entscheidend für das Verständnis der Grundsubstanz ist ihre Beziehung zum Kieselprozess. Kiesel ist extrazellulär in Spuren in den genannten Bindegewebsorganen anwesend, relativ reichlich im lockeren Bindegewebe des Coriums der Haut (0,004 % SiO_2), in der Epidermis allein 0,02 % SiO_2, auf die Trockenmasse bezogen. Der im Bindegewebe der Organe feinstofflich wirksame Kiesel ist nach unserer Auffassung Träger der Sinnesfunktion des „inneren Milieus" und der unterhalb der Schwelle des Wachbewusstseins liegenden gegenseitigen Wahrnehmung der Organe.

Wir haben also im mesenchymalen Grundgewebe der Organe noch ein ursprüngliches, omnipotentes Universalgewebe vor uns, unter dessen Einfluss die zwischen Blutkapillaren, Lymphkapillaren und Parenchymzellen sich ausbreitende Gewebeflüssigkeit gleichsam vom Gesichtspunkt der Grundordnung des Gesamtorganismus auf ihre Struktur hin geprüft wird. Das physiologische Kapillar-Transsudat diffundiert in die Riesenoberfläche des extrazellulären Raumes. Die maximale Ausdehnung der Gewebeflüssigkeit im interstitiellen hydrophilen Kolloid der Grundsubstanz-Gallerte macht sie sensibel für die übergeordnete Lebensorganisation. Die Therapie der Entzündung und Degeneration, ein-schließlich der Dysplasien, der Deformitäten bis hin zum bösartigen Zellwachstum erfährt durch die Einsicht der in den Gewebeflüssigkeiten vorhandenen Organstrukturen einen völlig neuen Aspekt. Potenzierte Organpräparate vermögen im Interstitium zu wirken, und zwar sowohl auf die innere Lebendigkeit, Strukturierung und Wahrnehmungsfähigkeit der einzelnen Organe als auch auf die harmonische Einordnung des mit besonderen Eigenschaften versehenen Einzelorgans in den Gesamtorganismus.

Organ-Wirkungen innerhalb der Dreigliederung des menschlichen Organismus

A Physiologische Grundlagen

Wir haben drei physiologisch-pharmazeutische Grundprinzipien zu unterscheiden:

„Sulfurische" Organe

1. Organ-Zubereitungen, die aus Organen stammen, die dem Substanzaufbau dienen, wie die Leber, die Lymphe, das venöse Blut, die Muskulatur. Sie sind der Stoffwechsel-Bewegungs-Organisation zuzuordnen. Im Ernährungssystem ist die Stoffwechseltätigkeit Wärme bildend und bindend, anabolisch. Substanzen, die Organen des Ernährungssystems entnommen sind, wirken auf den Substanzaufbau des Organismus. Sie werden dem *sulfurischen Bereich* des Organismus zugeordnet.

„Salhafte" Organe

2. Organ-Zubereitungen aus Organen und Organsystemen, die entweder einem physiologischen Substanzabbau unterliegen, wie die Sinnesorgane und das Nervensystem, oder die wie das arterielle Blut und die Nieren der Absonderung und Ausscheidung dienen. Die Stoffwechseltätigkeit ist hier exotherm, katabolisch. Weiter werden Substanzen, die Organen des Atmungssystems entnommen sind, ebenfalls in einem weiteren Sinn dem *Sal-Bereich* des Organismus zugeordnet. Organe mit Sal-Charakter wirken auf die physische Ausgestaltung der Organe.

„Merkurielle" Organe

3. Organ-Zubereitungen aus dem primären Mesenchym, das wir dem *Merkur-Bereich* zuordnen, sind entsprechend dem undifferenzierten, ungeformten Charakter dieses Mesenchyms in ihrer Wirkung ursprünglich und allgemein.

Eine erste Differenzierungsstufe bilden das interstitielle Bindegewebe der Organe, das Knochenmark, die vorwiegend mesenchymalen Organe wie Thymus, Milz und die nächsten Folgeorgane des Mesenchyms wie Pleura, Peritoneum, Periosteum, Pia und Dura mater, Endo- und Perikard, das Reizleitungssystem, der Nucleus pulposus der Zwischenwirbelscheiben, die Synovia. Diese mesenchymalen Folgeorgane sind bereits auf dem Wege zu Salartigeren „Sinnesorganbildungen". Zubereitungen aus dem mesenchymalen Organsystem und seinen Folgeorganen erster Ordnung wirken auf die Primärfunktionen der Organe, d.h. auf deren ordnende Potenz, die Erhaltung der Organgestalt und auch auf das immunologische Geschehen.

Die Bindegewebsfolgeorgane zweiter Ordnung Knorpel, Sehnen, Bänder, Knochengewebe sind bereits einseitige Ausformungen des Sal-Bereiches und unterliegen als solche einer „physiologischen Degeneration". Ihre homöopathischen Zubereitungen wirken auf das primordiale Bindegewebe „verjüngend" und damit hemmend auf eine vorzeitige Kollagenisierung.

B Degeneration und Entzündung

Die große Polarität von Entzündung und Degeneration

Die Zuordnung der Organe zum sulfurischen, aufbauenden Stoffwechselbereich einerseits, zum salhaften, stoffabscheidenden und -ausscheidenden, abbauenden Sinnes-Nerven-Bereich andererseits und die Art und Weise der Eingliederung der polaren Organe in das übergeordnete, die Organe in die Ganzheit des Organismus integrierende merkuriale Bindegewebsgrundsystem bilden den Hintergrund für das Verständnis der pathologischen Veränderungen von Degeneration und Entzündung, von Deformierung und Organauflösung.

Das embryonale Mesenchym ist von Anfang an sowohl einheitlich, als auch in sich polarisiert in Zytotrophoblast und Synzytiotrophoblast. Die Bindegewebsgrundsubstanz ist der aktive und lebendige Überträger der interstitiellen und intermediären Stoffwechselvorgänge, der fermentativen Verdauungsprozesse und der Gewebeatmung.

Die innere Polarisation des Bindegewebsgrundsystems und die damit verbundenen Erkrankungstendenzen

Gemäß der internen immanenten Polarisation des Bindegewebsgrundsystems sind zwei pathologisch überschießende Reaktionen möglich, erstens die *vaskulär-exsudative akute Reaktion,* zweitens die *zelluläre proliferativ-granulierende chronische Reaktion.* Die beiden Reaktionsformen können jedoch auch ineinander übergehen. Die vaskulär-exsudative „Entzündung" endet dann beim Übergang in die chronisch degenerative Verlaufsform in der Strukturauflösung des geformten Organs (z. B. Gelenke) mit dem Ergebnis der Fibrosierung und Narbenbildung.

Autoimmunerkrankungen

Bei allen sogenannten *Autoimmunerkrankungen* handelt es sich um eine Gleichgewichtsstörung zwischen diesen beiden Prozessen im lockeren Bindegewebe. Diese beruht letztendlich auf einer Störung bei der Umwandlung letzter Stoffwechsel-Wärmeprozesse in Energie und Wärme freisetzende Sinnesprozesse im Muttergewebe des Organismus. Das Immunsystem versagt, ebenso die Immuntoleranz im Bereich des Histions gegenüber den unterschiedlich ausdifferenzierten Organformationen wie Blutkapillaren, Lymphkapillaren, Muskelgewebe, Nervengewebe und ausdifferenziertem Parenchym. Die Entzündung führt zu einer Entmischung des geordneten humoralzellulären Geschehens. Die Entgleisung geht entweder mehr in Richtung humoral-exsudativer Entzündung oder mehr in Richtung proliferativ-zellulärer Entzündung. Eine progressive Selbstzerstörung des Organs oder Organsystems ist damit angelegt. Der psychosomatische Charakter der Autoimmunerkrankungen und das Bindegewebe als Ort der Austragung der Erkrankung weisen auf die übergeordnete gestaltbildende, einmal hemmende, dann wieder fördernde Bindegewebsfunktion und die dahinterstehende, regulativ wirkende Funktion der Lebensorganisation. Eine grundlegende Schwäche liegt im differenzierten Wärmegeschehen mit seiner einerseits substantiell stofflich gebundenen und andererseits sich befreienden energetischen Wärmebildung. Träger dieses Wärmegeschehens ist die „Ich-Organisation" als der Vermittler der Gesamtordnung im physisch-organischen Bereich. Sie „bindet" Wärme, indem sie die Substanz kühlend ins Physisch-Mineralische führt, und sie „entbindet" Wärme und gibt damit die Grundlage für das Eingreifen des Willens und der Persönlichkeit.

C Organ-Wirkungen innerhalb der Dynamik von Sal, Sulfur, Merkur

Die Morphologie und Physiologie des Histions und die „Entmischung" des lockeren interstitiellen Bindegewebes mit seiner Bindegewebsgrundsubstanz und der interstitiellen Gewebeflüssigkeit in Richtung humoral-exsudativer Entzündung einerseits und zellulär-proliferativer Entzündung andererseits kann ein Schlüssel sein zum Verständnis der Indikation homöopathisierter Heilmittelzubereitungen aus Organen der drei großen Systeme Stoffwechselsystem, Sinnes-Nerven-System, Rhythmisches System. Auf die Zuordnung von Organen zu den drei Systemen wurde bereits hingewiesen. Vom Gesichtspunkt der Körperflüssigkeiten ergibt sich nachstehende Gliederung und Zuordnung:

Die 7 interstitiellen Flüssigkeitsströme als Träger der Gestalt, Atmung und Ernährung der Organe

Sinnes-Nerven-System	Liquor cerebrospinalis (einschließlich Kammerwasser, Innenohr-Lymphe)
	Bindegewebsflüssigkeit
Rhythmisches System	Arterielles Blut
	Mesenchym und mesenchymale Grundsubstanz
	Venöses Blut
Stoffwechsel-Reproduktions-System	Organlymphe
	Liquor amnii

Diese Flüssigkeiten sind Träger der Organgestalt, der Organatmung und -ernährung. Sie umfassen das, was wir unter Interstitium verstehen; von ihnen geht das organspezifische Parenchym aus, von ihnen wird das zelluläre Prinzip gesteuert und determiniert. Therapeutisch kann durch das zugehörige Organpräparat Einfluss auf die bildende Potenz der Flüssigkeiten im Bezug auf die korrespondierenden Organe genommen werden.

Die differenzierte Therapie mit potenzierten Organpräparaten hat zur Voraussetzung, die innere Ordnung und den Wirkungsumkreis der Einzelorgane sowie auch das Beziehungsgefüge der Organe untereinander zu beschreiben. Nachstehend werden daher die wichtigsten Organe in die dreigliedrige Organisation nach Sinnes-Nerven-System, Rhythmischem System, Stoffwechselsystem in eine schematische Zusammenstellung eingefügt. Dadurch soll der Schwerpunkt der Organtätigkeit im Sinne dieser Funktionsgliederung hervorgehoben werden, und zwar im Hinblick auf die Betonung und Verstärkung des sulfurischen Prinzips (Stoffwechselsystem), des Sal-Prinzips (Sinnes-Nerven-System) und des merkurialen Prinzips (Rhythmisches System).

Die Organe im dreigliedrigen Organismus

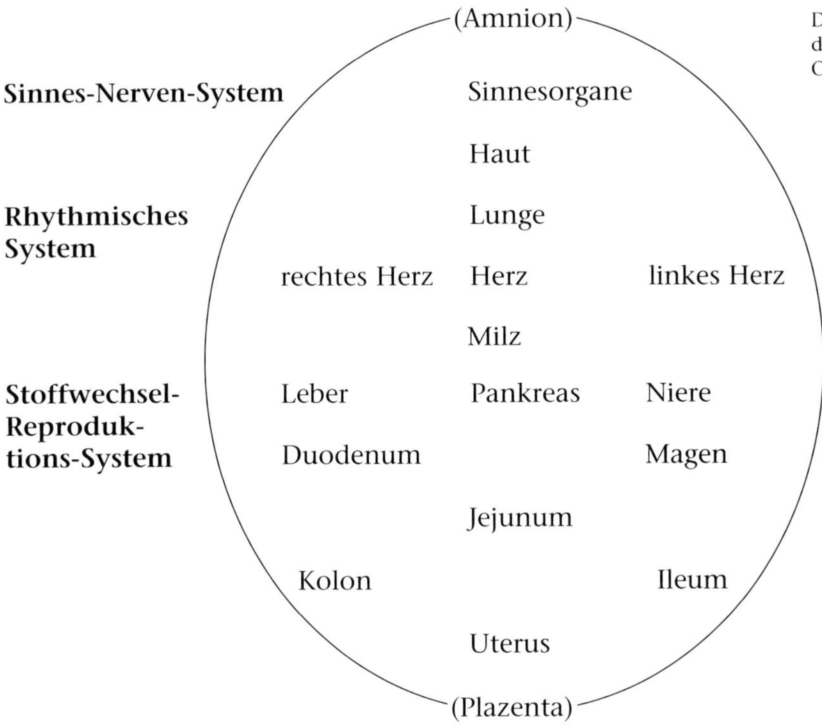

rechts: sulfurische Tingierung

Die rechte Seite (Leberseite) unterliegt in sich etwas mehr dem Gesetz des Sulfurs, dieses setzt sich in das rechte Herz fort und von hier über die Arteria pulmonalis, die venöses Blut führt, in die Lunge.

links: Sal-Tingierung

Die linke Seite unterliegt mehr dem Sal-Prinzip. Das arterielle, sauerstoffreiche Blut führt die Organe funktionell in den Sal-Zustand über. Daher ist die Niere als ein zwar dem Stoffwechsel zuzurechnendes Organ ein vorwiegend der Sauerstoffatmung und dem Sal-Prinzip unterliegendes Organ.

die merkurielle Mitte

Die merkurialen Mitte-Organe sind die Haut, die Lunge, das Herz, die Milz, Pankreas und Uterus. Das Pankreas nimmt eine Sonderstellung ein: Es ist wie die Milz ein Mitte-Organ, eingegliedert zwischen Leber und Niere, jedoch im Vergleich zum Lungenorgan wie dieses „nach außen" gerichtet auf den Flüssigkeitsprozess der Ernährung, die Lunge dagegen auf den Luft-Atmungsprozess. Wir haben das Uterus-Organ ebenfalls der Mitte zugeordnet, es korrespondiert mit dem Herzen, seine Hüllennatur in der Embryonalentwicklung setzt sich fort in der Bildetätigkeit der Plazenta und ihrer Folgeorgane, vor allem des Amnions als der „Urhaut", dadurch schließt sich der Kreis und es ist erneut der Anschluss gegeben an das Nerven-Sinnes-System.

Gehen wir nun noch einen Schritt weiter zu den endokrinen Drüsen. Die Drüsen mit innerer Sekretion fügen sich topographisch und physiologisch in die Polarität Sal, Sulfur und Merkur auf die folgende Weise ein:

Das siebengliedrige Endokrinium im dreigliedrigen Organismus

Sinnes-Nerven-System
- Epiphyse
- Hypophyse

Rhythmisches System
- Glandula thyreoidea
- Glandula parathyreoidea
- Thymus

Stoffwechsel-Reproduktions-System
- Glandulae suprarenales
- Testes und Ovarien

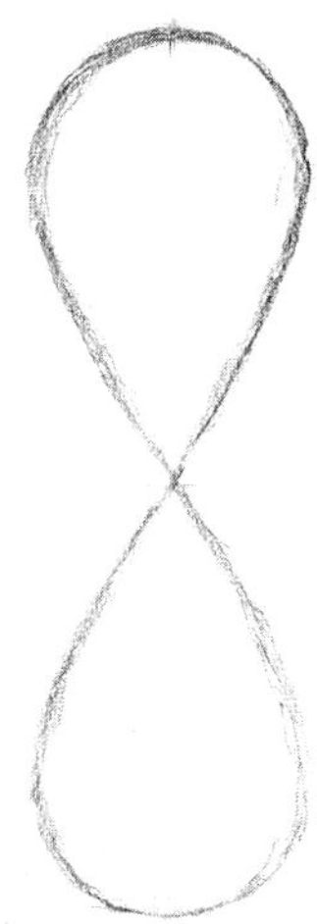

Die inkretorischen Drüsen als Vermittler der Lebensorganisation

Die sieben Drüsen mit innerer Sekretion sind nach Rudolf Steiner in ihrer organischen Gesamtheit Vermittler der Lebensorganisation (7). Die Drüsen des „oberen Menschen" vermitteln und tragen spiegelbildlich zum „unteren Menschen" die formenden und gestaltenden Prinzipien. Sie haben auch jenseits der Embryonalzeit die Beziehung zum Sinnes-Nerven-Geschehen und zur Bewusstseinsbildung. Den Übergang zum „unteren Menschen", d. h. zum Stoffwechsel-Reproduktions-System bildet die Glandula parathyreoidea. Spiegelbildlich zur Thyreoidea wirkt im unteren Menschen der Thymus, polar zur Hypophyse die Glandulae suprarenales, polar zur Epiphyse die Gonaden. Die Ätherkräfte des oberen Menschen wirken im unteren Menschen substanzbildend und organaufbauend. Ihre polare Spiegelung soll durch die nebenstehende Lemniskatenform verbildlicht werden. Das Organisationsgefüge der innersekretorischen Drüsen und ihre Beziehung zum Bildeprozess des Menschen hat den WALA-Ärztekreis und insbesondere Dr. med. E. Deterding (8) veranlasst, eine Reihe von Kompositionsheilmitteln mit den den Drüsen zugehörigen Planetenmetallen zu schaffen (vgl. WALA-Arzneimittelverzeichnis).

Metall-Drüsen-Kombinationspräparate

Krankheitsdynamik und Potenzhöhe

Wird eine potenzierte Organsubstanz als Heilmittel appliziert, so wirkt nicht mehr der durch den pharmazeutischen Prozess der Potenzierung überwundene Stoff, sondern es begegnen sich homologe Kräftestrukturen, hier des Organpräparates, dort des erkrankten Organs. Die therapeutische Wirkung ist demnach keine chemisch-physikalisch grobstoffliche, sondern eine energetisch-lebendige, kräfte-mäßige.

Homologie von potenziertem Heilmittel und krankhaftem Organzustand

Die Wahl der Potenzhöhe hängt dabei davon ab, ob sich das zu behandelnde Organ in einem pathologisch entzündlich-hyperergischen oder in einem degenerativ-hypoergischen Zustand befindet.

Potenzhöhe und energetische „Lage" des erkrankten Organs

Die physiologische Aktivität eines primären Stoffwechselorgans (z. B. Niere, Leber, Blut) ist im Vergleich zu einem primären Sinnes-Nerven-Organ (z. B. Auge, Ohr, Nervensystem) auch im gesunden Zustand gesteigert. Dies hängt mit der belebenden, substanzbildenden Aufbautätigkeit der Lebensorganisation und der gesamten imponderablen menschlichen Kräfteorganisation im Stoffwechselssystem zusammen. – Im Sinnes-Nerven-System kommt es dagegen physiologisch zu Substanzabbau und zur Entvitalisierung. Die Kräfteorganisation wird dabei bis zu einem gewissen Grade aus dem physischen Organ freigesetzt („Emanation"); Sensibilität, Bewusstseins- und Wahrnehmungstätigkeit treten auf. – Der seinem Wesen nach im imponderablen Bereich verlaufende Prozess der Energie-Freisetzung ist von bestimmten, physikalisch messbaren Phänomenen begleitet. Hierzu gehören u. a. elektrische Aktionsströme am Organ selbst (EEG, EKG), ebenso Leitfähigkeitsveränderungen. Zwischen dem „hyperergischen" Stoffwechselsystem und dem „hypoergischen" Sinnes-Nerven-System stellen das Rhythmische System mit Herz, Kreislauf und Atmung und das Interstitium ein dynamisches Kräftegleichgewicht her. Dies entspricht dem physiologisch gesunden Ablauf der Lebensvorgänge.

Dem „hyperergischen" und „hypoergischen" Verhalten von Stoffwechsel- und Nervensystem entsprechen bei der Therapie mit potenzierten Organpräparaten die unterschiedlichen Potenzhöhen der entsprechenden Organzubereitungen. Durch den pharmazeutischen Prozess des Potenzierens wird das Organpräparat aus einer stofflichen Phase Schritt für Schritt in eine kräftemäßige, energetische Form übergeführt. Die niedrigen Potenzstufen (D4, D5, D6) entsprechen ganz allgemein der „hyperergischen" Aufbauphase; die höheren und mittleren Potenzen (D30, D20, D15, D10) dem „hypoergischen" Substanzabbau bzw. dem Zustand der Emanation der Kräfteorganisation. Das heißt, die Höhe der Potenz entspricht der „messbaren, freien Energie". Die Aktionsströme der Organe treten am stärksten in Erscheinung im Bereich des Sinnes-Nerven-Systems; die Leber gibt z. B. weniger Energie frei als das Zentralnervensystem. Dafür ist ihre Stoffwechselaktivität intensiver. Die 8. Dezimalpotenz trifft etwa den Umschlag von der physiologischen Substanzphase der Kräfteorganisation in ihre Energiephase.

Für die Therapie ergeben sich daraus die folgenden Grundregeln bezüglich der Wahl der Potenzhöhe:

Grundregeln zur Wahl der Potenzhöhe

- Allgemeine regulative, stärkende, harmonisierende Therapie:
  Mittlere Potenz (D8) 2 bis 3 x wöchentlich. Im allgemeinen als subcutane Injektion oder als Trinkampulle.

- Akute, fieberhafte, entzündliche Organerkrankungen; hyperergische, allergische Erkrankungen; akute Schmerzzustände:
  Hohe Potenzen des homologen Organpräparates, beginnend mit D30 und nach Maßgabe der Besserung absteigend auf D15–D12–D10–D8 in zunächst täglicher Gabe, ggf. in Form der Organpotenzreihe E (D30-D8).

- Chronische, degenerative Organerkrankungen, Nach- lassen der Eigentätigkeit, Vitalität und Regenerationsfähigkeit der Organe; Dysplasien, Atrophien, Ptosen; Tumorerkrankungen (benigne und maligne):
  Tiefe Potenzen des homologen Organpräparates, beginnend mit (D4), D5 und nach Maßgabe der Besserung ansteigend auf D6–D8, 2 bis 3x wöchentlich, ggf. in Form der Organpotenzreihe D (D5–D8).

- Mischformen von Organ-Entzündung und gleichzeitiger Degeneration:
Wechselnde oder kombinierte Gaben von Tiefpotenzen – D6, (D5) – und mittelhohen Potenzen – (D15), D12, (D10) – des homologen Organpräparates.

- Autoimmunreaktionen:
ebenso tiefere und mittelhohe Potenzen in Kombination beziehungsweise hohe Potenzen (D30, u. U. D60) in seltenerer, z. B. wöchentlicher Gabe zur Regulation der immunologischen Fehlreaktion.

Tiefe Potenzen sollten bei akuten Entzündungen vermieden werden. Durch die Aktivierung anaboler Stoffwechselvorgänge kann die entzündliche Reaktion verstärkt werden. Bei intrazerebraler Lokalisation kann sich dadurch ein perifokales Ödem und eine Raumforderung verstärken. Gemäß der oben genannten Grundregeln sind bei Entzündungen höhere Potenzstufen indiziert.

Quellen:

- *Vogel, H.-H.:* Beiträge zu einer medizinischen Menschenkunde, Bd. 2, Haug-Verlag, 1987 (vergriffen):
  - Prinzipien der Therapie mit potenzierten Organpräparaten
  - Zur Mesenchymtheorie des Karzinoms: Therapie mit Viscum album und potenzierten Organpräparaten
- *Vogel, H.-H.:* Wege der Heilmittelfindung, Verlag Natur•Mensch•Medizin, 1994:
  - VII. Die Organ-Metall-Kompositionen und die Heilmittel aus der Kombination von Metallen mit den Drüsen der inneren Sekretion
  - IX. Grundsätzliches zur Anwendung der potenzierten Organpräparate der WALA
  - Vgl. die Einzelmonographien zu denjenigen Heilmittel-Kompositionen, welche potenzierte Organpräparate enthalten.
- *Vogel, H.-H.:* Therapie mit potenzierten Organpräparaten, WALA-Schriftenreihe.
- *Vogel, H.-H.:* Richtlinien für die Malignom-Therapie mit Iscucin-Viscum-Präparaten, WALA-Schriftenreihe, 1980
  - Zusatztherapien: Stärkung des „Organsinnes".

- *Vogel, H.-H.:* Organ-Metall-Kombinationen, Informationsblatt für Ärzte (vergriffen).
- *Vogel, H.-H.:* Prinzipien der Therapie mit potenzierten Organpräparaten, WALA-Ärzte-Informationsblatt Nr. 20, Juni 1985 (vergriffen).
- *Vogel, H.-H.,* Potenzierte Organpräparate, WALA-Ärzte- Informationsblatt Nr. 25, Dez. 1987 (vergriffen).
- *Vogel, H.-H.:* Therapie mit potenzierten Organpräparaten, WALAmed Frühjahr 1990 (vergriffen).
- *Vogel, H.-H.:* Potenzierte Organpräparate der WALA und BSE, WALAmed Dez. 1990 (vergriffen).
- *Vogel, H.-H.:* Prinzipien der Therapie mit potenzierten Organpräparaten, WALAmed, Winter 1993 (vergriffen).
- *Vogel, H.-H.:* Verschiedene unveröffentlichte Vortragsmanuskripte zu diesem Thema.
- *Vogel, H.-H.:* Potenzierte Organpräparate, WALA-Heilmittelverzeichnis, 13. Auflage.

Literaturangaben:

1 *Dieter, R.:* Zur Bedeutung der Gewebesäfte in Forschung und Praxis, Ärzteinformationsblatt der WALA Nr. 13, Nov. 1981 (vergriffen) bzw. EHK 11/1974 und 1/1975.
Dieter, R.: Über den Myokardsaft, seine Gewinnung und seine Bedeutung als Vital- und primärer „Infarktfaktor“ in vergleichender Betrachtung, EHK 10/1974.

2 *Pfeiffer, E.:* Empfindliche Kristallisationen als Nachweis von Formungskräften im Blut. Verlag Emil Weise, Dresden 1936 (vergriffen).

3 *Spielberger, F.:* Krebs- und Krankheitsfrüherkennung durch Blutkristallisation, von der Diagnose zur Therapie, 1997.

4 *Fromme, A.:* Das Mesenchym und die Mesenchymtheorie des Karzinoms, in: Beiträge zur Krebsforschung, Bd. 1, Verlag Theodor Steinkopff, Dresden und Leipzig 1953 (vergriffen).

5 *Fischer, J.:* Der Grundriss der Gewebezüchtung, Jena 1942 (vergriffen).

6 *Huzella, T.:* Die zwischenzellige Organisation auf der Grundlage der Interzellular-Theorie und Interzellular-Pathologie, Verlag G. Fischer, Jena 1941 (vergriffen).

7 *König, K.:* Das Problem der „Inneren Sekretion“, Natura, Band II (vergriffen).

8 *Deterding, E.:* Neue Präparate für das Gebiet der „Drüsen mit innerer Sekretion“ mit typischen Metallkombinationen, WALA-Heilmittel GmbH 1964 (vergriffen).

Markus Sommer

Gezielte organotrope Therapie des Karzinompatienten

Inhalt

„Organotropie" in der Medizin

„Organotropie" bedeutet etwa „Hinwendung zum Organ", ein Ansatz, der für eine ganzheitliche Behandlung, welche die Vielschichtigkeit des Menschen und seiner Krankheit zu berücksichtigen versucht, primitiv erscheinen mag. Und doch liegt in der Beziehung des Menschen zu seinen Organen (gr. οϱγανον = Werkzeug, Instrument) Wesentliches, Walther Bühler sprach in diesem Sinne vom „Leib als Instrument der Seele". Der Erdenmensch lebt in und durch seine Organe, er beeinflusst sie, was sich negativ vielleicht in der Pathogenese des Herzinfarktes erkennen lässt, wo die Art der Lebensführung und seelischen Haltung einen entscheidenden Beitrag zur Krankheitsentstehung leistet. Das kranke Organ – hier das Herz – kann seinerseits tief auf den ganzen Menschen zurück wirken, den es im gewählten Beispiel in Todesangst und Vernichtungsgefühl zu stürzen vermag.

Vom Sinn einer organotropen Therapie

Aber auch heilende Impulse kann der Mensch aktiv auf seine Organe wirken lassen, wie es beispielsweise in der Heileurythmie erfahren werden kann. Auch die medikamentöse Behandlung eines Organes – zum Beispiel der Leber bei bestimmten Depressionsformen – kann sich auf das ganze Gefüge eines Menschen so auswirken, dass er wie „neu" in der Welt stehen und zu dieser eigenständiger in Beziehung treten kann als vor der Organbehandlung.

So mag deutlich werden, dass eine organzugewandte Behandlung Teil eines umfassenden Therapieansatzes sein kann, sie ist unverzichtbares Element anthroposophischer Medizin. Solche „Organotropie" ist vielfältig möglich, sie reicht von künstlerischen Ansätzen über äußere Anwendungen (z.B. Leberwickel oder Milzeinreibungen) bis zum innerlich verabreichten Medikament, wobei im Folgenden auf dieses der Schwerpunkt der Betrachtung gelegt werden soll, vor allem auf die Behandlung mit potenzierten „Organpräparaten".

„Organotropie" der Krebskrankheit

Zunächst aber noch einige grundsätzliche Gesichtspunkte zur Organbeziehung der Krebskrankheit:

Die „Organwahl" eines Tumors... chronisch geschädigte, aber auch...

Welche Faktoren bestimmen die „Organwahl" eines Tumors? Betroffen ist oft das chronisch geschädigte, in seiner Vitalität geschwächte Organ, wir sehen dies beim Bronchialkarzinom des Rauchers, dem hepatozellulären Karzinom infolge einer chronischen Hepatitis oder beim Alkoholkranken oder beim Basaliom der chronisch übermäßig lichtexponierten Haut. Diese Beziehung ist wichtig, weil hier das Organpräparat „stärkend" auf das Organ wirken kann.

Offenbar sind auch Organe krebsgefährdet, die vom Menschen nicht recht „ergriffen" werden, es mag sich so die relativ hohe Gefährdung der Frau, die nicht gestillt hat, an einem Mammakarzinom zu erkranken, erklären, aber auch das mehr als zwanzigfache Risiko, in einem dystopen und funktionslosen Hoden eine maligne Geschwulst zu entwickeln, und auch die Prostatakarzinomgefährdung des alten Mannes.

nicht recht „ergriffene" Organe ...

Schließlich sei mit der gebotenen Vorsicht darauf hingewiesen, dass es auch eine sehr „persönliche" Organwahl zu geben scheint. So wurde dies deutlich in einem Vortrag Friedwart Husemanns, in dem er eine Patientin schilderte, die für sich herausfand, dass sie Blasenkrebs bekommen habe, „um Demut zu lernen" wie sie sagte. Mir selbst berichtete unlängst ein Kfz-Mechaniker, der mehrfach an Kehlkopf-Tumoren operiert worden war, dass er sein Leiden als körperlichen Ausdruck seiner „Sprachlosigkeit" empfinde. Umfangreiches Material zur Frage des Zusammenhanges von Struktur und Lebensumständen des Krebskranken und dem primär betroffenen Organ hat auch Grossarth-Maticek (Systemische Epidemiologie) zusammengetragen.

Krebserkrankung als (auch) individuelles Schicksal

Aber nicht nur hinter dem Ort des Primärtumors, auch hinter den Metastasierungspräferenzen steckt ein geheimnisvoller Organotropismus, der sich häufig nicht mechanisch erklärten lässt, eher schon funktionell und entwicklungsgeschichtlich. Wie wäre sonst zu verstehen, dass das maligne Melanom der Haut bevorzugt ins Gehirn metastasiert, das der Aderhaut des Auges aber in die Leber?*

---

*) *Haut und Gehirn entstammen der selben embryonalen Struktur, dem Ektoderm, das gilt auch für das Auge, wobei dessen Sehfarbstoff jedoch funktionell mit der Leber verbunden ist.*

Beziehung(slosigkeit) von Tumor und Organ

Verfolgt man nun das Verhältnis der Krebszelle beziehungsweise -geschwulst, die sicher erst ein später Ausdruck der durch lange „Vorstadien" gegangenen Krankheit ist, zu ihrer Umgebung, so finden sich einige markante Signaturen:

Gesunde Begrenztheit und pathologische Grenzenlosigkeit

Als histologisch typisch für maligne Geschwülste gilt ihr Mitosereichtum, der ihrem meist hohen Zellumsatz entspricht. Ähnlich aktiv vermehrt sich auch Gewebe im Rahmen der Regeneration zum Beispiel nach Verletzung, Leberteilresektion und Ähnlichem. In diesem Fall macht das Wachstum jedoch halt, wenn die ursprüngliche Form wiederhergestellt ist. Dabei mögen „nach der Seite" Zellkontakte wachstumshemmend sein, nach der Oberfläche zu aber scheint eine unsichtbare Grenze zu bestehen, welche die Lebendigkeit der Einzelzelle einer gewissermaßen übersinnlichen Gesamtgestalt unterordnet. Physiologisch werden von der sich teilenden Zelle offenbar solche Gestaltgrenzen wahrgenommen und gewahrt.

Von besonderer Bedeutung scheint dabei die Beziehung des Epithels (aus dem Karzinome entstehen) zum Bindegewebe zu sein. So lässt sich das – primär weitgehend ungefährliche – Carcinoma in situ vom invasiven und metastasierungsfähigen eigentlichen Karzinom durch dessen Durchbrechung der Basalmembran, die vom mesenchymalen Bindegewebe gebildet wird, abgrenzen. Beim Schilddrüsen-Karzinom gelingt die Differenzierung von „gutartigem" Adenom und „bösartigem" follikulärem Karzinom nur durch den Nachweis von dessen Einbruch durch die Basalmembran der Gefäße in deren Lumen (1). Ganz allgemein liegt beim Karzinom eine Entkoppelung vom Bindegewebsstroma vor.

Unterordnung des „Einzelnen" unter die Gesamtgestalt

Schon die „gesunde" Epithelzelle verändert sich, wenn sie aus dem Zusammenhang mit dem Organismus entfernt wird: Sie entdifferenziert, verliert ihre Polarisierung in funktionell und morphologisch apikalen und basalen Pol und gewinnt damit große Ähnlichkeit mit der Krebszelle. Wird diese Zelle nun auf eine Mesenchymzellkultur oder auch nur auf eine von Bindegewebe bereitete Basalmembran gebracht, so gewinnt sie ihre ursprüngliche Gestalt zurück (Abb. 1).

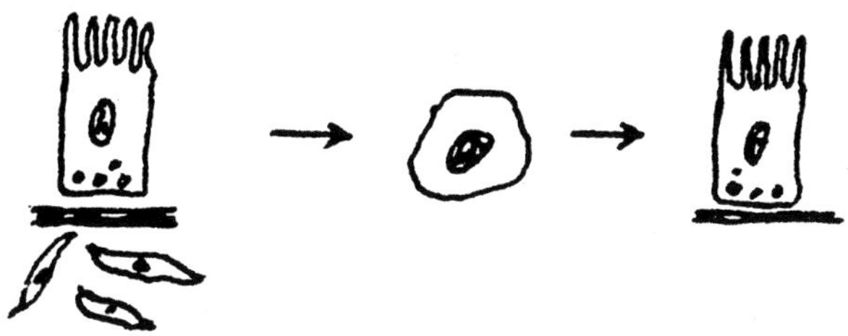

Abb. 1: *Schematische Darstellung eines Enterozyten. a) Polarisierung der Zelle mit Ausbildung eines Bürstensaums im Organismus, b) in der Zellkultur isolierte Zellen entdifferenzieren, c) Redifferenzierung und Wiedergewinnung der physiologischen Gestalt durch Angebot einer Basalmembran in der Zellkultur.*

Es ist offenkundig, dass hier von einem äußerlich Ungeformten, „Amorphen" gestaltende Impulse ausgehen. Bei der Tumorbildung werden diese Impulse nicht mehr „wahrgenommen" oder sie gehen nicht mehr in richtiger Weise vom Bindegewebe aus; wahrscheinlich ist beides der Fall. Man weiß, dass an der Oberfläche von Tumorzellen oft Lektine, Glykoproteine, die spezifisch mit Zuckerstrukturen reagieren, fehlen, sodass die gestaltvermittelnden Wirkungen, die von solchen Zuckern ausgehen (vergleiche zum Beispiel Blutgruppensubstanzen) nicht mehr zur Wirkung kommen. Umgekehrt können bestimmte Tumorzellen durch „Angebot" normalerweise in ihrer Organumgebung vorkommender Polysaccharidketten zur Redifferenzierung gebracht werden (2), was darauf schließen lässt, dass die Tumorumgebung diese Substanzen nicht mehr bereitgestellt hatte.

Die herausragende Bedeutung der Bindegewebsmatrix in der Gestaltgebung und -erhaltung der Organsysteme

In den letzten Jahren wurde erkannt, dass in der Bindegewebsmatrix („mater" weist auf den „mütterlichen" Aspekt einer solchen Prägung und Ernährung aus der Umgebung hin) eine Vielzahl von materiell greifbaren „Faktoren" (zum Beispiel Wachstumsfaktoren, Zytokine etc.) vorkommt, die an der Gestaltvermittlung beteiligt sind. Es ist interessant zu sehen, wie immer durch die Umgebung, die Peripherie hindurch die Formung entsteht. Vor einigen Jahren wurde Frau Nüsslein-Vollhardt für ihre Arbeit mit dem Nobelpreis ausgezeichnet, in der sie gezeigt hat, dass schon in der Eizelle eine unsichtbare Gestalt und Polarisierung vorhanden ist. In diesem Fall ist es der mütterliche Organismus, von dem an der Zelloberfläche diese Prägung ausgeht, so wie im Gewebe „jemand" da sein muss, der den richtigen Faktor zur rechten Zeit an bestimmtem Ort zur Wirkung kommen lässt. Wenn man nach diesem „jemand" fragt, der dies leistet, wird man auf das Genom verwiesen. Tatsächlich werden die bekannten Faktoren zumindest mittelbar durch die Aktivität zugeordneter Gene gebildet. Aber wer aktiviert diese am rechten Ort zur rechten Zeit? Schließlich ist das Genom einer Leberzelle das gleiche wie das einer Zelle der Cornea. Einerseits sollen „Regulatorgene", andererseits „Umgebungsfaktoren", welche für die Genregulation maßgeblich seien, verantwortlich sein; es drängt sich das Gefühl auf, in einem Zirkelschluss gefangen zu sein. Eine Aussage Rudolf Steiners (Vortrag vom 11. August 1924 in Torquai (3)) kann hier Antwort geben:

„Überall, wo uns die Welt entgegentritt, ist sie in Wahrheit geistig und physisch, und es gibt nirgends ein Physisches, das nicht hinter sich in irgendeiner Weise als den eigentlichen Akteur ein Geistiges hätte."

Verlust der Beziehung zwischen Zelle und Organismus

Man kann vielleicht sagen, dass sich im Karzinom ein verselbständigtes Zellenleben der Einordnung durch ein solches Geistiges entzieht, weil es für dessen Wirkungen wie taub geworden ist. Es entsteht so im Organismus ein gleichsam fremd gewordener Bereich, der eigenen Gesetzen unterliegt. Es wäre Aufgabe des Immunsystems, Bereiche fremden Lebens zu eliminieren, dies ist beim Manifestwerden der Krebskrankheit misslungen. Hierin liegt eine weitere Voraussetzung der Geschwulstbildung: Es ist charakteristisch, dass Immunsuppressiva und angeborene, aber auch erworbene Immundefekte (zum Beispiel AIDS) das Risiko, an einem malignen Tumor zu erkranken, stark erhöhen. Aber nicht nur eine Schwäche des Immunsystems kann vorliegen, durch eine Vielzahl von „Escape-Mechanismen" kann sich die Tumorzelle „tarnen" (4), sodass der Organismus seinerseits wie blind für den Tumor und ein ordnendes Eingreifen des Immunsystems verhindert wird.

So wird es Ziel der Therapie, einerseits den krankgewordenen Organbereich wieder Anschluss an die gesunde Gestaltung finden zu lassen und andererseits die Fähigkeit des Organismus zur Auflösung von abnormen Bildungen zu stärken.

Organogenese als Ausdruck gestaltbildender Kräfte

Besonders eindrucksvoll verfolgbar sind organgestaltende Formungsprozesse während der Embryogenese, wenn aus der materiellen Grundlage einheitlicher Zellen spezifische Organe gebildet werden. Ein solches Organ (Werkzeug) katexochen ist die menschliche Hand. In der vierten Schwangerschaftswoche bildet sich eine ungegliederte Armknospe, in der siebten Woche werden die Fingerstrahlen sichtbar, zwischen denen bis zur achten Woche das vorgebildete Gewebe zugrunde gehen muss, um eine funktionsfähige Hand zu bilden (Abb. 2). Wie ein Plastiker sein Werkstück durch Wegnahme von Material von außen her gestaltet, entsteht die Hand durch den von außen nach innen fortschreitenden Tod von

Gestaltbildung und -auflösung – Werkzeuge des übergeordneten geistigen Gestalt-Prinzips

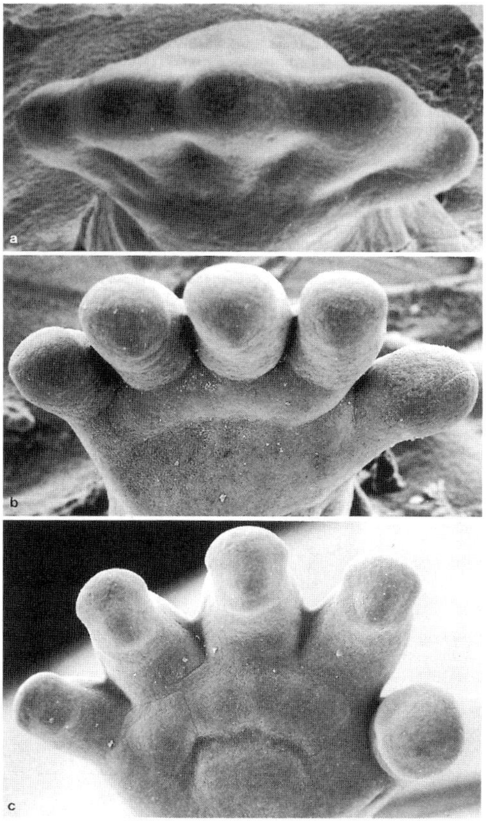

Abb. 2: Rasterelektronenmikroskopische Aufnahmen der Hand menschlicher Embryonen im Carnegie-Stadium 19 (siebte Woche), 21 und 23 (achte Woche).
(Präparate Prof. Dr. Hinrichsen, Aufnahmen Dr. Jacob, aus (5))

Einzelzellen. Diese lösen sich dabei durch Wirkung ihrer eigenen lysosomalen Enzyme in einem als „Apoptose" bezeichneten Vorgang auf (5). Diese Fähigkeit zur Selbstauflösung, die auch bei der Gestaltbildung beispielsweise von Herz und Gesicht eine entscheidende Rolle spielt, eignet allen gesunden Zellen. Dass auch noch bei Tumorzellen an deren Apoptosefähigkeit „appelliert" werden kann, zeigt die zytotoxische Wirksamkeit hoher lokaler Misteldosen, die auf diesem Weg zur Zytolyse führen kann (6).

Abschließend sei erwähnt, dass die moderne Embryologie „in den letzten Jahrzehnten" die „immer größere Bedeutung für Zellwanderung, Differenzierung und Morphogenese" erkannt hat, welche „die Grundsubstanz des embryonalen Bindegewebes, die jetzt allgemein „extrazelluläre Matrix" (ECM) genannt wird", aufweist (7). Diese äußerlich inerte Substanz ist es, der der vor wenigen Jahre verstorbene H. H. Vogel (8) in der Nachfolge Frommes (9) und Pischingers (10) seit langem eine wesentliche Bedeutung für gesunde Gestaltbildung einerseits und Krebsentstehung andererseits zugeschrieben hat.

Wirkungen von Organzubereitungen auf Tumorzellen

Es ist nun die Frage, ob sich an diese Welt der gesunden Gestaltbildung therapeutisch wieder Anschluss gewinnen lässt, wenn dieser im Tumor verlorengegangen ist. Hierzu liegen aus den letzten Jahren bemerkenswerte Untersuchungsergebnisse vor, die überwiegend auf Zellkulturversuchen beruhen. Diese stellen sicher Kunstprodukte dar, deren Übertragbarkeit auf den Menschen nur eingeschränkt möglich ist und in jedem Fall nur zu einem seiner Aspekte Beziehung hat. Gleichwohl sind sie interessant:

Untersuchungen mit Zellkulturen

So fanden Konrad et al. (11) bei Kultivierung von Yoshida-Sarkom-Zellen unter Zusatz von Lyophilisaten verschiedener Organe Proliferationshemmungen bis zur Zytolyse der malignen Zellen. Als besonders wirksam erwies sich dabei fetales Mesenchym, das in Konzentrationen von 0,3 mg/ml rasch zu einer vollständigen Zytolyse der Tumorzellen führte (Abb. 3).

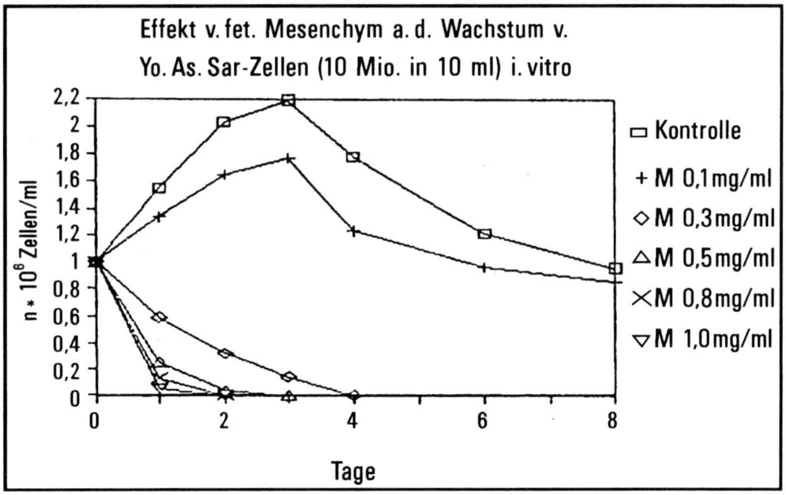

Abb. 3: Effekt von fetalem Mesenchym auf das Wachstum von Yoshida-Aszites-Sarkom-Zellen in vitro (aus 11).

Bombik et al. (12) inkubierten humane HL-60-Promyelozytenleukämiezellen mit Mesenchymlyophilisaten, was neben einer Zytolyse zu einem Eintritt der überlebenden Zellen in die Differenzierungsreihe führte. Bei der Leukämie kann man den Eindruck haben, dass ein Differenzierungsblock die Zellausreifung auf früher Stufe hemmt, wodurch das Knochenmark von unreifen Vorstufen überschwemmt wird. Durch den Mesenchym-Zusatz scheint diese Blockade aufgehoben worden zu sein, denn ein Drittel der überlebenden Zellen reiften bis zum stab- oder sogar segmentkernigen Granulozyten heran.

Interessant sind auch Versuche von Gash et al. (13), die Zellkulturen menschlicher Neuroblastome mit Lyophilisaten artfremden Kleinhirngewebes behandelten. Auch hier ergab sich bei Verabreichung von 0,001 bis 0,1 mg Extrakt pro ml Kulturmedium eine Hemmung des Tumorzellwachstums beziehungsweise Zytolyse, darüber hinaus kam es zur Zelldifferenzierung mit Ausbildung von Dendriten und sogar zu synaptischen Verbindungen, was auch bei Blindprüfungen reproduzierbar war. Bemerkenswerterweise waren diese Effekte nicht durch Extrakte aus Leber, Hypothalamus oder Großhirn auslösbar, was für ein hohes Maß topischer Spezifität spricht.

Geschichte und Idee der Therapie mit Organzubereitungen

Die weitere Nennung von In-vitro- und Tierversuchen, die vergleichbare Ergebnisse erbracht haben, soll unterbleiben. Festzustellen ist, dass offenbar Ordnungsfunktionen, ähnlich wie sie bei der physiologischen Organformung wirksam sind, an Tumorzellen durch Zubereitungen fetaler und juveniler homologer Organe oder durch Mesenchym wirksam werden können. Dies könnte die uralte Anschauung bestätigen, dass ein Heilmittel aus einem vitalen Tierorgan das homologe menschliche Organ in seinen Ordnungsfunktionen „unterstütze" oder diesem seine „Kraft" verleihe. Der bei vielen Naturvölkern zu findende Brauch des unmittelbaren Verzehrs der Organe erlegter Tiere, in denen deren numinose „Macht" kulminiert (zum Beispiel Herz oder Hirn), hat in einer vergleichbaren Vorstellung seine Grundlage. Bei Paracelsus finden sich Textstellen, die sich auf ähnliche Wirkungen in arzneilichem Sinne beziehen.*

Auch in die Homöopathie hat die Verwendung von Organen, die potenziert auf ihr Homolog im Menschen wirken sollen, früh Einzug gehalten:

---

*) *In einem undatierten und anonym erschienenen Zauberbuch aus meiner Bibliothek.*

Tierische Zubereitungen in der Homöopathie

So berichtet Constantin Hering, dem die Homöopathie die Einführung wichtiger Heilmittel aus „niederen" Tieren (Apis, Lachesis etc.) verdankt, dass „Körperteile, welche potenziert würden, auf dieselben am Lebenden einwirken, wenn man sie ihm eingibt" (14).

1848 beschreibt der Landarzt Dr. Hermann aus Thalgau bei Salzburg die Verwendung von Zubereitungen aus gesunden Organen des Fuchses zur Behandlung der entsprechenden Organe des Menschen in seinem Beitrag „Die Heilkraft tierischer Organe bei Krankheiten gleichnamiger Organe":

„Tinctura hepatica vulpis" habe sich „noch jedesmal gegen Anschwellungen sowie inflammatorische Krankheitsformen, Verhärtungen der Leber, Gelbsucht und Verstopfung des Stuhls unfehlbar wirksam erwiesen" (15).

Eine derart pauschale Begeisterung musste bereits zu seiner Zeit Kritik herausfordern, und Genzke bemerkt ironisch, dass solch durchschlagende Wirkungen „nicht einmal Karlsbad" beanspruchen könne (in 15). Die Schlichtheit dieses Therapieansatzes und die damit verbundene Gefahr der Simplifizierung der ärztlichen Kunst fasst Hirschke in den Worten zusammen, dass es „... gar nicht mehr auf das Erforschen des individuellen Falls ankommt und es nur genügt, die Krankheit des Organs zu ermitteln, um dann die entsprechende tierische Essenz dagegen anzuwenden" (15).

So geriet Hermanns „Hepatin" ebenso wie sein „Pulmonin" (gegen Lungen-) und „Lienin" (gegen Milzkrankheiten) weitgehend in Vergessenheit.

Während in der Homöopathie durch die potenzierte Organzubereitung eine Modifikation der im Organ unrichtig wirkenden „Lebenskraft" angestrebt wurde, entwickelte sich in der naturwissenschaftlichen Therapie allmählich eine substitutive Organverwendung. Eine eher kuriose medizinhistorische Rolle spielen in diesem Zusammenhang die 1891 veröffentlichten Selbstversuche (16) des greisen Brown-Sequard, jenem bedeutenden Physiologen, der durch Einspritzungen von tierischen Hodenverreibungen zum „Begründer der neueren Organtherapie" (Pagel (17)) wurde. Ursprünglich wurde dabei vom ganzen Organ ausgegangen (zum Beispiel gab Murray im Jahr 1891 Schilddrüsengewebe subcutan bei Myxödem (18) oder Bantings Einspritzungen von Pankreas-Extrakten beim Diabetes mellitus (19)), zunehmend ging man aber zur Anwendung eines isolierten „Wirkstoffs" über. Auf die Dauer führt diese Substitution jedoch allmählich zum Erlahmen der eigenen Organfunktion, was wohl am unmittelbarsten in der Cortison-induzierten Nebenniereninsuffizienz zu beobachten ist.

Dauerhafte Substitution von Organfunktionen schwächt das Organ

Eine solche substitutive Verwendung von Organzubereitungen ist auf die passive Duldung dieser Manipulation durch den behandelten Organismus angewiesen. Seine Immunantwort auf die Arznei gefährdet deren Wirkung. Am deutlichsten wird dies bei der Organtransplantation, dem Gipfelpunkt substitutiver Organtherapie. Diese erfordert sogar eine permanente Unterdrückung der Antwortmöglichkeit des Empfängers. Bei Behandlung mit potenzierten Organzubereitungen ist im Gegensatz dazu die aktive Antwort des Behandelten Voraussetzung der Wirksamkeit.

Die Organtransplantation als Extrem der Organtherapie

Erst als ab 1920 Rudolf Steiner die Verwendung von *potenzierten* Organzubereitungen v.a. aus Teilen des Nervensystems sowie von endokrinen Organen veranlasste, erlebte diese Therapieform, die in der Homöopathie selbst keine Rolle mehr spielte, eine Renaissance und Vertiefung. Erstmals für potenzierte Heilmittel wurde hier ausdrücklich die Injektion als adäquate Verabreichungsform angegeben.

Anregung der Therapie mit potenzierten Organzubereitungen durch R. Steiner

Es finden sich wenige ausführliche Hinweise Steiners zu den Organpräparaten. In einem Vortrag am 2. Januar 1924 in Dornach spricht er über Rückenmarkserkrankungen, bei denen es sich meines Erachtens um die multiple Sklerose handelt. Nachdem er die Bedeutung der Arnika für die Therapie der Krankheit dargestellt hat, führt er aus, „dass man aus dem Teile, bei dem man, je nachdem, ob es im Gehirn oder im Rückenmark ist, den eigentlichen Quell der Erkrankung konstatieren kann, einen Auszug macht aus dem betreffenden Teil des Nervensystems in hoher Potenz und dann in Alternierung mit Arnika injiziert" (20).

Als Beispiel nennt er Nervenerkrankungen, die „vom Sehbezirk" ausgehen, bei denen „Vierhügelsubstanz" „zur Unterstützung des pflanzlichen Mittels" gegeben werden solle (20).

Zur Potenzhöhe der Organpräparate

Die Erfahrung hat gezeigt, dass bei entzündlichen Krankheiten (wie im genannten Beispiel) und Zuständen der Überaktivität eines Organs hohe Potenzen, bei degenerativen Zuständen mit zu geringer Organaktivität dagegen tiefe Potenzen von Organpräparaten hilfreich sind. In diesem Sinne können tiefe Organpotenzen bei der Krebskrankheit „zur Unterstützung des pflanzlichen Mittels" (meist Mistel, aber auch Helleborus, Colchicum u. a.) gegeben werden. Es hat sich in diesem Zusammenhang auch die Auffassung herausgebildet, dass die Organpräparate die Wirkung anderer parallel gegebener Heilmittel im Sinne einer „Leitschiene" auf das homologe Organ hinführen.

Wirkung auf die Lebensorganisation

Georg Soldner hat auf eine Stelle in dem Buch „Grundlegendes für eine Erweiterung der Heilkunst" (21) aufmerksam gemacht, in der Steiner und Wegman ausführen, dass im Zuge der Heilung Maßnahmen erforderlich sind, welche „die sich herabstimmende Vitalität wieder unterstützen" und dies unter anderem auf die Organpräparate bezogen. Neben dem

„Rücklaufenlassen" des Krankheitsprozesses seien ernährende, vitalisierende Wirkungen erforderlich, um die verlorengegangene Kraft zu ersetzen. Die bloß homöopathische, erst recht die lediglich mechanisch den Krankheitsherd beseitigende Behandlung berücksichtigt diese Notwendigkeit nicht hinreichend. So kann das Organpräparat ursprüngliche Ordnungskräfte aufrufen und das Organ, welches zum Ausgangspunkt einer bösartigen Wucherung geworden ist, stärken. Eine solche Wirkung kann auch Organen, die bevorzugte Lokalisation von Metastasen werden, zugewendet werden, indem ihre Vitalität durch das Heilmittel bereits prophylaktisch gestärkt werden kann.

Pharmazie potenzierter Organpräparate

Heute werden dem Therapeuten eine große Zahl verschiedener Organpräparate von den anthroposophischen Heilmittelherstellern WALA und (in geringerem Umfang) WELEDA zur Verfügung gestellt. Wenn im Folgenden von Einzelheiten der Herstellung gesprochen wird, so bezieht sich dies auf die Präparate der WALA, die Herstellungsprozesse der WELEDA weichen davon geringfügig ab. Im Allgemeinen dienen bei der Gewinnung von Organpräparaten Rinder als Spendertiere. Glücklicherweise diente immer ein seit vielen Jahren geschlossener Rinderbestand einer kleinen Gruppe von Demeter-Höfen als Quelle. Da Tiermehlfütterung dort seit jeher untersagt war, kann eine Übertragung von mutmaßlich prionvermittelten Krankheiten wie der bovinen spongiformen Encephalopathie (BSE) ausgeschlossen werden. Weiterhin ist der im Vergleich zum Verzehr minimale Gehalt an Organmaterial (bei der D6 ist beispielsweise ein Proteingehalt von weniger als 20ppb = $2*10^{-8}$g/Ampulle typisch) bedacht werden. Verwendet werden Kälber, bei den embryonalen Präparaten auch Embryonen, bei denen die organaufbauenden

Spendertiere und Arzneimittelsicherheit

Kräfte noch intensiv wirksam sind. Die Tiere stehen laufend unter tierärztlicher Überwachung, selbstverständlich werden die Präparate mikrobiologisch und virologisch geprüft. Für alle pharmazeutischen Präparate aus Rindergeweben gelten strenge behördliche Auflagen, die über ein komplexes Sicherheitssystem die Gefahr von Erregerübertragungen minimieren.

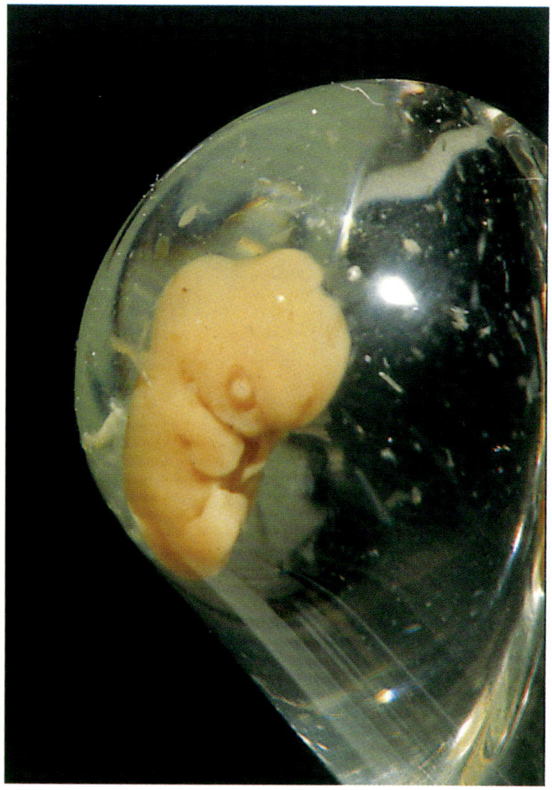

Abb. 4: *Embryo eines Fuchses, 16 mm. (Präparat M. Sommer, Aufnahme A. Wanka)*

Der Herstellungsprozess

Die notwendigen Organe und Gewebe der im Übrigen für den Verzehr bestimmten Tiere werden sofort nach der Schlachtung entnommen. Im Zerkleinern und Verreiben mit sterilem Seesand und schließlich einem Glycerin-Elektrolytlösungs-Gemisch wird die gewordene Form aufgelöst. Man

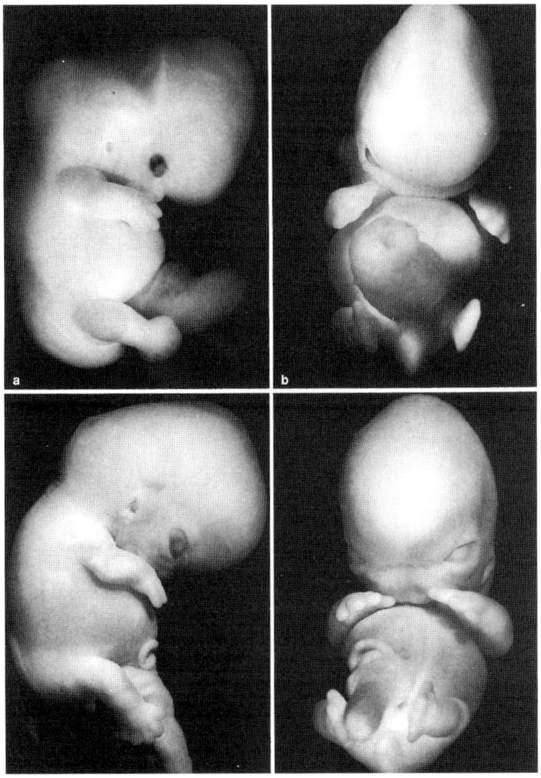

***Abb. 5:** Menschliche Embryonen im Stadium 19 (15 mm) und 20 (19,5 mm) aus (7).*

kann in diesem Zusammenhang die Vorstellung bilden, dass die ursprünglich formschaffenden Kräfte dabei wieder freigesetzt und dem Lösungsmittel einverleibt werden. Nach dem Sedimentieren fester Bestandteile wird dekantiert und die so gewonnene Grundsubstanz potenziert. Dabei tritt der materielle Aspekt der Substanz (bereits die Ausgangslösung ist sehr eiweißarm) endgültig zurück, während die freie gestaltende Kraft zunehmend entfaltet wird. Glycerin ist als Auszugsmittel besonders geeignet, da es einerseits qualitativ eine Nähe zum Organgewebe und der Bindegewebsgrundsubstanz aufweist, es andererseits aber auch viele Viren zu inaktivieren vermag und so zusätzlichen Schutz bietet.

Häufig wird die Frage aufgeworfen, wie ein Tierorgan auf den Menschen wirken solle, der sich doch über die Tierwelt in freier Weise erhebt oder doch auf ein solches Sich-Erheben hin angelegt ist. Diese Frage gilt prinzipiell für alle aus der Natur genommenen Heilmittel und wird von Rudolf Steiner dahingehend beantwortet, dass die Heilmittel der verschiedenen Elementarreiche auf unterschiedliche Wesensglieder des Menschen wirken. In diesem Sinne wird für die tierischen Heilmittel eine Wirkung auf den Ätherleib festgestellt (22). Im speziellen Fall der Organpräparate aus höheren Wirbeltieren ist aber noch ein weiterer Gesichtspunkt möglich: Vergleicht man die Embryonen höherer Wirbeltiere mit solchen des Menschen, so zeigt sich ein hohes Maß an morphologischer Übereinstimmung. In Abb. 4 und 5 sind etwa vergleichbare embryonale Entwicklungsstadien von Fuchs und Mensch abgebildet. Man bemerkt, wie auch Tierembryonen eine menschennahe Phase durchlaufen, sich aber wieder von ihr entfernen, während der Mensch in seiner Gestalt ursprungsnah bleibt. Be-

Die Menschennähe in der Gestalt der Embryonal- und Jugendstadien höherer Wirbeltiere

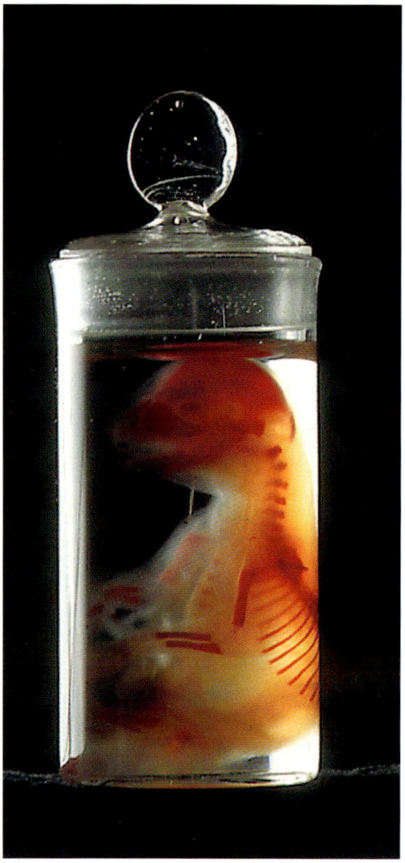

Abb. 6: *Embryo eines Wildschweines (69 mm), vgl. auch Abb. 7.*
(Präparat M. Sommer, Aufnahme A. Wanka)

sonders eindrucksvoll lässt sich dies wiederum an der Embryogenese der Hand zeigen, wo auch beim Tier (in Abb. 6 und 7 wird dies an Präparaten des Wildschweinembryos gezeigt) eine fünfstrahlige „Menschenhand" mit opponierbarem Daumen auftritt, während später eine anders spezialisierte Tierextremität entsteht. Daran kann deutlich werden, wie auch am Tierorgan Kräfte gewirkt haben und in diesem verborgen sind, die zum Menschen in Beziehung stehen, diese formenden Kräfte haben aber vor allem im Ätherischen ihre Heimat. So erklärt sich, dass aus solchen Organen ein dem Menschen heilsames Arzneimittel werden kann. Hier ist unmittelbar wahrnehmbar, was aus geisteswissenschaftlicher Forschung zu erfahren ist, dass die ganze Natur mit dem Menschen ursprungsverwandt und auf ihn bezogen ist.

Es würde den Rahmen dieser Betrachtung sprengen, die besondere Bedeutung der Kuh als Spendertier zu würdigen; es soll nur darauf hingewiesen werden, wie sie wie träumend in einem ungemein aufbauenden Stoffwechsel lebt, der nicht nur

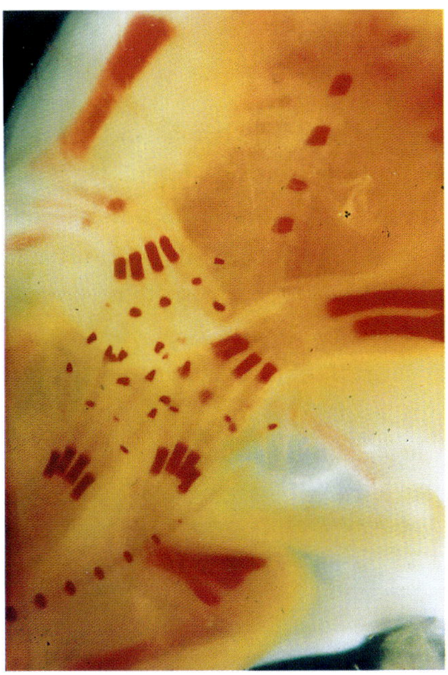

Abb. 7: *Vor allem im Kopfbereich (s. Abb. 6) ist die Entfernung von der menschlichen Grundform weit fortgeschritten, während eine Detailaufnahme der Hand noch eine Fünfstrahligkeit zeigt. Das Tier wurde aufgehellt und die Knochen mit Alizarin angefärbt. Auf das Vorhandensein eines Daumens (erkennbar an der bereits verknöcherten Endphalanx) sei besonders hingewiesen.*
(Präparat M. Sommer, Aufnahme A. Wanka)

in ihr, sondern auch um sie herum zu einer intensiven Belebung führt (zum Beispiel durch ihren Dung), wenn das Tier in ihm gemäßer Weise leben darf.

Für Interessierte kann auf einen Artikel von Franziska Roemer verwiesen werden, der auch Aspekte des Umganges mit Organpräparaten aufgreift, die über die onkologische Verwendung hinausgehen (23).

Behandlung Krebskranker mit Organpräparaten

Bei der Krebskrankheit werden in der Regel relativ tiefe Potenzen im Bereich von D4 bis D8 verwendet; kommt es ausnahmsweise im Rahmen der Misteltherapie zu einer unerwünscht starken Entzündungsreaktion am Organ, so können vorübergehend auch höhere Potenzen indiziert sein. Auf dem Hintergrund des oben Dargestellten kann man von den tiefen Potenzen eine gleichsam dreigliedrige Wirkung erwarten:

Laborchemische Befunde sprechen für eine antitumorale Wirkung homologer Organpräparate

- Eine Hemmung pathologischen Wachstums und möglicherweise Aktivierung von Apoptosevorgängen. Darüber hinaus ist eine indirekte hemmende Wirkung auf Tumorwachstum durch Aktivierung spezifischer Immunität anzunehmen. In diese Richtung könnten erste Befunde aus einer eigenen, in Zusammenarbeit mit Prof. Berg und Dr. Becker in Tübingen durchgeführten Untersuchung deuten. Es konnte hier im Blut einzelner Patienten eine Lymphozytentransformation durch Organpräparate des primär tumorbefallenen Organs ausgelöst werden, während andere Organpräparate keine solche Wirkung auslösten. Diese Befunde bedürfen jedoch noch weiterer Sicherung.

- Eine Vitalisierung und Stimulation der Organfunktion durch tiefe Potenzen des homologen Organpräparates kann regelmäßig beobachtet werden. Beispielsweise kann dies beim Krebskranken, der sich einer Chemotherapie unterzieht, daran beobachtet werden, dass sich unter Gabe von **Hepar Gl D5** oder **D6** nicht nur entsprechende Laborparameter rascher normalisieren als ohne solche Zusatzbehandlung, sondern dass sich das Allgemeinbefinden wesentlich verbessert, wodurch Abgeschlagenheit, Müdigkeit etc. ein deutlich geringeres Problem darstellen. Durch **Medulla ossium Gl D6** kann das Ausmaß der Myelosuppression immer wieder erheblich verringert werden.
- Diese gleichsam nach unten suppressiv und nach oben aufbauenden Wirkungen werden gewissermaßen durch die im Zellkulturversuch beobachtbaren differenzierenden Wirkungen zusammengefasst. Hier erfolgt eine Einschränkung der eigensinnigen Vitalität ohne Abtötung im Verbund mit einer Gestaltung nach dem ursprünglichen Sinn des Gewebes, die zu einer Wiedereingliederung in den Organismus führt.

Gezielte Vitalisierung des betreffenden Organs

Wie kann eine solche Behandlung konkret aussehen? Meine Tumorpatienten erhalten neben der **Mistel** oder einem anderen pflanzlichen Mittel wie **Helleborus** oder **Colchicum** **tiefe Potenzen des primärtumor- oder metastasenbefallenen Organs** (zum Beispiel Mamma, Colon, Bronchi, Prostata etc.). Im Einzelfall gebe ich auch ein Organpräparat des besonders **metastasierungsgefährdeten Organs** (zum Beispiel Hepar, Pulmo u. ä.). Die subcutane Injektion erfolgt dabei ein- bis zweimal wöchentlich in Organnähe oder in das Unterhautfettgewebe von Oberarm, Oberschenkel oder Abdomen. Bei einigen Patienten bestimme ich den zellulären Immunstatus, obgleich bisher nicht bewiesen ist, dass er wesentliche Informationen zur Therapiesteuerung liefert (die genaue Be-

Die organotrope Therapie der Krebserkrankung

obachtung des Patienten, seiner Temperaturreaktion, seines Befindens ist nach wie vor „Goldstandard"). Es konnte mehrfach beobachtet werden, dass ein ungünstiges T4/T8 Zellverhältnis durch Gabe des Präparates Thymus ausgeglichen werden kann. Auch **Lien** oder **Lien comp.** (das *Mesenchym Gl D6, Lien Gl D6, Renes Gl D6, Equisetum ex herba D15* und *Cichorium e pl. tota D15* enthält) kommt hier in Betracht.

Embryonale Organpräparate

Eine besondere Bedeutung haben die embryonalen Präparate, die in einem weiteren Sinne als die Einzelorganpräparate wirken. In der Krebsbehandlung ist hier neben **Mesenchym** vor allem Amnion wichtig. Es wurde versucht zu zeigen, wie Differenzierungsimpulse von außen an den Keim herandringen. Das peripherste Organ, das wir in unserem Leben bilden, ist das **Amnion**, gleichzeitig ist es das kieselreichste, es enthält etwa 20% SiO_2 in der Asche. Während der Embryonalzeit wirken gleichsam die gestaltenden Kräfte durch diese Kieselhülle hindurch. Beim Krebskranken können Differenzierungskräfte durch dieses Heilmittel aufgerufen werden. Daneben wirkt sich die „hüllenbildende" Kraft dieses Organpräparates im Seelischen des Kranken aus. Oft gebe ich es in der **D30** zusammen mit **Cuprum met. praep. D30** (WELEDA) wöchentlich oder alle zwei Wochen, und ich habe bei keinem Heilmittel von den Patienten häufiger den Satz gehört: „Kann ich diese Spritze noch einmal haben? Ich habe bisher gar nicht gewusst, dass man sich so fühlen kann." Oft fühlt sich der Krebskranke einerseits wie unbehaust, preisgegeben, hüllenlos und wie in einer paradoxen Verschränkung gleichzeitig wie von einer undurchdringlichen Wand umgeben (vergleiche 24). Hier kann durch potenziertes Amnion die Fähigkeit vermittelt werden, gleichsam eine seelische, frei durchlässige Hülle aufzubauen.

Schmerztherapie mit Organpräparaten

Einen weiteren wichtigen Anwendungsbereich für Organpräparate gibt es bei Krebskranken:

Ist der Krebskranke in der Frühphase organisch zu wenig wach im betroffenen Organ (die Erkrankung ist zunächst schmerzlos und entzieht sich der Wahrnehmung des Immunsystems weitgehend), so kann in der Spätphase das Bewusstsein im Schmerz andauernd überwach im kranken Organ gefesselt sein. Hier können neben potenzierten Heilpflanzen und Mineralien (siehe hierzu 25) hohe Potenzen von Organpräparaten helfen. So kann bei Tumoren im Oberbauch zum Beispiel durch **Plexus coeliacus D15** oder **D30** eine unter Umständen prompte Schmerzlinderung bewirkt werden. Dieser Plexus (beziehungsweise das Ganglion coeliacum) dient nicht nur der vegetativen Versorgung der Oberbauchorgane, sondern führt auch (via Nervus splanchnicus major) viscerosensible Fasern, weshalb die „schulmedizinische" Schmerztherapie dieses Organ zum Beispiel beim Pankreaskarzinom durch lokale Alkoholinfiltrationen auszuschalten versucht.

Präparate des Nervensystems in der Schmerztherapie

Bei Schmerzen im Unterbauch kommt **Plexus mesentericus** in denselben Potenzen in Betracht. Nahezu alle Nerven- und Plexuspräparate (häufig **Plexus brachialis** und **Plexus lumbalis**) können schmerztherapeutisch eingesetzt werden, wenn der Schmerz in ihrem Versorgungsgebiet „zu Hause" ist. Ob **Substantia gelatinosa**, über die auf Rückenmarksebene die Schmerzfasern verschaltet werden, oder **Gyrus cinguli** therapeutisch weiterführen, wenn andere Mittel versagen, bedarf noch der Erprobung. Der genannte Gyrus ist für die Verknüpfung von Schmerz und Emotion mitverantwortlich und Patienten, bei denen dieser Hirnanteil geschädigt ist, geben an, dass sie chronischen Schmerz zwar noch empfinden, er ihnen aber „nichts mehr ausmache" (27), auch dies wird in organzerstörenden Therapieverfahren genützt, wohingegen eine Modifikation der Funktion durch ein potenziertes Organpräparat differenzierter erscheint.

Beschwerden im Thoraxbereich (zum Beispiel bei Bronchialkarzinom oder Lungenmetastasen) mit Schmerzen oder Dyspnoe können teilweise recht wirksam mit **Plexus pulmonalis** in hoher Potenz angegangen werden, worüber an anderer Stelle ausführlich berichtet wurde (26).

Diese Anregungen zur medikamentösen Therapie krebskranker Patienten sollen nicht darüber hinwegtäuschen, dass eine wirksame Behandlung auf verschiedenen Ebenen ansetzen muss und Gespräch und gegebenenfalls künstlerische Therapie, äußere Anwendungen u. a. mindestens so wesentlich sind wie die Verabreichung von Arzneien. Insgesamt steht uns aber mit den Organpräparaten eine Palette von Heilmitteln zur Verfügung, mit der wir im Rahmen einer umfassenden Behandlung dem Krebskranken wesentliche Hilfe geben können. Diese Mittel stammen in ihrer heutigen Form aus einer anthroposophisch erweiterten Medizin und können in dieser schöpferisch entfaltet werden, sie können jedem Arzt ein wichtiges therapeutisches Instrument sein.

Literatur

1 *Egloff, B.:* Histologische Klassifikation der bösartigen Schilddrüsentumoren, in: Börner, W.; Reiners, Chr.: Schilddrüsenmalignome, Stgt., N. Y. 1987.

2 *Nagai, Y.:* Gangliosides in recognitive cell interactions and carbohydrate mediated biosignalling, in: International Symposium Lectins and Glycoconjugates in Oncology. 4. bis 5. Dezember 1987, Göttingen, Abstracts.

3 *Steiner, R.:* Das Initiatenbewusstsein, Dornach 1927.

4 *Scadding, G. K.; Male, D.; Roitt, I. M.:* Klinische Immunologie, Weinheim 1993.

5 *Christ, B.:* Entwicklung der Extremitäten, in: Hinrichsen, K. V.: Humanembryologie, Berlin, Heidelberg 1990.

6 *Scheffler, A.; Fiebig, H. H.; Kabelitz, D.; Metelmann, H. R.:* Zur direkten Zytotoxizität von Mistelpräparaten, Erfahrungsheilkunde (1993), 58-67.

7 *Hinrichsen, K. V.:* Grundlagen, in: Hinrichsen, K. V. (Hrsg.): Humanembryologie, Berlin, Heidelberg 1990.

8 *Vogel, H. H.:* Richtlinien für die Malignom-Therapie mit ISCUCIN-Viscum-Präparaten, Eckwälden 1980.

9 *Fromme, A.:* Das Mesenchym und die Mesenchymtheorie des Karzinoms, Dresden, Leipzig 1953.

10 *Pischinger, A.:* Das System der Grundregulation, 5. Aufl., Heidelberg 1985.

11 *Konrad, R. M.; Moog, R.; Scheeren, T.:* In-vitro- und Invivo-Untersuchungen zur antitumoralen Wirkung foetaler Zellen. Cytobiol. Rev. 4 (1987), 147-154.

12 *Bombik, B. M.:* HL-60-Promyelozytenleukämie-Zellen: Proliferationshemmung und Zelldifferenzierung unter dem Einfluss xenogenen Gewebes. Erfahrungsheilkunde 32 (1983), 16-22.

13 *Gash, D. M.; Notter, M. F. D.; White, H. C.:* In vivo and in vitro Testing of Lyophilisized fetal Sheep Brain. Cytobiol. Rev. 11 (1987), 121-125.

14 *Griesselich, L.:* Handbuch zur Kenntnis der homöopathischen oder specifischen Heilkunst, Carlsruhe 1848.

15 *in: Hirschel, B.:* Grundriss der Homöopathie nach ihrem neuesten Standpunkte, Leipzig 1854.

16 *Brown-Sequard, C. E.:* Des effets produits chez l'homme par des injections souscutanees d'un liquide retiré des testicules frais de cobaye et de chien, C. R. Soc. Biol. (Paris), 1 (1889), 420-430.

17 *Pagel, J.:* Biographisches Lexikon hervorragender Ärzte des neunzehnten Jahrhunderts, Berlin, Wien 1901, Reprint Leipzig 1989.

18 *Murray, G. R.:* Note on the treatment of myxedema by hypodermic injection of an extract of the thyroid gland of a sheep, Brit. Med. J. 2 (1891), 796-797.

19 *Banting, F. G.; Best, C. H.; Collip, J. B.; Campbell, W. R.; Fletcher, A. A.:* Pancreatic extracts in the treatment of diabetes mellitus. Can. Med. Assoc. J. 12 (1922), 141-146.

20 *Steiner, R.:* Physiologisch-Therapeutisches auf Grundlage der Geisteswissenschaft, GA 314, 3. Aufl., Dornach 1989.

21 *Steiner, R.; Wegman, I.:* Grundlegendes für eine Erweiterung der Heilkunst nach geisteswissenschaftlichen Erkenntnissen, 6. Auflage, Dornach 1984.

22 *Steiner, R.:* Die Kunst des Heilens vom Gesichtspunkt der Geisteswissenschaft, Dornach 1980, Vortrag London 29. August 1924.

23 *Roemer, F.:* Zur Therapie mit potenzierten Organpräparaten, Zeitschr. f. ganzheitl. Tiermed. 4 (1993), 113-116.

24 *Haushofer, M.:* Die Wand, 4. Aufl., München 1992.

25 *Simon, L.:* Schmerztherapie mit homöopathisch potenzierten Heilmitteln, Neuaufl. in Vorber.

26 *Sommer, M.:* Plexus pulmonalis bei Bronchospastik – eine Kasuistik, Merkurstab 47 (1994), 358-359.

27 *Devinsky, O.; Morell, M. J.; Vogt, B. A.:* Contributions of anterior cingulate cortex to behavior, Brain 118 (1995), 279-306.

Der Abdruck der Abb. 2 und 5 erfolgt mit freundlicher Genehmigung des Springer-Verlages, Berlin.

Franziska Roemer (Zusammenstellung)

Therapeutische Erfahrungen mit den potenzierten Organpräparaten

Inhalt

Einleitung

Nach der Darstellung H.-H. Vogels zur Ratio der Therapie mit potenzierten Organpräparaten und M. Sommers Kapitel zur organotropen Therapie des an Karzinom erkrankten Patienten soll hier anhand einer Anzahl Fallbeispiele das Spektrum und die charakteristischen Möglichkeiten beleuchtet werden, die sich dem therapeutischen Handeln durch die potenzierten Organpräparate eröffnen.

In einzelnen Kasuistiken werden die Gedanken, die zur Heilmittelwahl führten, von den Autoren vertieft dargestellt, so in den Berichten zur megakaryozytären Myelose, zur Migräne, zum M. Basedow und zur Bronchospastik durch Karzinom-Metastasen. Diese didaktisch besonders wertvollen Darstellungen (aber auch alle anderen) können über das *Sachverzeichnis* unter dem jeweiligen Krankheitsnamen aufgefunden werden.

Herz- und Blutzellpräparate

Mitralklappenprolaps

12-jähriger Patient mit Tachykardie und Hypotonie sowie zeitweise auftretenden Schmerzen in der linken Thoraxhälfte, die zur linken Schulter ausstrahlen.
Diagnose: Mitralklappen-Prolaps.
Monotherapie: Valvula mitralis Gl, Potenzreihe D5-D30, 2 x wöchentlich 1 Trinkampulle.
Ergebnis: Nach dreijähriger Therapie ist der Mitralprolaps nicht mehr nachweisbar, es besteht Beschwerdefreiheit.

Dr. med. I. Junge, Oldenburg

Vitium cordis

40-jähriger hagerer Patient mit nicht operierter Fallot'scher Tetralogie leidet unter den sekundären Vitiumzeichen, einer Thoraxdeformität mit Skoliose. Es besteht eine absolute Arrhythmie und eine Digitalis-Basisbehandlung.
Therapie: Cor dextrum Gl Organ-Potenzreihe D5 – D30, 2 x wöchentlich für 6 Monate, zusätzlich **Cardiodoron** und **Crataegus**.
Verlauf: Die Dyspnoe beim Treppensteigen verschwindet und die berufliche Tätigkeit wird besser ertragen.

Dr. med. I. Junge, Oldenburg

Herzrhythmusstörungen

Es liegen eine Reihe positiver Therapieberichte mit dem Organpräparat **Fasciculus atrioventricularis Gl** vor, welches zur Regulation der Erregungsleitung innerhalb des Herzens beiträgt.

59-jährige kräftige, adipöse Dame mit anfallsartigen tachykarden Herzrhythmusstörungen, welche die Patientin als quälend erleidet und die seit Jahren auf die Behandlung mit Lanitop, Rytmonorm, Tambocor, Isoptin nicht ansprechen.
Diagnose: Paroxysmale supraventrikuläre Tachykardie.
Therapie: 2 x wöchentlich 1 ml **Fasciculus atrioventricularis Gl D6/D8** unter allmählicher Halbierung der Dosis von Lanitop und Ausschleichen von Tambocor.
Ergebnis: Nach etwa 1 Monat ist die Patientin beschwerdefrei.

Dr. med. Körnig-Hahn, Hildesheim

60-jährige pensionierte Lehrerin mit pyknischer Konstitution leidet seit 11 Jahren zunehmend an anfallsartig auftretenden paroxysmalen Tachykardien, die sich jetzt zu einer Arrhythmia perpetua entwickelt haben. Alle bisher angewandten Mittel haben zu keiner Besserung geführt, ihr Allgemeinzustand wurde schlechter, Depressionen, Erschöpfung, Atemnot, Herzhusten, Schlaflosigkeit kamen hinzu, RR um 200/110.
Diagnose: Arrhythmia perpetua mit Vorhofflattern.
Therapie: 10-tägige Kur mit tgl. 1 Injektion **Fasciculus atrioventricularis Gl D6**, verbunden mit **Cor/Aurum I** und **Primula comp.**
Ergebnis: Die Behandlung brachte eine deutliche Beruhigung der Arrhythmie und Besserung des Allgemeinbefindens. Die Medikation konnte auf 2 x wöchentlich 1 Trinkampulle reduziert werden, die Herzaffektionen sind so gut wie verschwunden. Vereinzelte Extrasystolen werden nur noch bei gelegentlichen Stresssituationen beobachtet, die Patientin ist heute praktisch beschwerdefrei.

Dr. med. L. Vogel†, Stuttgart

Herr Dr. Karier, Trier berichtet einen Fall von ventrikulärer Extrasystolie mit Bigeminisation. **Fasciculus atrioventricularis Gl D6** zusammen mit **Cardiodoron** erlaubt es, Sotalex abzusetzen und erbringt Beschwerdefreiheit.

Herzinsuffizienz

83-jähriger Patient, chronisch an Leukämie erkrankt, hat seit etwa 10 Jahren einen Herzschrittmacher implantiert. Er hat zunehmend eine Herzinsuffizienz mit Kurzatmigkeit, spricht nur noch kurze Sätze und kann das Haus kaum mehr verlassen.
Therapie: Er nimmt regelmäßig Novodigal und bekommt homöopathisch Haematoxylon, Cuprum mit Solanum nigrum und seit 3 Monaten **Cor Gl D6** mit **Aurum D10**, zweimal in der Woche subkutan injiziert.
Ergebnis: Die Kurzatmigkeit wird dadurch spürbar besser, die Leistungsfähigkeit aber kaum.

Dr. med. T. Raspe, Münster

Dekompensierte Rechtsherzinsuffizienz

65-jähriger Patient mit zum wiederholten Male dekompensierter Rechtsherzinsuffizienz bei Trikuspidalinsuffizienz Grad IV, Lungenemphysem.
Therapie: Vom Hausarzt mit Digimerck 0,1 mg, Spironolacton, Osyrol-Lasix. In der letzten Zeit nimmt der kachektische Patient täglich an Gewicht durch Wassereinlagerung zu; Ruhedyspnoe, deutliche Unterschenkelödeme, bei der Untersuchung Pleuraergüsse und Aszites. Patient wünscht eine Zusatztherapie mit WALA Arzneimitteln. Die Gabe von tgl. 1 ml aus dem Gemisch von **Cor Gl D5, Valvula tricu-**

spidalis Gl D5, Scilla e bulbo D2 per os führt zu einer Gewichtsreduktion in den Tagen vor der stationären Aufnahme. Nach der Rekompensation erlauben die anthroposophischen Arzneimittel eine deutliche Reduktion der Diuretika bei kontrolliertem stabilem Gewicht. Im folgenden Jahr bessert sich die kardiale Situation weiter und die körperliche Leistungsfähigkeit nimmt zu.

Dr. med. F. Roemer, Eckwälden

Pericarderguss

60-jähriger hagerer Patient zeigt das klinische Bild einer Herzinsuffizienz und oberen Einflussstauung. Abgeschwächte Herzgeräusche. Anämie. Sonographisch Pericarderguss. Bisherige Therapie besteht in **Strophanthus D3** und **Iscucin Mali** Stärke A wegen Magencarcinom.
Zusatztherapie: Pericard Gl D8 täglich i.v.
Verlauf: Bereits nach der 1. Injektion deutliche klinische Besserung, nach der 3. Injektion ist die Einflussstauung verschwunden und der Patient beschwerdefrei.

Dr. med. I. Junge, Oldenburg

Familiäre Sphärocytose

56-jähriger Patient mit zunächst stabilem Verlauf einer hereditären Sphärocytose bekommt 1999 hämolytische Krisen und in deren Folge rezidivierende Pneumonien, die stationär antibiotisch behandelt werden. Wegen Anämie sind Bluttransfusionen notwendig. 7/1999 stellt sich der erschöpfte Patient vor, mit einem Hb von 11,5 nach der letzten Transfusion vor einem Monat.

Therapie: Erythrocyten Gl D5, 2x wöchentlich 1 Trinkampulle, **Lien Gl D20** und **Plumbum metallicum praeparatum D12**, je 1x wöchentlich, **Levico comp.** morgens 10 Globuli.
Verlauf: Das Allgemeinbefinden bessert sich zusehends, es sind keine Transfusionen mehr erforderlich. Keine weiteren hämolytischen Krisen, der folgende Winter wird ohne schwerere Erkältung überstanden. Nach 2,5 Jahren stabiler Zustand mit einem Hb von 12 – 13 g/dl.

Dr. med. F. Roemer, Eckwälden

Chronisch lymphatische Leukämie

49-jähriger Patient ist seit 1 Jahr wegen CLL (125.000 Leucocyten mit 98% Lymphocyten) in Behandlung mit **Cobaltum metallicum D30, Iscucin Pini Stärke A, Vitis comp., Pancreas D3**. Weitere Diagnose: Sklerodermie.
Zusatztherapie: Lymphocyten Gl Organ-Potenzreihe D5 – D30, täglich 1 Ampulle.
Verlauf: Der Patient ist seit 14 Jahren in Dauerbehandlung. Ein pflaumengroßes Lymphom am linken Kieferwinkel und das Differentialblutbild sind etwa konstant, Allgemeinbefinden und Leistungsfähigkeit gut.

51-jähriger adipöser Patient ist seit 13 Jahren wegen CLL (Zusatzdiagnose: Psoriasis) in Behandlung. Leucocyten 31.100, davon 79% Lymphocyten. Die Behandlung beginnt mit **Iscucin Mali**, es wird bis zur Stärke G gesteigert. Wegen der Psoriasis **Pancreas Gl D3**.
Zusatztherapie: Nach 6 Jahren wird **Lymphocyten Gl Organ-Potenzreihe D5 – D30** täglich 1 Ampulle und **Archangelica comp.** hinzugenommen.
Verlauf: Die Lymphocyten bleiben konstant unter 80% und der Patient fühlt sich beschwerdefrei und leistungsfähig.

Dr. med. I. Junge, Oldenburg

Thrombozytopenische Purpura

19-jährige Ungarin: Nach einer fieberhaften, antibiotisch behandelten Bronchitis treten petechiale Blutungen am ganzen Körper auf, die Thrombozyten sind bis zu 32.000 erniedrigt. Diagnose aus dem Knochenmarkspunktat. Besserung der Thrombozytenwerte unter Prednisolontherapie in Budapest, nach Absetzen erneuter Abfall.
Therapie: Thrombocyten Gl D6, Arnica e planta tota D12, Apis ex animale Gl D20: 3x wöchentlich gemeinsam oral; **Medulla ossium Gl D30; Reticuloendotheliales System Gl D30, Phosphorus D30:** 1x wöchentlich gemeinsam oral.
Ergebnis: Nach 3 Monaten klinisch gesund, Thrombozyten 198.000. Obwohl die thrombozytopenische Purpura eine Spontanheilungstendenz besitzt, ist das Rezidiv nach Absetzen der Steroide und die relativ kurzfristige und definitive Ausheilung mit den anthroposophischen Arzneimitteln bemerkenswert.

Dr. med. H.-H. Vogel†,
Dr. med. F. Roemer, Eckwälden

Megakaryozytäre Myelose (essentielle Thrombozytose)

Bei der 73-jährigen, seit 19 Jahren an einer chronischen Polyarthritis leidenden Patientin fielen seit Beginn der - zunächst nur die cP betreffenden - Behandlung im Jahr 1994 hohe Thrombozytenzahlen über 600.000/µl auf, die zunächst noch als reaktiv bei entzündlicher Grunderkrankung gedeutet wurden. Nachdem die Thrombozyten schließlich auf fast 1.000.000/µl angestiegen waren und keine Korrelation zur Entwicklung der Entzündungserscheinungen festzustellen war, leicht erhöhte Leukozytenzahlen um 12.000/µl und eine erhöhte LDH von ca. 300 U/l sowie eine mäßige Splenomegalie festgestellt worden waren, wurde eine Knochenmarkspunktion veranlasst. Es fand sich das Bild einer myeloproliferativen Erkrankung, am ehesten im Sinne einer reifzelligen megakaryozytären Myelose (essentielle Thrombozytämie). Von haematologischer Seite wurde eine Chemotherapie mit Hydroxyharnstoff (Litalir) eingeleitet. Klinische Zeichen einer Embolie oder Thrombose waren zu keinem Zeitpunkt aufgetreten.

Die Gabe von Hydroxyharnstoff musste nebenwirkungsbedingt schließlich eingestellt werden, da Magenbeschwerden und eine sehr lästige Dysurie auftraten, wobei letztere nicht in gesichertem Kausalzusammenhang zur Chemotherapie stand, zumal die Beschwerden sich nach Absetzen zwar besserten, aber nicht verschwanden. Da die Patientin auf verschiedene potenzierte Arzneimittel (u. a. auch auf sehr vorsichtig dosierte Mistelgaben) jeweils mit einer deutlichen Verschlechterung der Gelenkbeschwerden reagierte, musste sehr behutsam vorgegangen werden. Selbst die zunächst hinsichtlich der Polyarthritis sehr hilfreiche Heileurythmie verschlechterte das Befinden, wenn sie länger als einige Minuten am Tag gemacht wurde. In niedriger Dosis und unter Vermeidung des „S" blieb die Heileurythmie aber eine wesentliche Stütze der Behandlung. Das Organpräparat **Thrombocyten Gl** verschlechterte in hohen Potenzen zwar nicht die Arthritis, hatte aber auch keinen wesentlichen Einfluss auf das Blutbild. Anders dagegen das Organpräparat **Medulla ossium Gl**. Bei einmal wöchentlicher subcutaner Gabe der **D30** kam es zu einer recht kontinuierlichen Abnahme der Zellzahlen (s. Graphik nach dem Ende der Fallschilderung).

Es ist gut zu erkennen, wie es vor Behandlung der Bluterkrankung zu einer allmählichen Zunahme der Thrombozytenzahlen mit Stabilisierung auf hohem Niveau kam, wie sich Hydroxyharnstoff zwar wirksam zeigte, aber eine ausreichend wirksame und gleichzeitig hinreichend verträgliche Dosis sich nicht finden ließ. Da die Entwicklung hin zu einer leukämischen Entartung durch die Chemotherapie langfristig wohl eher gesteigert wird und keine thrombotischen Komplikationen aufgetreten waren, schien ein alternativer Behandlungsversuch gerechtfertigt. Das Organpräparat **Thrombozyten Gl** erwies sich als wenig hilfreich, dagegen konnte unter **Medulla ossium Gl D30** ein allmählicher kontinuierlicher Abfall der Zellzahlen erreicht werden.

Der äußerlich und innerlich aktiven Patientin geht es relativ gut, Entzündungszeichen der Gelenke halten sich in sehr engen Grenzen, die Beweglichkeit ist gut, zum Teil unternimmt die Patientin sogar Wanderungen. Die bereits bei Behandlungsbeginn bestehenden ausgeprägten Gelenkdestruktionen bestehen selbstverständlich fort. Seitens der Thrombozytose bestehen keinerlei Beschwerden. In der Zwischenzeit ist es bei der Patientin, bei der sich die Häufigkeit der Kontrolluntersuchungen deutlich reduziert hat, zu einem passageren Anstieg der Thrombozytenzahlen gekommen, der ätiologisch nicht sicher zu klären war. Die ursprünglichen Thrombozytenzahlen wurden aber nie mehr erreicht. Zwischenzeitlich hat ein Patient von Georg Soldner mit essentieller Thrombozytose die gleiche Behandlung mit **Medulla ossium Gl D30** erhalten, worunter es ebenfalls bei zuvor stabilen bis ansteigenden Thrombozytenzahlen zu einem deutlichen Abfall derselben gekommen ist.

M. Sommer, Arzt, München

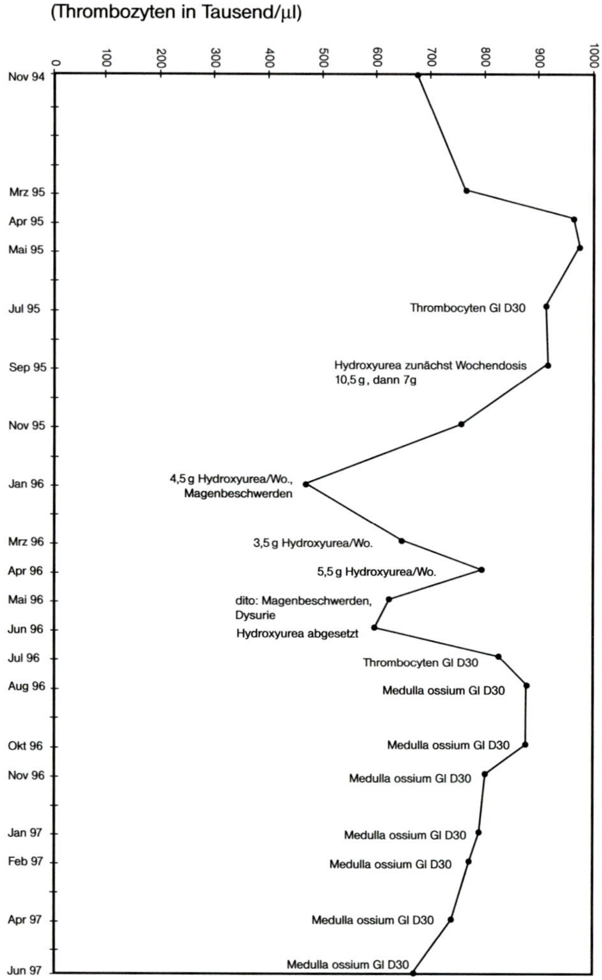

Arterien, Venen, Lymphsystem

Karotissinus-Syndrom

Frau H. L., 74 Jahre
Beim Kopfdrehen treten Doppelbilder und Schwindel auf, vermutlich durch arteriosklerotische Schädigung im Bereich der Pressorezeptoren des Karotissinus. Normotonie.

Therapie: Arteria carotis communis et sinus caroticus Gl D6 und **Arnica e planta tota D12**, 2x wöchentlich als Trinkampulle.
Verlauf: Deutliche klinische Besserung, keine erneuten Beschwerden im Beobachtungszeitraum von 6 Jahren.

Dr. med. F. Roemer, Eckwälden

Stenocardien

65-jähriger Patient leidet unter Stenocardien bei bekannter Hypertonie, außerdem Borintoxikation und MCS. Bisher wurde mit **Strophanthus D3, Aurum D10/Stibium D8** behandelt.
Zusatztherapie: Aorta Gl Organ-Potenzreihe D5 – D30 für 10 Tage täglich. **Anagallis comp.** und **Hepatodoron** zur Leberentgiftung.
Verlauf: Bereits nach der ersten Ampulle waren die Stenocardien verschwunden.

Dr. med. I. Junge, Oldenburg

Zentralvenenthrombose am rechten Auge

Frau B.W., 74 Jahre
Im November 1998 plötzlich Visusminderung und Diagnose (Universität Ulm) eines Venenastverschlusses der Vena ophthalmica superior vom Ischämie-Typ mit einer Visusminderung auf 20%.
Für 2 Monate **Art. et V. ophthalmica Gl D6, Lachesis D12, Hirudo comp.**, tägl. 1 ml am Abend per os von dem Gemisch. Keine Besserung. Augenärztlicher Zwischenbefund: Es besteht noch eine ziemliche ödematöse Aktivität.

Änderung der Medikation: Art. et V. ophthalmica Gl D6 + D15, Hirudo comp., Apis ex animale Gl D20, tägl. 1 ml am Abend per os von dem Gemisch. Nach 4 Wochen Verbesserung der Sehfähigkeit auf 40%, nach weiteren 3 Wochen auf 50%, konstant im folgenden Jahr.

Dr. med. F. Roemer, Eckwälden

Varikosis beider Beine

64-jährige Patientin mit ausgeprägter Varikosis beider Beine litt an rezidivierenden Phlebitiden, Zustand nach Lungenembolie, Hypercholesterinämie. Die bisherige Behandlung war mit **Borago comp.** und **Cuprum 0,4%/ Tabacum D6**, Unguentum erfolgt.
Zusatztherapie: Zur Linderung der erheblichen Beschwerden und zur Phlebitisprophylaxe wurde **Vena saphena magna Gl** Organ-Potenzreihe D5 – D30, für einen Monat täglich, dann über Jahre 2 x wöchentlich gegeben. Weiterführung der bisherigen Therapie, **Cichorium 5%, Crataegus/Cor comp.**
Verlauf: Nach einem Monat ist die Patientin beschwerdefrei und seit 4 Jahren ohne Phlebitis.

82-jähriger Patient mit Schmerzen im Bereich der varikös veränderten Vena saphena magna und Gonarthrose wurde bisher mit **Borago comp., Cuprum 0,4%/Tabacum D6** Unguentum und **Articulatio genus Gl** Organ-Potenzreihe D5 – D30 behandelt.
Zusatztherapie: Vena saphena magna Gl Organ-Potenzreihe D5 – D30 für 10 Tage täglich, dann 2 x wöchentlich für 1 Jahr.
Verlauf: Nach der 1. Ampulle verschwinden die Schmerzen vollständig und dauerhaft, es ist eine geringgradige Rückbildung der varikösen Veränderungen zu beobachten.

Dr. med. I. Junge, Oldenburg

Tiefe Venenentzündung

Frau M.M., 51 Jahre

Diagnose: Hysterektomie 9/93 mit nachfolgenden starken Hitzewallungen und Schweißausbrüchen; 11/93 gynäkologische Behandlung mit Östrogen-Injektionen, nachfolgend ab 12/93 zunehmend Beschwerden einer tiefen Knievenenthrombose (vermutlich ursächlicher Zusammenhang). Zunächst schmerzhafte Schwellung des rechten Knies, später Druckschmerz in der Kniekehle, Plantarflexionsschmerz und weißlich-bläuliche Verfärbung des geschwollenen Beins. Dopplersonographie: tiefe Thrombose der V. poplitea in Reorganisation; keine Bettruhe bzw. Heparinisierung notwendig.

Therapie: Kompressionsstrümpfe. Zunächst ab Dez. 93 Hirudo comp. Glob. (3 x 10 Glob. täglich); Umschläge mit verdünnter **Aesculus/Prunus comp., Essenz**; leichte Besserung. Anschließend (wegen der zusätzlich stärker werdenden Schweißausbrüche und dem ausgesprochenen Mitteilungsbedürfnis): **Lachesis e veneno D15** Amp. und **Vena femoralis Gl D15** Amp. (täglich 1 i.v. Mischinjektion über 10 Tage).

Ergebnis: Die Schweißausbrüche bilden sich sofort, die Thrombosesymptome fortlaufend bis Februar zurück.

Dr. med. F. Roemer, Eckwälden

Hämorrhoidale Blutung

26-jährige Patientin mit Beschwerden innerer Hämorrhoiden im Sinne von Juckreiz und Schmerzen vor allem bei der Defäkation und im Sitzen. Zur Zeit gehe täglich eine beträchtliche Menge hellroten Blutes ab, das dem Stuhl aufliege; früher habe sie gelegentlich kleinere Blutungen bemerkt. Eine Proktoskopie wird abgelehnt.

Therapie: Quercus Hämorrhoidalzäpfchen 1 x tgl. und

Plexus hämorrhoidalis Gl D10, 3 x wchtl. abends eine Trinkampulle. Die nächste Konsultation erfolgt aus anderem Grund.
Ergebnis: Von seiten der Hämorrhoiden war sie nach 3 Wochen völlig beschwerdefrei und hatte die Therapie beendet.

Dr. med. F. Roemer, Eckwälden

Rezidivierende Angina tonsillaris

Diagnose: Ein 8-jähriger Knabe erkrankte seit über 4 Jahren mehrmals jährlich an akuter, hochfieberhafter Tonsillitis mit Vergrößerung der Halslymphknoten.
Therapie: Er bekam während einer neuerlichen akuten Tonsillitis über 4 Wochen **Tonsillae palatinae Gl D15** i. W. mit **Nodi lymphatici Gl D15**. Als Konstitutionsmittel wurde **Conchae D30** gegeben.
Ergebnis: Durch diese Therapie „wurde das Kind widerstandsfähig gegenüber den Erkältungskrankheiten. Tonsillitis trat in den folgenden Jahren nur noch selten auf, die häufig mitbeteiligen Nasennebenhöhlen waren nun frei. Der Verlauf konnte über Jahre verfolgt werden."

Dr. med. H.-H. Vogel†, Eckwälden

Infektiöse Mononukleose

Anfang November 1997 erkrankt der 5-jährige Junge an einer starken Pharyngitis mit deutlicher Halslymphknotenschwellung und Fieber bis zu 40°C. Der Verlauf ist schubweise, nach einigen Tagen Besserung erfolgt wieder ein Rückfall. Tonsillenabstrich auf Scharlach negativ. In der Sonographie deutliche Splenomegalie, Lebergröße grenzwertig. Nach eini-

gen Tagen erkrankt die 35-jährige Mutter an den gleichen Symptomen, das Fieber ist nicht ganz so hoch. Beide fühlen sich außergewöhnlich erschöpft. Eine symptomatische Therapie hilft nicht weiter.
Diagnose: Infektiöse Mononukleose
Therapie: Anfang Dezember wurde **Thymus/Mercurius** verordnet (1 x tgl. 5 [Junge]/10 [Mutter] Glob.), dazu **Chrysosplenium comp.** (1 x tgl. 5/10 Glob.), **Reticuloendotheliales System Gl D15** (später D12) tgl. 1 Ampulle per os, 3 x tgl. gurgeln mit verdünnter **Calendula-Essenz.**
Verlauf: Bei dem Kind ist nach 2 Tagen die Müdigkeit schlagartig weg, es ist nicht mehr blass und lustlos, spielt wieder. Bei der Mutter dauert der Umschwung 3-4 Tage, ist aber ebenso deutlich. Nach 3 Wochen wird für 7 Wochen mit Levico comp. Glob. nachbehandelt, was als belebend und kräftigend empfunden wird. Danach fühlen sich beide wieder ganz gesund.

Dr. med. F. Roemer, Eckwälden

Luftwege

Chronische Sinusitis

44-jährige Patientin litt an einer zunächst hochfieberhaften akuten Sinusitis, die antibiotisch behandelt wurde und daraufhin chronifizierte. Nach 1 Jahr immer noch regel-mäßige katarrhalische Sekretionen, vermehrt bei Kälte und Luftzug, dabei ziehende Schmerzen.
Therapie: Membrana sinus maxillaris Gl Organ-Potenzreihe D5 – D30, **Membrana sinus sphenoidalis Gl** Organ-Potenzreihe D5 – D30, **Membrana sinus ethmoidalis Gl** Organ-Potenzreihe D5 – D30, **Sulfur D8**. Die Präparate wurden als Mischinjektion in absteigender Potenzfolge subcutan in den Nacken injiziert, im Abstand von etwa 2 Tagen.

Verlauf: Während der hohen Potenzstufen beruhigt sich die Symptomatik, bei zunehmend tieferen Potenzstufen tritt wieder eine Sekretion und Schmerzempfindlichkeit auf. Weitere Besserung durch eine Nachbehandlung mit **Silicea D12** Globuli.

Dr. med. F. Roemer, Eckwälden.

Sinusitis

Dr. med. I. Junge, Oldenburg, berichtet summarisch über die erfolgreiche Behandlung von etwa 145 Patienten mit dem Präparat **Membrana sinuum paranasalium Gl** als Basistherapie im Zeitraum von 10 Jahren: Ca. 50 Kinder und 50 Erwachsene unter 50 Jahren litten an Sinusitis (v.a. maxillaris). Auch in ca. 25 Fällen von adenoiden Wucherungen sowie bei 15 Patienten mit Mukotympanon und 5 Patienten mit Zysten der Kieferhöhlen wurde das Präparat mit gutem Erfolg eingesetzt. Dr. Junge gab in der Regel die Organ-Potenzreihe D5-30 peroral.

Pollinose

Ein 32-jähriger Patient.
Diagnose: Seit 5 Jahren bestehender, bisher unbehandelter Heuschnupfen mit tränenden Augen.
Therapie: Er bekam von April bis September wöchentlich je 2 Amp. **Glandulae suprarenales Gl D6, Berberis/Quarz, Prunus spinosa D6, Tunica mucosa nasi Gl D15 (12), Conjunctiva Gl D15**
Ergebnis: Unter dieser Therapie verschwand die bestehende Anfälligkeit völlig. (Dr. Scherbers Bericht ist 1 Jahr nach Therapieende verfasst.)

Dr. med. F. Scherber, Liège

Sinusitis frontalis

14-jähriger adipöser Patient mit Sinusitis frontalis und Schmerzen im Stirnbereich im Zusammenhang mit einer Erkältung im März 2000. Sinusitis-Hevert bisher ohne Besserung eingenommen.
Therapie: Membrana sinus frontalis Gl Organ-Potenzreihe D5 – D30, 2 x täglich 1 Trinkampulle, **Hepar sulfuris D6**.
Verlauf: Nach 12 Stunden Linderung, nach 24 Stunden Schmerzfreiheit, nach 5 Tagen gesund ohne späteres Rezidiv.

Dr. med. I. Junge, Oldenburg

Allergische Rhinitis und Asthma bronchiale

39-jährige Patientin, erster Asthmaanfall mit 12 Jahren, zusätzlich Heuschnupfen ab dem 18. Lebensjahr. Positive Allergietestung gegen Hausstaub/Milben, Katze, Schimmel, 2 nicht erfolgreiche Desensibilisierungsbehandlungen wurden dann abgebrochen. In der Hauptblütezeit litt die Patientin an ununterbrochenem Niesen und extremem Tränenfluss sowie einer Konzentrationsunfähigkeit. Leichte Verbesserung durch Studienabschluss, Heirat und Umzug.
Therapie: Ab 2/1999 täglich **Berdonia-Nasenspray** (eine Kombination aus **Berberis/Quarz** und **Citrus/Cydonia**). Je 2x wöchentlich s.c. Injektionen mit **Berberis/Quarz, Tunica mucosa nasi Gl D15, Conjunctiva Gl D15, Bronchi Gl D15, Cuprum aceticum comp.**
Verlauf: Noch im selben Sommer ist die Patientin nahezu beschwerdefrei. Sie erfreut sich an dem bisher unbekannten Duft der Kirschblüten und mäht wieder den eigenen Rasen. In den folgenden Jahren prophylaktische Therapie wie oben und dadurch völlige Beschwerdefreiheit bis zum Berichtszeitpunkt (April 2002).

61-jähriger Patient, seit 1995 traten im Frühjahr allergische Beschwerden auf in Form von Augenjucken, Heuschnupfen, schweren asthmatischen Beschwerden mit Luftnot und beträchtlichen Schlafstörungen, eingeschränkte Leistungsfähigkeit in der beruflich leitenden Position. Keine Verbesserung durch verschiedene Medikamente und Eigenblutbehandlung.
Therapie: Ab Ende Januar bis zum Frühsommer 2x wöchentlich s.c. **Tunica mucosa nasi Gl D15, Conjunctiva Gl D15, Berberis/Quarz** und gegen die Atemnot **Bronchi Gl D15, Cuprum aceticum comp.**
Verlauf: Schon im Frühjahr 1998 und 1999 traten die Beschwerden sehr gemildert auf. Die Therapie wird von Februar bis Juni prophylaktisch durchgeführt. 2000 während der Frühlingsblüte nur an wenigen Tagen leichte Beschwerden, während der Wiesenblüte anschließend beschwerdefrei. 2001 und 2002 ganz beschwerdefrei.

Dr. med. I. Beumer, Eckwälden

Rhinitis atrophica

50-jährige Patientin mit langjährig bestehender „trockener Nase" bei Septumdeviation und nach chronischem Gebrauch von Schleimhautabschwellern. Störung der Nasenatmung regelmäßig nachts im Liegen.
Therapie: Nasenspray nach Magistralrezeptur: **Tunica mucosa nasi Gl D6, Prunus spinosa e summitatibus D3, Argentit D6 aa** in isotoner Kochsalzlösung, mehrmals täglich anzuwenden.
Fünf Monate später berichtet die Patientin, dass sie zum ersten Mal seit vielen Jahren über mehrere Wochen ohne Sympathomimetika beschwerdefrei ist.

Vera Knür, Dr. med. F. Roemer, Eckwälden

Allergische Rhinitis und polypöse Sinusitis

Frau E. S., 34 Jahre.
Seit 20 Jahren besteht eine allergische Rhinitis auf Pollen. Trotz einer Hyposensibilisierung über 3 Jahre, die wegen starker Lokalreaktion abgebrochen werden musste, konnte die Entstehung eines Asthma bronchiale nicht verhindert werden. Auch die operative Sanierung der Kieferhöhlen und die zweimalige operative Entfernung der Nasenpolypen brachten nur kurzfristig eine Besserung. Antihistaminica der 1., 2. und 3. Generation bringen ihr keine wesentliche Erleichterung, allerdings auch nicht der Versuch mit Allium cepa und Euphrasia. Daraufhin Inhalation mit Cromoglicin. Beim Aufnahmebefund findet sich endoskopisch ein Rezidiv der polypösen Sinusitis ethmoidalis. Vom körperlichen Befund her imponiert eine lymphatische Konstitution.
Therapie: Ich habe darauf **Parathyreoidea comp., Membrana sinuum paranasalium Gl D6, Membrana labyrinthi ethmoidalis Gl D6** und **Berberis/Quarz** injiziert.
Ergebnis: Nach 9 Injektionen im Abstand von einer Woche hatte der Befund sich insoweit gebessert, dass sie auf die sonst eingenommenen Antihistaminica verzichten konnte.

Dr. med. K. Sonnenberg, Sinzig

Akuter Pseudocroup

In meiner Praxis behandelte ich in letzter Zeit etwa 10 Kinder im Alter von 4-10 Jahren mit Pseudocroup. Der inspiratorische Stridor und der bellende Husten traten typischerweise plötzlich auf, meist 1-3 Tage nach Beginn eines viralen Infektes, gehäuft bei Kindern mit vorbestehender allergischer Diathese.
Therapie: Bei unzureichender Wirkung der Erstmedikation **Aconitum e tubere D30** verabreichte ich 1 Trinkampulle

Larynx Gl D30. Ich beobachtete in der Regel ein promptes Abklingen der Symptomatik, nur in einem Fall musste ein Rectodelt Supp. gegeben werden. Der Hinweis auf Rectodelt wurde von Georg Soldner anlässlich eines Medizinischen Seminares Bad Boll gegeben.

Dr. med. R. Sollfrank, Weiden

Aphonie

Etwa 50-jähriger Patient.
Diagnose: Erkältungsbedingte Heiserkeit, er kann nur noch mühsam mit Flüsterstimme sprechen.
Therapie: *Larynx Gl D16; Nervus laryngeus recurrens, Nervus laryngeus superior und Nervus vagus Gl D16; Apis ex animale Gl* D16; *Bryonia e radice D14* und *Levisticum e radice D14* in Form des Kompositionsarzneimittels **Larynx/Apis comp.**, 3x täglich 10 Glob.
Ergebnis: Die Therapie sprach rasch an, und in wenigen Tagen hatte der Patient seine normale Stimme wieder.

Dr. med. F. Roemer, Eckwälden

Asthma bronchiale

45-jährige Patientin.
Seit 5 Jahren allergisches Asthma, schlechter am Abend und bis 5 Uhr morgens, bei kühl-feuchtem Wetter, begleitet von starkem Husten und Verschleimung. Seit 4 Wochen nimmt sie Euphyllin, der Hausarzt möchte ihr nun ein Sympathomimetikum geben, was sie unbedingt vermeiden möchte.
Therapie: Apis ex animale Gl D30, Glandulae suprarenales Gl D4, Plexus pulmonalis (N. vagus) Gl D15, Bron-

chioli Gl D12, Petasites comp., Amp. von dem Gemisch 3 x tgl. 0,5 ml per os.
Deutliche Besserung der Symptomatik, abends noch leichte Rauigkeit in Hals und Brust, nach 2 Tagen setzt sie Euphyllin ab. Die Behandlung wird durch eine Reduzierung der Potenzhöhe bei den Organpräparaten weitergeführt und durch eine Konstitutionstherapie ergänzt.

Dr. med. F. Roemer, Eckwälden

Asthma bronchiale

45-jährige Patientin leidet „ausbehandelt und aufgegeben" unter Asthma bronchiale und eosinophiler Leukämie. Sie hat eine ödematöse Schwellung vom Kinn bis zur Thoraxmitte, die hochdosierte Corticoid- und Euphyllinmedikation war unzureichend geworden.
Therapie: Bronchi Gl Organ-Potenzreihe D5 – D30, 2 x täglich 1 Trinkampulle, **Iscucin Pini Stärke A, Cuprum aceticum comp., Petasites comp., Nicotiana comp.**
Verlauf: Der Leukämieverlauf ist mit einer Eosinophilie von 20% zufriedenstellend. Die Corticoidtherapie konnte ab Therapiebeginn in 5/1995 auf 5mg/die reduziert werden. Die Therapie wird bis auf weiteres fortgesetzt. Es besteht keine Atemnot mehr, die Patientin ist voll belastbar, sie hat noch eine Wetterfühligkeit.

Dr. med. I. Junge, Oldenburg

Lungen-Sarkoidose

38-jähriger Patient.
Diagnose: Vor 8 Jahren diagnostizierte Sarkoidose der Lunge, jetzt Stadium III, die aber schon 4 Jahre zuvor Beschwerden

verursachte. Eigenblut-Therapie verschlechterte den Zustand. Den Therapievorschlag des Lungen-Zentrums G. - Cortison-Dauertherapie - lehnte der Patient ab.
Therapie: Der Patient wurde seit nunmehr fast 2 Jahren intensiv medikamentös behandelt. Es wurden eingesetzt die Organpräparate **Bronchi, Mesenchym, Reticuloendotheliales System, Bindegewebe, Pulmo dexter** und **sinister**. Dazu kamen Nosoden, Homöopathika.
Ergebnis: 1996 bescheinigte die Lungenfachärztin Rückbildungstendenzen. Die Therapie wird fortgesetzt. 1997: Dem Patienten geht es sehr gut. Er kommt nur selten in die Praxis und „läuft seiner Frau beim Spaziergang regelmäßig davon."

Dr. med. K.-H. Nebe, Hamburg

Lungenfibrose

41-jähriger Patient. Pyknischer Habitus.
Diagnose: Seit 18 Jahren regelmäßige Krankenhausbehandlung wegen fortgeschrittener Lungenfibrose mit infauster Prognose. Es besteht bei Behandlungsbeginn eine eingeschränkte Atemkapazität. Der Patient wurde seit Diagnosestellung über 18 Jahre mit Cortison behandelt (bei Beginn meiner Behandlung 50 mg täglich).
Therapie: 3 x wöchentlich **Bindegewebe Gl** Potenzreihe D5-30 als Grundtherapie, dazu **Pulmo/Mercurius, Vespa crabro Gl D6, Formica Gl D15, Iscucin Pini Stärke A, Nicotiana comp., Quercus D1**; Cortison konnte stufenweise abgesetzt werden.
Ergebnis: Bei zunehmender Verbesserung der Atemkapazität waren 1 Jahr nach Therapiebeginn keine stationären Behandlungen mehr erforderlich. Der Patient ist heute nach 4-jähriger Behandlung beschwerdefrei, die objektiven Befunde bestätigen die durchgreifende Besserung. In absehbarer Zeit ist keine Therapie mehr erforderlich.

Dr. med. I. Junge, Oldenburg

Pleuritis sicca im Rahmen einer Mischkollagenose

Im Zusammenhang mit einer Erkältung traten bei der 31-jährigen Patientin starke stechende intercostale Schmerzen unter der linken Brust auf, und zwar regelmäßig inspiratorisch. Sie kann nachts kaum schlafen, läuft tags gebückt. Herz-Sonographie, Coxsackie-Serologie o. B.
Behandlung: Pleura Gl D15 zusammen mit **Bryonia/ Aconitum**, tgl. je eine Trinkampulle.
Ergebnis: Sofort deutliche Besserung, nach 10 Amp. praktisch beschwerdefrei. Nachbehandlung mit **Bryonia/ Stannum** Glob. WALA.

Dr. med. F. Roemer, Eckwälden

Singultus

49-jähriger hagerer Patient mit unstillbarem Singultus. Bekannte weitere Diagnosen sind bei ihm Schrumpfnieren mit stark erhöhtem Kreatinin und PcP.
Therapie: Zur Beseitigung des Singultus bekam er täglich für 2 Wochen 1 Ampulle **Diaphragma Gl** Organ-Potenzreihe D5 – D30, zusätzlich **Nicotiana comp.**; weiter **Renes Gl** Organ-Potenzreihe D5 – D30, **Pancreas/Equisetum, Cartilago/Mandragora comp.**
Verlauf: Am 3. Behandlungstag wurde der Singultus weniger und hörte nach 7 Tagen ganz auf.
N.B. Gute Behandlungserfahrungen bei Singultus liegen im Übrigen auch mit dem Präparat **Nervus phrenicus Gl** vor.

Dr. med. I. Junge, Oldenburg

Embryonale Organpräparate, Haut und Immunsystem

Verwendung der embryonalen Organpräparate

Auf einer Tagung des MSBB wies Dr. Scheck, Bretten, auf die Kombination von **Amnion, Funiculus umbilicalis** und **Placenta (bovis)** hin. Diese repräsentieren die drei Keimblätter und ermöglichen wieder den Anschluss an die embryonalen bildsamen Kräfte. Daher eignen sie sich zur kurweisen Behandlung bei chronischen, auch hereditären Krankheiten, die zerstörend bis hinein in den physischen Leib wirken. Vgl. in diesem Zusammenhang die Retinitis pigmentosa-Kasuistik von Fr. Dr. Knittel im Kapitel Sinnesorgane.

Verwendung von Reticuloendotheliales System

Dr. med. F. J. Begher, Überlingen, berichtet zusammenfassend über den in ca. 70% der Fälle erfolgreichen therapeutischen Einsatz (Zusatztherapie) des Präparates **Reticuloendotheliales System Gl** bei Virusinfekten, Systemerkrankungen, Allergien, Immundefizienz und Dermatosen im Zeitraum von 13 Jahren. Bei 10 Kindern und ca. 120 Erwachsenen aller Altersklassen wurden meist die Potenzreihen D oder E oder Hoch- (D30) und Tiefstpotenzen (D5) eingesetzt.

Verwendung von Bindegewebe

Dr. Junge berichtet von 10 Patienten mit Lungenfibrose, von denen er 9 mit deutlichem Erfolg mit dem Präparat **Bindegewebe** Gl als Basistherapie behandelte.
Weitere ca. 20 Patienten mit Schlottergelenken wurden im Verlauf von 10 Jahren erfolgreich mit derselben Grundtherapie behandelt. Auch 10 Patienten mit Pannikulose und 20 Pa-

tienten mit Enteroptose konnte die Organtherapie deutlich helfen. Das Bindegewebe-Präparat wurde dabei nur bei Lungenfibrose injiziert, sonst peroral eingenommen.

Neurodermitis

Normalgeborenes 2. Kind, Vater Pollinose und Heuasthma, Mutter und Bruder keine Atopien. Kind voll gestillt, mit 3 Monaten vollständig generalisierte Neurodermitis. Mit 4 Monaten fieberhafte Bronchitis, im Anschluss daran septiform verlaufende lebensbedrohliche E. coli-Superinfektion der Haut. Klinisch antibiotisch therapiert. Anschließend trotz maximaler Diät (Muttermilch, Hydrolysatnahrung) schwere generalisierte Neurodermitis. Kind wirkt vom Wesen her hart, abweisend bei der Geburt („wie ein Staatsanwalt"), wurde aber nach der schweren Sepsis vom Wesen her deutlich weicher und aufgeschlossener im Seelischen.
Mit ca. 1 Jahr Therapiebeginn bei mir bei generalisierter atopischer Dermatitis Grad 3 (Skala 0-4). Schwere neurodermitisbedingte Schlafstörung, fast unerträglicher Juckreiz. Haut durch die Superinfektion überall vernarbt.
Medikation: Cuprum met. praep. D30 und **Amnion Gl D30** Amp. gemischt in 2-ml-Spritze, über 2 Tage 2x tgl. 0,5ml oral. Kind danach „wie verwandelt", Haut bereits nach 2 Tagen sichtbar gebessert, Schlafverhalten deutlich gebessert. Anschließend über 2 1/2 Jahre anfangs täglich, dann nach jedem 2. Tag **Amnion Gl D30** allein abends 0,5 ml, nach 1 Jahr 0,3 ml oral. Haut heilte innerhalb von 3 Monaten zu 80% und innerhalb 9 Monaten ganz ab. Bis heute Haut erscheinungsfrei. Kind leidet derzeit noch an Infektasthma, ist ansonsten beschwerdefrei. Derzeit nur noch geringe diätetische Einschränkungen. Die Spontanprognose muss dem realen Verlauf gegenüber als deutlich schlechter eingeschätzt werden.

G. Soldner, Kinderarzt, München

Endogenes Ekzem

37-jähriger neurasthenischer Patient mit Beugeekzem der Ellenbeugen und Kniekehlen und Asthma bronchiale. Eosinophilie. Bisherige Therapie sind corticoidhaltige Dermatika, die abgesetzt werden.
Therapie: Cutis (feti masculini) Gl Organ-Potenzreihe D5 – D30 2x wöchentlich für 4 Monate im März 1987, **Glandulae suprarenales comp., Pancreas/Equisetum, Stibium 0,4% Unguentum**, Ernährungsumstellung auf Vollwertkost.
Verlauf: Die Ekzeme heilen langsam und vollständig ab, kein Rezidiv im Beobachtungszeitraum von 14 Jahren.

Dr. med. I. Junge, Oldenburg

Bullöses Exanthem bei Stevens-Johnson-Syndrom

Patientin B.S., geb. 1946, litt seit einer Herpes-Zoster-Infektion 1977 an einem Stevens-Johnson-Syndrom, einem hochfieberhaften, bullösen Exanthem, welches durch seinen Haut- und Schleimhautbefall sehr schmerzhaft und mit heftigem Juckreiz verbunden ist. Nur hochdosierte Steroidgabe konnte die Beschwerden im Anfall lindern, die etwa alle 2 Monate für einige Tage auftraten. Anamnestisch war eine rezidivierende Angina tonsillaris auffällig. Die Beschwerden an Mund- und Magenschleimhaut waren teilweise so heftig, dass die Patientin aus Angst vor Schmerzen zeitweilig nicht essen und trinken konnte. Verschiedene Behandlungsversuche waren erfolglos geblieben.
Therapie: Der Patientin wurde verordnet **Apis Gl D30, Amnion Gl D30, Tonsillae palatinae Gl D30, Tunica mucosa coli Gl D30**, je 1x wöchentlich als Mischinjektion. Seit der Erstbehandlung im Sept. 1994 sind die Anfälle nicht oder nur sehr schwach wieder aufgetreten. Die Patientin hat die Injektionskur einige Male durchgeführt. Die letzte

Mitteilung vom Sommer 1997 besagte, dass sie sich weiterhin wohl befinde und seit Beginn der Behandlung wieder uneingeschränkt arbeitsfähig war.

Dr. med. M. Roggatz, Hamburg

Dermatomyositis

Patientin K. E.: Krankheitsbeginn Juni 1980.
Trockene Röte an den Armen, Schmerzen in den Oberschenkeln. Juli 1980 zunehmende Schmerzen in den Beinen, auch Gelenkschmerzen, Hautrötung und trockene Haut im Gesicht und auf den Hals ausgedehnt. Zunehmende weitere Verschlimmerung, Penizillinbehandlung, Cortisonbehandlung (zu Beginn 60 mg täglich, nach Entlassung 30 mg). Im Januar 1981 schwere Allgemeinstörung durch Cortison: Nasenblutung, Magenschmerzen, Sehstörungen, extreme Wasserretention. Februar 1981: Cortison wird innerhalb von 14 Tagen abgesetzt. Homöopathische Behandlung. Weiterhin wechselnder Verlauf, Zustand Mai 1984: starker Gewichtsverlust, Gehunfähigkeit, starke Schmerzen in der Muskulatur und in den Gelenken, Beugekontrakturen der Knie- und Ellenbogengelenke.
Therapie seit Juni 1984: **Apis ex animale Gl D30, Amnion Gl D30, Cutis (feti) Gl D30, Glandulae suprarenales Gl D6.** Die Hochpotenzen werden 2 x wöchentlich gegeben, außerdem 2 x wöchentlich **Quarz D30** bzw. **Quarz D12**, später auch **Antimonit D30**, 1 x pro Woche im Wechsel mit **Quarz**. Um das Immunsystem zu beruhigen: **Thymus Gl D30** im Wechsel mit **Lien Gl D30**. Wegen der Autoaggression gegen eigene Muskulatur wird **Musculus deltoideus-Komplex Gl D30** gegeben. Nach Eintritt der Besserung wird Quarz öfters ersetzt durch **Mesenchym/Calcium carbonicum comp.** (enthält die Organpräparate Renes Gl, Pulmo Gl,

Cor Gl, Hepar Gl und Pancreas Gl in der D5). Dadurch wird ein Neuaufbau des Eiweißes angeregt.
Ergebnis: Seit Juli 1984 ständige Besserung des Zustandes, die noch im April 1990 anhält.

Dr. med. H.-H. Vogel†, Eckwälden

Dermoidzyste

39-jährige Patientin.
Diagnose: Seit 21 Jahren fistelnde Pilonidalzyste, die bei Überbelastung regelmäßig abszedierte. Anamnestisch verlangsamte Entwicklung in Kindheit und Jugend; immer schon „schwach auf den Füßen"; zwischen Brustkorb und Unterleib wurde seit der Kindheit etwas „wie eine undurchdringliche Grenze" erlebt.
Therapie: Amnion Gl Potenzreihe D5-30 1 x wöchentlich in absteigender Potenz, dazu **Glandula suprarenalis sinistra/Mercurius** 2 x wöchentlich, jeweils peroral.
Ergebnis: Nach 2 Monaten war die Dermoidzyste reizlos geschlossen; kein Rezidiv in 4 Jahren Nachbeobachtungszeit.

Dr. med. F. Roemer, Eckwälden

Narbenkeloide nach Verbrennung

5-jährige Patientin.
Sie hat im Kleinkindesalter Verbrennungen 3. Grades am linken Oberschenkel und Fußrücken erlitten. An den Narben bildeten sich Keloide; die Schrumpfung der Haut des Fußrückens führte zu Deformität und Bewegungseinschränkung aller Zehen.
Therapie: Gleich nach der Vernarbung aufgenommen mit

Cutis (feti feminini) Gl und **Bindegewebe Gl**, jeweils Potenzreihe D5-30, 2 x wöchentlich 1 ml beider Präparate oral. Zusätzlich wurde **Narbengel** auf das Narbengewebe aufgetragen.
Ergebnis: Nach 5-jähriger (!) Therapie bestanden keinerlei Funktionseinschränkungen mehr, die ehemals kontrahierte Haut ist weich und verschieblich, Zehen und Sprunggelenke frei beweglich. Die Haut lässt noch Spuren der Verbrennungen erkennen.

Dr. med. I. Junge, Oldenburg

12-jährige Patientin.
Diagnose: Sie erlitt im Säuglingsalter Verbrennungen 3. Grades an Jugulum und Brustwand. Im Alter von 8 Jahren kam das Kind erstmals in meine Behandlung mit ausgedehnten Narbenkeloiden des Halses und der Brustwand.
Nach 10-monatiger Therapie - anfangs tägliche Gaben, später 2 x wöchentlich (oral) - mit **Cutis (feti feminini) Gl** und **Bindegewebe Gl**, jeweils Potenzreihe D5-30 und Auftragen von **Narbengel** bestanden keine Beschwerden mehr, der objektive Befund war deutlich gebessert.
Ergebnis: Heute ist der Narbenzug verschwunden und nicht mehr behandlungsbedürftig, die geschädigten Hautbezirke erfuhren eine erfreuliche Glättung.

Dr. med. I. Junge, Oldenburg

Dr. Junge berichtet im weiteren zusammenfassend: Bei 10 Kindern wurden innerhalb von 10 Jahren Verbrennungsnarben durchwegs erfolgreich mit den Potenzreihen D5-30 der Präparate **Cutis (feti) Gl** und **Bindegewebe Gl** peroral behandelt. Meistens wurden anfangs die Trinkampullen täglich eingenommen, später 2 x wöchentlich.

Mykose der Haut

65-jährige Patientin.

Diagnose: Sie leidet seit 7 Jahren an einer Pilzerkrankung der Hände und Füße. 3 Monate Therapie mit **Ol. Lavandulae/Ol. Rosmarini** äußerlich, dazu täglich 1 Msp. **Ferrum sidereum** Trit. und 2 El. **Birkenblätter-Elixier** besserten deutlich, brachten aber keine Abheilung.

Zusätzliche Gabe von **Quarz D20** und **Capsicum D4** innerlich führen innerhalb 8 Monaten an den Füßen fast zur Abheilung der Hauterscheinungen. Äußerlich wird nun 10%-ige **Quarz-Salbe** und Bepanthen-Salbe hinzugenommen, innerlich 2 Trinkampullen **Cutis (feti) Gl D8** wöchentlich.

Ergebnis: Nach 2 Monaten vollkommenes Verschwinden der Mykose.

Prof. Dr. L. Maiwald, Gerbrunn

Psoriasis

50-jähriger Patient.

Diagnose: Berentung wegen schwerer Psoriasis arthropathica. Der Patient kommt wegen starker Arthralgien und akuten psoriatischen Hauterscheinungen, besonders am behaarten Kopf mit Unmengen von Pusteln, in die Sprechstunde. Er klagt über sich häufende reaktive depressive Verstimmungen.

Therapie: Pro Woche 1 Mischspritze s.c. zwischen den Schulterblättern von **Cutis (feti) Gl D30** und - wechselnd - entweder **Arsenicum album D30** oder **Iscucin Salicis** Potenzreihe I.

Ergebnis: „Schon nach 3 Behandlungen ... deutliche Besserung in den Hautsymptomen, nach 3 Wochen waren auch die Arthralgien deutlich gemindert. Nach jetzt 5 Wochen treten so gut wie keine Pusteln mehr auf, der Patient blühte psychisch in den letzten 3 Wochen zunehmend auf und fühlt sich so wohl wie schon seit Jahren nicht mehr."

Dr. med. K. H. Kunze, Modautal

Alopezie

27-jähriger Patient mit Haarausfall der Kopfhaut, der begleitend eine antikonvulsive Therapie mit Valproinat durchführt.
Therapie: Galea aponeurotica D6, für 10 Tage täglich, für 4 Wochen 2 x wöchentlich.
Verlauf: Nach 10 Tagen ist der Haarausfall gestoppt und nach 6 Wochen wird die Therapie im Februar 2001 beendet.

Ein weiterer 48-jähriger Patient zeigt eine diffuse Alopezie der Kopfhaut bei reichlich täglichem Haarausfall.
Therapie: Galea aponeurotica Gl D6, für 10 Tage täglich, dann 2 x wöchentlich für 6 Wochen bis Ende Mai 2001. Zusätzlich **Quarz D30** und **Anagallis comp.** sowie antirheumatische Therapie.
Verlauf: Bereits nach einer Woche ist kein Haarausfall mehr vorhanden.

Dr. med. Ingo Junge, Oldenburg

Analfissur

18-jährige Patientin, Schülerin, klagt seit 1/2 Jahr über starkes anales Jucken, Brennen und Schmerzen bei Defäkation. Keine Blutung. Anal zeigen sich mehrere radiär verlaufende Rhagaden, leicht nässend. Bei der digitalen Untersuchung wird Schmerz angegeben. Es findet sich ein deutlicher Sphinkterspasmus und eine frische Fissur bei 6 Uhr in Stein-

schnittlage. Proktoskopisch und rektoskopisch finden sich keine Auffälligkeiten, Abstrich war unauffällig.
Therapie: Zunächst tägliche Pinselung mit einem Adstringens (Albothyl) und regelmäßige Anwendung eines Analdehners. Besserung der Fissur nach 3 Wochen, aber Persistenz der Rhagaden. Danach Anwendung von **Mundbalsam-Gelee** (Antimonit/Oleum rosae comp. Gelatum) und **Cutis (feti) Gl D30** Amp. (die erste Woche 3 x 1 Ampulle injiziert, danach 2 mal pro Woche).
Ergebnis: Nach 4 Wochen beschwerdefrei.

Dr. med. W. Schuster, Stuttgart

Verdauungsorgane

Glossitis und chronische Gastritis

73-jähriger Patient klagt Anfang August 2000 über Rötung und Brennen der Zunge und Druckschmerz in der Magenregion. Die bisherige Medikation bestand in Digestodoron und Belladonna D4.
Neue Therapie: Lingua Gl Organ-Potenzreihe D5 – D30 und **Plexus gastricus Gl** Organ-Potenzreihe D5 – D30, **Digestodoron** wird fortgesetzt.
Verlauf: Im 2. Monat nach Therapiebeginn klingt die Symptomatik ab, seit Anfang 2001 ist der Patient durchgehend beschwerdefrei. Ende August 2001 werden die beiden Organpräparate noch einmal wöchentlich verabreicht.

Dr. med. Ingo Junge, Oldenburg

Speichelstein der Gl. sublingualis

40-jährige Patientin. Mit 18 Jahren Entzündung der Gl. sublingualis mit postprandialer schmerzhafter Schwellung

und teilweiser Obliteration des Ausführungsganges durch einen Speichelstein. Vom HNO-Arzt war eine chirurgische Spaltung des Ganges empfohlen. Nach einer längeren symptomfreien Phase war anlässlich einer Behandlung mit potenziertem Quecksilber die Entzündung wieder stärker aufgeflackert.
Therapie: Glandula sublingualis Gl D30 (nicht mehr lieferbar, Ersatzpräparat **Glandula submandibularis**), **Silicea comp.** – 2-stündlich 5 Trpf. von dem Gemisch - und **Salbei-Dragees** (zur Anregung des Speichelflusses).
Ergebnis: Nach 2 Tagen wurde der inzwischen 5 x 3 mm große Speichelstein ausgeschwemmt.

Dr. med. F. Roemer, Eckwälden

Ösophagus-Achalasie

36-jähriger Patient mit Adipositas permagna, seit gut 1 Jahr schwere Achalasie-Symptomatik, behandelt mehrfach durch Bougierung und endoskopische Botulinustoxin-Injektionen. Der Patient suchte nun meine Sprechstunde auf mit dem Wunsch nach einer alternativen Therapie.
Therapie: Von Februar bis April 1998 bekam er 3 x wchtl. s.c. Injektionen ins Epigastrium mit einer Kombination von **Magnesium carbonicum D6** und **Cuprum sulfuricum D6**, die die Beschwerden besserten. Von Mai bis Juli 98 wurde nur noch 2 x wöchentlich gespritzt und **Magnesium carbonicum D6** mit **Oesophagus Gl** Potenzreihe D in absteigender Potenzfolge kombiniert. Darunter nahm die Besserung der Beschwerden noch einmal deutlich zu, sodass eine Bougierung oder Botulinustoxin-Gabe derzeit nicht notwendig ist.

Dr. med. M. Komp, Kirchheim

Gastro-ösophagealer Reflux

Säugling mit häufigem Erbrechen und starken Schmerzen wegen massivem GÖR. Schulmedizinische Therapie mit Omeprazol-Antra und Cisparide-Propulsin 4,02 mg/kg brachte keine Besserung. Eine Operation wurde erwogen.
Therapie: Absetzen der schulmedizinischen Medikation, da sie nicht erfolgreich war und unter Umständen als Nebenwirkung sogar zu häufigerem Erbrechen führen kann. Stattdessen **Iris versicolor D6, Cardia Gl D5, Hypophysis/Stannum**. Auf eine kurzfristige Verschlimmerung des Erbrechens folgte eine kontinuierliche Besserung und nach 3 Wochen waren die Beschwerden vollständig verschwunden.

Dr. med. C. Michels, Nürtingen

Rezidivierende Gastritis

Ein 38-jähriger Patient sucht mich wegen Meteorismus, Würgen und Unwohlsein im Magen auf, die seit 6 Wochen bestehen. Deutliche Verschlimmerung der vorher bestehenden Beschwerden seit Hausbau.
Diagnose: rezidivierende Gastritits.
Therapie: Nux vomica D6 hilft nicht. Neue Verordnung: **Nux vomica LM 18**, dazu 1 x 1 ml **Ventriculus Gl D30** s.c. an den Punkt 12/Konzeptionsgefäß. Wiederholung dieser Injektion 1 Woche später führt zu Beschwerdefreiheit. $^1/_2$ Jahr später führt das Auftreten der gleichen Beschwerden den Patienten erneut zu mir. Alleinige Injektion von 1 ml **Ventriculus Gl D15** an den o.g. Punkt und - 2 Wochen später - von **Ventriculus Gl D8** machte den Patienten wieder beschwerdefrei. $1^1/_2$ Jahre später reichen bei gleichen Beschwerden 2 Injektionen **Ventriculus Gl D8** in 2 Wochen zum Abklingen der Beschwerden.

Dr. med. T. Raspe, Münster

Dyspepsie

52-jährige adipöse Patientin mit Meteorismus und abdominellen Koliken, die durch **Cichorium/Pancreas comp.** nur wenig gebessert werden.
Zusätzliche Therapie: Glandula suprarenalis sinistra Gl Organ-Potenzreihe D5 – D30, für 1 Monat täglich, dann für 3 Monate 2 x wöchentlich.
Verlauf: Die Beschwerden klingen langsam und stetig ab, nach 2 Monaten besteht Beschwerdefreiheit, die Therapie wird nach 4 Monaten beendet.

Dr. med. Ingo Junge, Oldenburg

Pankreaskopfcarcinom

H. H., geb. 1919.
Im März 1995 Ikterus aus völligem Wohlbefinden heraus. Am 29.3.95 Operation: Verschlussikterus, bedingt durch ein fortgeschrittenes inoperables Pancreaskopfcarcinom. Es wird eine biliodigestive Anastomose angelegt. Gewebe aus dem verhärteten Ligamentum hepatoduodenale zeigt ein histologisch mäßig bis wenig differenziertes Adenocarcinom des Pancreas. Die Prognose gegenüber der Ehefrau lautete: 1-3 Monate Überlebenszeit.
Therapie ab 27.4.95: **Iscador Qu cum Cu** Serie I-II 2-tägig mit **Pancreas Gl D8** Amp., **Aurum D30/Equisetum D20** Amp., **Taraxacum Stanno cultum/Hepar Bovis** Amp., **Vitis comp.** Tabl. Unter dieser Therapie gute Allgemeinerholung. Kein Ikterus mehr. Die anfänglich stark erhöhten Laborparameter sind rückläufig. Im Februar 96 beginnen häufige wässrige Durchfälle und nächtliche Urinausscheidungen von mehr als 1000 cm^3. Das Gewicht nimmt um 4 kg ab, Patient ist geschwächt.

Neue zusätzliche Therapie: **Plexus coeliacus Gl D15** Amp. subcutan in die Sonnengeflechtgegend. Dazu Trinkampullen in einer 5-cm^3-Spritze gemischt morgens und abends je 0,5 cm^3 unter die Zunge nehmen: **Radix mesenterii Gl D5** Amp., **Nodi lymphatici Gl D4, Omentum majus Gl D5** (nicht mehr lieferbar, Ersatzpräparat **Peritonaeum Gl**) und **Lien comp.** Amp. Danach trat eine erstaunlich gute Erholung ein. Die Gewichtsabnahme wurde gestoppt, die wässrigen Durchfälle hörten auf, auch die massiven Urinausscheidungen in der Nacht ließen deutlich nach. Herr H. bekam wieder guten Appetit und fühlte sich kräftig. Schmerzen hatte er nicht und konnte nachts wieder gut schlafen. Selbst seine geliebte Gartenarbeit konnte er wieder stundenweise verrichten. Im September 96 kommt es erneut zu einem schweren Ikterus, der durch eine Metastase im Gallengang bedingt ist. Ein operativer Versuch, dieses Hindernis zu entfernen, misslingt. Der Patient stirbt am 19.11.96, 19 $^1/_2$ Monate nach der palliativen Operation.

Dr. med. I. Beumer, Eckwälden

J. F., geb. 1910.
1987 Operation eines Corpuscarcinoms des Uterus. Chronische Pyelonephritis beidseits. Am 26.4.91 Operation eines Pancreaskopfcarcinoms, Cholecystektomie und Anlegen einer biliodigestiven Anastomose nach Y-Roux. Stanzbiopsien aus dem Pancreas ergaben Formationen eines Adenocarcinoms. Ende Mai 91 Beginn mit einer Iscador-Behandlung – **Iscador M cum Cu** Serie I-II 2-tägig ohne Pause, dazu **Pancreas Gl D4-6** und **RES Gl D4-6**.
Die Patientin erholt sich unter dieser Therapie schnell. Die Nächte sind gut, sie kann mit Appetit essen und versorgt ihren Haushalt und Garten. 3-monatige Sonographiekontrollen zeigen keinerlei Veränderungen gegenüber der Erstuntersuchung, die zur Operation Anlass gab.

In einem Sonographiebericht vom 6.5.93 heißt es: Der Verlauf ist weiterhin äußerst günstig bei einem palliativ operierten Pancreaskopfcarcinom. Retrospektiv muss die Diagnose einer malignen Neubildung angezweifelt werden. Am 26.10.93 wieder keine Veränderungen des Bauchbefundes und der Laborparameter.
Die Patientin fühlt sich wohl und versorgt Haushalt und Garten. Im April 1994 tritt eine deutliche Verschlechterung des Allgemeinbefindens ein durch die seit Jahren bestehende chronische Pyelonephritis. Es tritt eine nephrogen bedingte schwere Anämie auf, die wiederholte Bluttransfusionen erfordert. Kreatinin/Harnstoffwerte im Blut steigen an: Sept. 94 Kreatinin 5,4 mg/dl, Harnstoff 166 mg/dl.
Zusatztherapie seit April 1994: **Equisetum ex herba D15** Amp., **Viscum Mali e planta tota D15** Amp., **Renes Gl D8** Amp. je 2 x wöchentlich und **Cuprum arsenicosum D30**, 1 x wöchentlich.
Das Allgemeinbefinden verschlechtert sich infolge der Nierenerkrankung, besonders im September/Oktober. Der Pancreasbefund bleibt davon unbeeinflusst. Mitte Oktober stürzt die Patientin in ihrer Wohnung und bekommt wegen ihrer starken Schmerzen von ihrem Hausarzt DHC 60-Tabletten, die zu einer akuten Harnverhaltung führen. Es folgt durch den Hausarzt die Krankenhauseinweisung, wo über einige Wochen eine Dialysebehandlung durchgeführt wird.
Frau F. verstirbt am 22.11.94 an Nierenversagen infolge ihrer fortschreitenden Pyelonephritis. Überlebenszeit nach Diagnosestellung des Pancreascarcinoms beträgt 3 Jahre, 7 Monate bei guter Leistungsfähigkeit bis fast zuletzt. Schmerzmittel wurden für den Tumor niemals benötigt.

Dr. med. I. Beumer, Eckwälden

Chronische Cholangitis

30-jährige adipöse Patientin mit Schmerzen im rechten Oberbauch, Ikterus und erhöhten Leberenzymen aufgrund chronischer Cholangitis und rezidivierender Cholecystitis stellt sich im November 1995 in der Sprechstunde vor.
Therapie: Vesica fellea Gl Organ-Potenzreihe D5 – D30 und **Ductus hepaticus** Organ-Potenzreihe D5 – D30, dazu **Anagallis comp., Hepar/Stannum I** und **Choleodoron**.
Verlauf: Seit 6 Jahren keine Progredienz bei Dauermedikation, 1996 wurde ein gesunder Knabe ausgetragen, weitgehende Beschwerdefreiheit.

Dr. med. I. Junge, Oldenburg

Choledochus-Carcinom

Hagerer 61-jähriger Patient mit Choledochuscarcinom und partieller palliativer Resektion des Adenocarcinoms 5/1999. Therapeutisches Ziel ist die Vermeidung der Tumorprogredienz.
Therapie: Ductus choledochus Gl Organ-Potenzreihe D5 – D30 zusammen mit **Iscucin Mali Stärke A** 2 x wöchentlich als subcutane Injektion. **Cichorium/Pancreas comp., Vitis comp.**
Verlauf: Bis zum Zeitpunkt der Berichterstattung 9/01 besteht Beschwerdefreiheit und gute Leistungsfähigkeit, das Gewicht ist konstant, kein Hinweis auf Tumorprogredienz.

Dr. med. I. Junge, Oldenburg

Migräne

Bei Behandlungsbeginn 56-jährige Patientin, die seit 15 Jahren an einer erheblichen Migräne litt. Früher seien die Anfälle 4 bis 5 mal pro Jahr aufgetreten, dann habe sich die Frequenz allmählich verstärkt, sodass die Patientin alle 2 bis 4 Wochen einen schweren Anfall hat. Die Migräne trete als linksseitige Hemikranie auf, die Patientin müsse dann Bettruhe halten, ertrage kein Licht oder Geräusch, sie sei extrem geruchsempfindlich, erbreche häufig und sie sei sehr elend. Eine Aura ist nicht eindeutig zu identifizieren. Wie häufig bei der Migräne – Prof. Egger ist ja der Auffassung, dass viele Migränen allergisch ausgelöst seien – bestehen verschiedene Nahrungsunverträglichkeiten: Datteln, Honig, Süßigkeiten und diverse Käsesorten könnten die Kopfschmerzen induzieren. Auffällig ist die Tatsache, dass während der Kopfschmerzattacken regelmäßig eine Gelbverfärbung des sonst dunklen Stuhles auftritt. Nach einem Anfall sei sie immer obstipiert, „alles stockt".

Vor 2 1/2 Jahren sei ein schwerer Autounfall mit HWS-Trauma aufgetreten, was einen erheblichen Schock ausgelöst habe, seither sei sie sehr schreckhaft, ein Einfluss auf die Kopfschmerzen sei nicht zu beobachten gewesen. Ebensowenig durch 3 Stürze auf das Steißbein. Zahlreiche frühere Behandlungsversuche waren ohne durchgreifenden Erfolg geblieben. Zeitweise habe eine Neuraltherapie geholfen, die interessanterweise zum vorübergehenden Ausbleiben der Kopfschmerzen bei weiterhin auftretenden Stuhlauffälligkeiten geführt habe. Eine homöopathische Behandlung, die auch sehr hohe Potenzen einschloss, hat nicht wesentlich geholfen. Die neurologische Untersuchung zeigte keinerlei Auffälligkeiten. Insgesamt ergibt sich das Bild einer „biliösen Migräne", wie die Alten gesagt hätten. Dieser – nach heutiger neurologischer Auffassung völlig unverständliche – Begriff weist auf den Ursprung der Migräne im Stoffwechselbereich hin, wie er auch der anthroposophischen Auffassung der Erkrankung (unter beispielsweise dem angedeuteten Konzept der Nahrungsmittelallergie) zugrunde liegt. Die Vermutung des Krankheitsursprungs im Gallenbereich wurde durch die Elektroakupunktur-Untersuchung bestätigt, welche am Gallenmeridian hohe Werte mit Zeigerabfällen zeigte, während u. a. Leber und Pancreas weitgehend unauffällig waren. Die Laboruntersuchungen ergaben lediglich eine mäßige Hypercholesterinämie und Hypertriglyceridämie, Transaminasen, γ-GT, AP waren völlig unauffällig.

Therapie: Die Patientin erhielt **Fel Gl D8** und **Chelidonium e radice D30**, wobei für letzteres nur wenig homöopathische Argumente i.e.S. angeführt werden können. Die Pflanze hat aber einen sicher unbestrittenen Bezug zur Galle. Die genannten Mittel sollten 2 x wöchentlich s.c. injiziert werden. Die therapeutische Idee war, durch **Chelidonium e radice** den im Kopfbereich an falscher Stelle übermäßig tätigen Galleprozess zu entlasten und ihn durch **Fel D8** wieder an seinen physiologisch richtigen Ort der Wirksamkeit zurückzuführen.

Ergebnis: Von der ersten Gabe an ist es nie mehr zum Auftreten eines Migräneanfalls oder der genannten Stuhlveränderungen gekommen, obgleich noch eine sehr anstrengende Zeit mit der Pflege der schwerkranken Mutter erfolgte. Die Patientin meint, die beiden Mittel täten ihr „unglaublich gut". Die Nachbeobachtungszeit beträgt nun 3½ Jahre. Zwar lässt sich wegen der Verwendung zweier gallebezogener Mittel der eindrucksvolle Behandlungserfolg nicht ganz sicher dem Organpräparat Fel zuweisen, es ist aber sehr stark zu vermuten, dass ohne dieses Mittel eine so intensive Wirkung nicht denkbar wäre, zumal eine lange Vorbehandlung durch verschiedene sehr kompetente Kollegen erfolgt war.

M. Sommer, Arzt, München

Subakute Appendizitis

14-jährige Patientin. Es bestehen Bauchschmerzen, Fieber über 39,5°C, Übelkeit, die sich bis zum Erbrechen steigert; der Bauch ist um den Nabel herum sehr druckempfindlich, das Mädchen ist sehr abgeschlagen. Im Blut über 20.000 Leukozyten.
Therapie: Da eine Operation vermieden werden sollte, wird Appendix vermiformis Gl D30 oral gegeben und der Bauch mit **Mercurialis Salbe** eingerieben. Die vorangegangene Medikation mit **Apis/Belladonna cum Mercurio** und **Cichorium/Pancreas comp.** wird abgesetzt.
Heilungsverlauf: Nach 6-maliger Gabe des Medikaments schläft die Patientin in der Nacht durch und erwacht beschwerdefrei mit 37,0°C. 2 Wochen später zeigt die Laborkontrolle 7.240 Leukos. Keine weitere Behandlung erforderlich.

Dr. med. R. Karier, Ralingen-Olk

Colitis ulcerosa

40-jährige zarte und schmale Patientin.
Diagnose: Colitis ulcerosa (koloskopisch). Seit 3 Monaten litt die Patientin an Maldefäkation, Spasmen und blutigen Stühlen.
Therapie: 2 x wöchentlich je 1 ml **Colon Gl D8** und **Berberis/Urtica urens** s.c. in die Bauchdecke; eine entsprechende Diät wurde verordnet.
Ergebnis: Nach gut 3 Monaten konnte die Behandlung beendet werden, die Colitis ulcerosa war abgeklungen; Kontroll-Koloskopie; „Darmschleimhaut makroskopisch unauffällig, nicht mehr vulnerabel." Biopsie und mikroskopische Beurteilung: „Unauffällige Darmschleimhaut".

Dr. med. T. Bollig, Speichersdorf

35-jährige Patientin.
Diagnose: Seit 9 Monaten Colitis ulcerosa.
Therapie: 4 Monate lang Behandlung mit **Mercurius vivus comp., Quercus Cortex D1, Kupfer-Salbe, rot** (Unterbauch) und **Ignatia** ohne durchschlagenden Erfolg.
Dann brachten 10 Injektionen von **Funiculus umbilicalis Gl D15** und **Tunica mucosa coli Gl D15** allmählich Beschwerdefreiheit und Abheilung der Krankheit. Wegen zu Beginn der Injektionskur auftretender Bauchkrämpfe wurde meist nur 1 x wöchentlich injiziert.
Ergebnis: Der Stuhl wurde langsam frei von Schleim und Blut. Jetzt seit 2 Wochen ohne Medikation. Der gute Zustand der Patientin hielt im Beobachtungszeitraum von fast 4 Jahren an.

Dr. med. A. Tiesenhausen, Graz

Dr. med. I. Junge, Oldenburg, berichtet summarisch über die erfolgreiche Behandlung von 10 Patienten unter 50 Jahren mit Colitis ulcerosa im Zeitraum von 7 Jahren.
Alle Patienten bekamen täglich je 1 ml **Tunica mucosa coli Gl D15 und Funiculus umbilicalis Gl D15** peroral. Weitere 5 Patienten über 50 Jahre mit radiogener Kolitis konnte Dr. Junge ebenfalls erfolgreich mit diesen Arzneimitteln therapieren.

Colon irritabile

Ein 5-jähriger hagerer Knabe.
Diagnose: Neigung zu spastischer Bronchitis, leidet seit dem 4. Lebensjahr an einem Colon irritabile. Auf die bisherige Therapie **(Ipecacuanha D4, Arsenicum album D6, Carbo Betulae comp.)** sprach die Erkrankung kaum an.
Therapie: täglich 1 Trinkampulle **Colon Gl** Potenzreihe D5-

30, dazu **Mercurius vivus comp.** Tabl.
Ergebnis: „Nach 20-tägiger Behandlung war die Erkrankung ausgeheilt, keine Rezidive traten mehr auf - nach monatelangen erfolglosen Therapieversuchen mit herkömmlichen Medikamenten."

Dr. med. I. Junge, Oldenburg

Zöliakie

Säugling im 1. Lebensjahr wird 1989 zur Therapie gebracht mit Blähbauch, Entwicklungsverzögerung, Untergewicht. Er verträgt nur Milch und bekommt Durchfälle bei Getreidenahrung. Behandlungsziel ist es, eine Verträglichkeit der Getreidenahrung zu erreichen.
Therapie: Jejunum Gl Organ-Potenzreihe D5 – D30, **Ileum Gl** Organ-Potenzreihe D5 – D30, **Tunica mucosa intestini tenuis Gl** Organ-Potenzreihe D5 – D30, **Ipecacuanha D4, Pancreas Gl D6, Digestodoron, Cichorium 5%.**
Verlauf: Der Säugling nimmt zu, die Durchfälle nehmen ab und der Stuhl formt sich, unverdaute Nahrungsreste nehmen ab; nach $^1/_2$ Jahr stufenweise vorsichtige Getreidezufuhr, die langsam gesteigert werden kann. Kind ist Anfang 1991 klinisch gesund und verträgt bis heute alle Speisen.

Dr. med. Ingo Junge, Oldenburg

Sigmoiditis

43-jährige Patientin mit Druckschmerz im linken Unterbauch und walzenförmiger Resistenz im Sigmabereich wegen Sigmoiditis. Bisher und weiterhin wird mit **Mercurius vivus comp.** behandelt.

Therapie: Colon sigmoideum Gl Organ-Potenzreihe D5 – D30, 1 Trinkampulle täglich für 10 Tage, anschließend 2x wöchentlich.
Verlauf: Nach 1 Woche sind die Beschwerden rückläufig, nach 1 Monat bestehen keinerlei Beschwerden mehr und der Befund ist über Jahre stabil.

Dr. med. I. Junge, Oldenburg

Angeborene Aplasie des Sphincter ani mit Rektumprolaps

Bei einem neugeborenen Mädchen.
Mono-Therapie: täglich 1 Trinkampulle **Anus Gl** Potenzreihe D5-30. Nach 4 Wochen war der Prolaps verschwunden, nach 8 Wochen die Sphinkterfunktion regelrecht.
Ergebnis: Nach ½ Jahr war die Bildungsstörung ausgeheilt und die Therapie konnte abgeschlossen werden.

Dr. med. I. Junge, Oldenburg

Obstipation bei M. Hirschsprung

5-jähriger Patient, Grundkrankheit: Trisomie 21. Das Kind wurde direkt nach der Geburt am Darm operiert (nähere Umstände nicht eruierbar), im Alter von 4 Monaten wurde eine M. Hirschsprung-Op. durchgeführt. Seit 2 Jahren leidet der Junge an Obstipation, die sich vor 4-5 Monaten verstärkte: „Stuhlfaulheit": Er sitzt lange und „will" nicht defäkieren. Schon nach der ersten oralen Gabe von **Rectum Gl D4** und **Plexus rectalis Gl D5** und **D30** trat eine durchgreifende Besserung ein: Das Kind kann seither - seit nunmehr 8 Monaten - täglich und ohne Beschwerden einen geformten

Stuhl ausscheiden. Normale Darmfunktion. Die Behandlung wird vorerst unverändert fortgeführt.

Dr. med. W. Schuster, Stuttgart

Angeborene Rektumstenose

8 Monate altes Mädchen.
Diagnose: Sie litt an rezidivierendem Subileus durch angeborene Rektumstenose und dadurch bedingter hochgradiger Obstipation.
Mono-Therapie: 2 x wöchentlich 1 Amp. **Rectum Gl** Potenzreihe D5-30 oral.
Ergebnis: Innerhalb eines Monats verschwand die Rektumstenose, die Stuhlentleerung normalisierte sich. Heilung.

Dr. med. I. Junge, Oldenburg

Stuhlinkontinenz

7-jähriges Mädchen.
Diagnose: Sie litt an einer - operativ entfernten - Missbildung im Rückenmarksbereich, an einer therapieresistenten Blasenlähmung und Stuhlinkontinenz. Die Schließmuskelschwäche wurde durch Manometrie und EMG objektiviert.
Therapie: Ausschließlich durch das Organpräparat **Plexus sacralis Gl D6** konnte die Stuhlinkontinenz weitgehend behoben werden.
Ergebnis: Aus dem für das Mädchen täglich belastenden Problem wurde ein seltenes, auf 1 - 2 x monatlich beschränktes Ereignis, das nur noch in Stresssituationen auftritt. Bei zweimaligem Auslassversuch trat die ursprüngliche Symptomatik wieder auf, ebenso beim Wechsel in einen anderen Potenzbereich. Die Blasenlähmung konnte nicht beeinflusst werden.

Nachbeobachtungszeit $3^1/_2$ Jahre: Die Dosierung war täglich $^1/_2$ Trinkampulle und ist seit $1^1/_2$ Jahren 3 x wöchtl. 1 Trinkampulle.

G. Soldner, Arzt, München

Harn- und Fortpflanzungsorgane

Akute Urethritis

48-jährige asthenische Patientin mit plötzlich aufgetretenem starkem Unterbauchschmerz, besonders beim Wasserlassen, die schon anderweitig erfolglos mit Urospasmon, Antibiotika, Furadantin behandelt worden war.
Diagnose: akute Urethritis (Leukos ++, Ery + im Urin - auch nach antibiotischer Therapie weiter bestehend).
Mono-Therapie: 2x wöchentlich 1 Amp. **Urethra feminina Gl D8**. Die Patientin wurde zu ausreichender Flüssigkeitszufuhr angehalten.
Ergebnis: Sie war nach 10 Injektionen beschwerdefrei, der Urinbefund normal.

Dr. med. I. Vogel-Hiemisch, Darmstadt

Iatrogene Blasenentleerungsstörung

34-jährige Patientin nach Wertheim-Meigs-Op. wegen Zervix-Ca. vor 8 Monaten. Die Patientin litt unter Harnverhaltung durch Blasenlähmung, Analsphinkter-Funktion war abgeschwächt, Sakralreflexe nicht auslösbar. Niere und ableitende Harnwege waren sonografisch o.B.
Therapie: Jeden 2. Tag wurden **Plexus pelvinus Gl D6**, **Vesica urinaria Gl D6** und **Trigonum vesicae et Musculus**

sphincter Gl D6 s.c. gespritzt. Eine homöopathische Begleittherapie mit u. a. **Hypericum D4** und **D30** wurde durchgeführt.
Erfolg nach 2-jähriger Therapie: Die Patientin kann problemlos spontan Wasser lassen, die vorher rezidivierende Zystitis tritt nicht mehr auf.

Dr. med. W. Schuster, Stuttgart

Chronische Zystitis, Reizblase

Therapie: Vesica urinaria Gl D8 zusammen mit **Plexus pelvinus Gl D6** (zwei mal wöchentlich 1 Injektion), **Argentum nitricum D20** (alle 10-14 Tage).
Ergebnis: Nach 2 Jahre lang bestehenden Beschwerden Ausheilung in etwa $^{1}/_{4}$ Jahr.

Dr. med. H.-H. Vogel†, Eckwälden

Nykturie

67-jährige Patientin mit jahrelanger Nykturie (3-4 mal pro Nacht) nach Hysterektomie.
Therapie: Vesica urinaria Gl D6, abends eine Trinkampulle für 20 Tage.
Ergebnis: Höchstens noch einmal Wasserlassen in der zweiten Nachthälfte, wenn am Vorabend zu reichlich getrunken wurde.

Dr. med. I. Beumer, Eckwälden

Blasenkarzinom

Diese drei Fälle sind Beispiele aus der Karzinom-Therapie; das entsprechende Organpräparat in tiefer Potenzierung konzentriert die Wirkung der Mistel in dem betroffenen Organ.

80-jähriger Patient mit kleinhühnereigroßem Tumor an der linken Blasenseitenwand. Die Resektion geht bis weit in die Muscularis und ergibt histologisch ein papilläres Urothelkarzinom Grad II. Nachresektion erforderlich, Telekobaltbestrahlung abgelehnt.
Therapie: Iscador Qu cum Argento nach Vorschrift zusammen mit **Vesica urinaria Gl D12**, dann **D6** als s.c. Injektion (jeden 2. Tag, nach 5 Jahren jeden 3. Tag).
Ergebnis: Kein Rezidiv. Der Patient verstirbt mit 95 Jahren an Altersschwäche.

59-jähriger Patient, operative Entfernung eines mitteldifferenzierten papillären Harnblasen-Ca. Nachresektion, 35 Telekobaltbestrahlungen, 10 Rezidiv-Operationen innerhalb der nächsten 4 Jahre.
Therapie: 1 Jahr nach der Erstoperation Beginn mit **Iscador Qu cum Argento** nach Vorschrift jeden 2. Tag, 1 Jahr später zusammen mit **Tunica mucosa vesicae urinariae Gl D6**. Nach längerer Rezidivfreiheit Vergrößerung der Injektionsabstände. Nachbeobachtungszeit 12 Jahre.

Dr. med. I. Beumer, Eckwälden

Diagnose: Ein 71-jähriger Patient war schon 3 mal wegen rezidivierendem Blasenkarzinom operiert worden. Von chirurgischer Seite wurde die plastische Herstellung einer Ersatzblase aus dem Dickdarm erwogen.
Therapie: Auf meinen Rat spritzt sich nun der Patient seit 3 Jahren **Iscador** und 2 mal wöchentlich **Vesica urinaria Gl D5** selbst.

Ergebnis: Seither ist sein Befinden gut, es trat kein Rezidiv mehr auf (fachärztlich kontrolliert). Die Behandlung wird fortgesetzt.

Dr. med. T. Raspe, Münster

Chronische Pyelonephritis

22-jährige Patientin.
Diagnose: Akuter Schub einer seit der Kindheit immer wiederkehrenden Pyelonephritis. Die Urinkultur zeigte über 10^5 E. coli/ml, im Urin Nitrit +++, Epithelien +, Leukos +. Die jetzige Erkrankung war erfolglos mit Penicillin und Tetrazyklin oral und i.v. sowie Bactrim forte vorbehandelt worden.
Therapie: 2 Wochen lang täglich 1 x 1 ml **Renes, regio pyelorenalis Gl D30/15** s.c. in Kombination mit Argentum **nitricum comp.**
Ergebnis: Es führte zu einer deutlichen Besserung des objektiven Befundes und zu Beschwerdefreiheit.

Dr. med. S. W. Kendziora, Bernried

Chronische Niereninsuffizienz

Der Untersuchung liegen therapeutische Erfahrungen bei der Behandlung von 100 Patienten mit chronischer Niereninsuffizienz zugrunde, die bekannterweise bestand oder sich durch Laboruntersuchung (insbes. Kreatinin-Wert)/ Bioelektronische Funktionsdiagnostik herausstellte. Sie wurde in Erfahrungsheilkunde Bd. 33, Heft 11, Nov. 1984 veröffentlicht. 6 Patienten waren schon vorher einmal wegen Niereninsuffizienz stationär behandelt worden, bei 94 Patienten war der Kreatinin-Wert mehr oder weniger stark erhöht. Mittels BFD-

Test wurden folgende Organpräparate für die Behandlung ermittelt: **Renes Gl D5, 6, 30; Renes, Regio pyelorenalis Gl D5, 6, 30; Ren suis D10, 30, 200** (nicht WALA); selten **Pelvis renalis Gl D6, Ren (dexter) Gl; Ren (sinister) Gl.**
Die Medikamente wurden - je nach individueller Notwendigkeit - in 1 bis 6 Serien subkutan injiziert, im Mittel 1-2 Präparate jeweils 2 x pro Woche. 36% der Patienten benötigten eine oder mehrere weitere Medikamentenserien (in der Hauptsache diejenigen mit schwereren Nierenfunktionsstörungen).
Ergebnis: Der Erfolg der Behandlung hängt vom Schweregrad der Nierenfunktionsstörungen ab. Bei 2/3 der Patienten mit latenten Nierenfunktionsstörungen (Kreatinin 1,0 - 1,49 mg/dl) normalisierte sich der zuvor erhöhte Kreatinin-Wert innerhalb ½ Jahres; 30 Patienten mit Kreatinin-Werten zwischen 1,5 und 1,99 mg/dl zeigten zur Hälfte nach dieser Zeit normale Werte; die Gruppe mit Kreatinin-Werten von 2,0 bis 5,9 mg/dl war mindestens 1 Jahr oder länger behandlungsbedürftig; von 3 Patienten mit Kreatinin zwischen 6,0 und 11,1 mg/dl brauchten 2 später wieder klinische Behandlung.

Dr. med. H. Vill, Erlangen

Labile Hypertonie bei Nierenkonstitution

Ca. 60-jährige Patientin mit privater und beruflicher Überlastung entwickelt eine labile Hypertonie (RR um 160/110), welche bei ihrer Nierenkonstitution zunächst gut mit **Nierentonikum** und abendlichen Einreibungen mit **Kupfersalbe rot** zu behandeln ist. Nach knapp 2 Jahren ergibt sich eine Zuspitzung der Belastungssituation und die Blutdruckwerte erreichen trotz dieser Arzneimittel Werte von 175/115 mm Hg.
Zusatztherapie: Renes Gl D12, 3 x wöchentlich 1 Trinkampulle und **Equisetum/Viscum**, 3 x 10 Globuli, regel-

mäßige Spaziergänge an der frischen Luft.
Verlauf: Die Blutdruckwerte sinken wieder unter 150/100.

Dr. med. Franziska Roemer, Eckwälden

Enuresis

6-jähriges Mädchen.
Diagnose: Enuresis nocturna et diurna; Mutter hatte dasselbe Problem. Seit 1 Monat nachts trocken, tagsüber weiterbestehende Inkontinenz.
Therapie: 2 Trinkampullen **Trigonum vesicae et Musculus sphincter Gl D6** wöchentlich, dazu **Thuja occidentalis Argento culta D2** und **Renes/Argentum nitricum**, ebenfalls 2 x wöchentlich. Innerhalb von 2 Wochen dauerhaft beschwerdefrei.

Dr. med. R. Karier, Ralingen-Olk

5-jähriges Mädchen.
Diagnose: Seit 2 Jahren bestehende Inkontinenz und Pollakisurie (psychosomatische Interaktion), die bisher allen therapeutischen Bemühungen (schulmedizinisch und naturheilkundlich) trotzten. Keine organischen Befunde (Rö., MCU, Endoskopie).
Therapie: Die 1-monatige Behandlung mit **Vesica urinaria Gl D8**, täglich 1 Trinkampulle, führte zur Beschwerdefreiheit.

Dr. med. L. Hochschau, Regensburg

Fibroadenom der Mamma

Diagnose: 25-jährige Patientin, Fibroadenom der linken Mamma (ca. 2 x 0,8 cm), vom Gynäkologen war eine lokale Excision vorgeschlagen.
Therapie: Mamma sinistra Gl D8 mit **Opal D12** 2 x wöchentlich s.c. in den linken Oberarm für zwei Monate.
Ergebnis: Tastbare deutliche Verkleinerung des Fibroadenoms, die den gynäkologischen Kollegen zum Verzicht auf den chirurgischen Eingriff bewegte.

Dr. med. F. Roemer, Eckwälden

Uterus myomatosus

Faustgroßer intramuraler Tumor. Die Patientin stand unmittelbar vor der Totaloperation wegen starker Blutungen.
Therapie: Tormentilla comp., täglich 1 Injektion bis zum Stehen der Blutung nach etwa 5 Tagen. **Berberis/Urtica urens**, kombiniert mit **Uterus Gl D6**, zweimal wöchentlich s.c. in den Unterbauch. Abschluss der Behandlung nach ¼ Jahr der Therapie.
Ergebnis des fachärztlichen Befundes: Das Myom hat sich zurückgebildet. Operation nicht mehr notwendig.

Dr. med. H.-H. Vogel†, Eckwälden

Descensus uteri und Harninkontinenz I. Grades

Adipöse 38-jährige Patientin zeigt unwillkürlichen Harnabgang bei Husten, Niesen und Lachen, verursacht durch einen Descensus uteri.
Therapie: Diaphragma pelvis Gl Organ-Potenzreihe D5 –

D30, 2 x wöchentlich, **Magnesium phosphoricum comp., Cantharis comp.**
Verlauf: Nach 3 Monaten besteht eine erste Befundbesserung, nach 6 Monaten ist die Patientin weitgehend beschwerdefrei mit noch geringer Senkung, nach 2 Jahren bestehen keine Symptome mehr und die Therapie wird beendet.

Dr. med. Ingo Junge, Oldenburg

Portiopolyp bei HPV-Infektion

40-jährige Patientin mit rezidivierenden Polypen am Übergang von der Portio zur Cervix uteri, HPV-Test positiv. Die papillomatösen Polypen wurden regelmäßig in $^1/_2$-jährigem Abstand chirurgisch abgetragen, beim letzten Rezidiv konnte der Eingriff wegen einer starken Entzündungsreaktion nicht durchgeführt werden.
Therapie: Thuja Argento culta Rh D3, Portio vaginalis Gl D15, Cervix uteri Gl D15, 3 x wöchentlich subcutan in den Unterbauch injiziert. Vitamin A, Betacarotin, Folsäure.
Verlauf: Bei der nächsten Kontrolle nach 4 Wochen war der Polyp verschwunden und ist in den letzten 2 Jahren nicht mehr aufgetreten.

Dr. med. Wolfgang Schuster, Stuttgart

Parametritis

51-jährige Patientin hat 1994 Schmerzen im rechten Unterbauch, die als Parametritis rechts diagnostiziert werden.
Therapie: Parametrium dextrum Gl Organ-Potenzreihe D5 – D30, für 3 Tage 2 x täglich 1 Trinkampulle, dann täglich 1 Trinkampulle für 7 Tage **Apis/Belladonna, Hepar sulfuris D6.**

Verlauf: Nach 3 Tagen besteht eine deutliche Schmerzlinderung, nach 1 Woche Beschwerdefreiheit. Kein Rezidiv seit 7 Jahren.

Dr. med. I. Junge, Oldenburg

Bartholinitis

Schmerzhaft geschwollene Glandula vestibularis major bei einer 45-jährigen Französin. Trotz chirurgischer Inzision und antibiotischer Therapie bestanden Entzündung und Schmerzen weiter, darauf erfolgte bei mir die Erstkonsultation.
Therapie: Täglich je eine Trinkampulle **Argentum/Quarz** und **Pudendum femininum Gl D12**.
Ergebnis: Sofortiges Nachlassen der Schmerzen und rasches Abheilen.

Dr. med. F. Roemer, Eckwälden

Colpitis sicca

57-jährige Patientin leidet unter einer entzündlich trockenen Scheidenschleimhaut. Es besteht ein Insulin-pflichtiger Diabetes mellitus.
Therapie: Vagina Gl Organ-Potenzreihe D5 – D30 als subcutane Injektion in den Unterbauch, begleitend wegen Hepatopathie **Anagallis comp., Cichorium/Pancreas comp.**
Verlauf: Bereits nach einer Woche ist die Vaginalschleimhaut reizlos glatt und regelrecht feucht. Die Therapie wird weitergeführt.

46-jährige Patientin mit lokaler Rötung, Pruritus und Schmerzen wegen Kolpitis. Grenzwertige Anämie mit Hb von

11,0. Uterus myomatosus.
Therapie: Vagina Gl Organ-Potenzreihe D5 – D30 1 x täglich per os, **Urtica dioica Ferro culta D2**.
Verlauf: Komplikationslose Abheilung innerhalb von 2 Wochen.

Dr. med. I. Junge, Oldenburg

Chronische Prostatitis

35-jähriger Patient.
Diagnose: Prostatitis chronica. Er war vom Urologen mit diversen Antibiotika erfolglos behandelt worden. Er habe sich im Winter beim vielen Autofahren verkühlt und bringe die Entzündung nicht mehr los.
Therapie: 6-wöchig mit **Cochlearia ex herba D3** und **Staphisagria e semine D12**, jeweils 3 x 5 Globuli täglich, brachte nur leichte Besserung. Daraufhin verordnete ich zusätzlich **Prostata Gl D30**, 1 Trinkampulle wöchentlich und **Argentum/Quarz**, 2 x 5 Globuli täglich.
Ergebnis: Nach 10 Wochen stellte sich der Patient als seit mehreren Wochen beschwerdefrei erneut vor. Nach Neuverordnung von **Prostata Gl D30** und Reduktion von **Argentum/Quarz** auf 1 x 5 Globuli täglich erreichte der Patient dauerhafte Heilung.

Prof. Dr. med. L. Maiwald, Gerbrunn

Samenleiterentzündung

30-jähriger Patient.
Therapie: Subakute Samenleiterentzündung, die vor 10 Jahren schon einmal aufgetreten und mit Trimethoprim/Sulfona-

mid behandelt worden war. Die jetzige Erkrankung war schon 4 Wochen lang mit Berberis D4, Wärme, Abstinenz und 10 Ampullen **Ductus deferens Gl D30** peroral ohne Erfolg behandelt worden, dann injizierte ich **Ductus deferens** jeden 2. Tag s.c. (Empfehlung vom homöopathischen Hausarzt) ergänzt durch **Thuja comp.**
Ergebnis: Nach 10 Injektionen war die Entzündung abgeheilt. Es blieb eine gewisse Empfindlichkeit, v. a. linksseitig, die sich in einem seltenen, leichten Ziehen äußert, das von allein wieder verschwindet.

Dr. med. vet. U. Grözinger, Goldbach

Epididymitis

39-jähriger hagerer Mann mit schmerzhafter Nebenhodenschwellung links, Eosinophilie von 7%.
Therapie: Epididymis sinistra Gl Organ-Potenzreihe D5 – D30, **Argentum metallicum praeparatum D20, Erysidoron I.**
Verlauf: Unter der Medikation kommt es zu einem kontinuierlichen Rückgang von Schwellung und Schmerzen und nach 10 Tagen ist der Patient gesund.

42-jähriger Patient mit Nebenhodenschwellung links und bekannten pathologischen Leberenzymen wegen Hepatitis B, die mit **Hepar/Stannum I** und **Anagallis comp.** behandelt werden.
Zusatztherapie: Epididymis sinistra Gl Organ-Potenzreihe D5 – D30, täglich 1 Ampulle, und **Apis/Belladonna.**
Verlauf: Die Schwellung klingt rasch ab und ist in 2 Wochen abgeheilt.

Dr. med. I. Junge, Oldenburg

Hypogenitalismus

17-jähriger adipöser Jugendlicher mit kleinen Testes und verspäteten sekundären Geschlechtsmerkmalen.
Therapie: Testes Gl Organ-Potenzreihe D5 – D30, **Hypophysis/Stannum** von 10/1999 bis 8/2000.
Verlauf: In dieser Zeit findet eine regelrechte Nachentwicklung der Hodengröße und der sekundären Geschlechtsmerkmale statt, ein für Patient und Arzt zufriedenstellendes Behandlungsergebnis.

Dr. med. I. Junge, Oldenburg

Penishypoplasie

12-jähriger adipöser Junge mit auffällig kleinem Penis.
Therapie: Penis Gl Organ-Potenzreihe D5 – D30, 1 x wöchentlich für 6 Monate im Sommer 1998, **Hypophysis/Stannum** Globuli.
Verlauf: Nach dieser Zeit besteht eine altersentsprechende, regelrechte Grösse des Organs, im weiteren Entwicklungsverlauf keine Besonderheiten.

Dr. med. I. Junge, Oldenburg

Peniscarcinom

55-jähriger adipöser Patient mit ulcerierendem, blutendem Peniscarcinom. Eisenmangelanämie. Bisher wurde erfolglos mit diversen Salben behandelt. Patient wünscht konservative Tumorremission.
Therapie: Penis Gl Organ-Potenzreihe D5 – D30, **Iscucin Pini** Stärke A im Wechsel mit **Iscucin Mali** Stärke A, 2 x

wöchentlich, auch per infusionem seit 7/2001. **Anagallis comp., Stibium metallicum D6.**
Verlauf während 2 Monaten: Die schmierigen Beläge reinigen sich, die Blutungen sistieren, keine Tumorprogredienz.

Dr. med. I. Junge, Oldenburg

Endokrinium

Diabetes insipidus neurohormonalis

Das für sein Alter hochaufgeschossene Mädchen war bei der Erstkonsultation im Frühjahr 1993 acht Jahre alt. Vor $^1/_2$ Jahr hatte es Windpocken mit einem nur schwach zutage tretenden Ausschlag und ohne Bettruhe durchgemacht. Seit 3 Monaten Polyurie tags und nachts bis zu 6 l in 24 h.
Diagnose eines Diabetes insipidus neurohormonalis, zufriedenstellende Minirin-Substitution (0,05 mg per die). Frage einer parainfektiösen Genese.
Therapie: Hypophysis/Stannum, morgens eine Amp. per os; **Hypothalamus Gl D6** und **Hypophysis Gl D4** bzw. **Neurohypophysis Gl D5** je 2 x wöchentlich abends 1 Amp. per os; **Rhus toxicodendron D30** 1 x wöchentlich 1 Amp. per os über 7 Wochen.
Verlauf: Nach einigen Wochen tritt ein papulöser Ausschlag am Rumpf ohne Fieber und ohne Hautjucken auf, der nicht unterdrückend behandelt wird. Die Mutter bringt das Mädchen alle paar Monate zur Sprechstunde, konstitutionell werden nacheinander **Calcium phosphoricum D30, Arsenicum album D30, Natrium muriaticum LM 12** verordnet. Heileurythmie: „Licht strömt aufwärts, Schwere lastet abwärts." Die Minirin-Dosis kann entsprechend dem täglich bestimmten spezifischen Harngewicht reduziert werden.

Nach 1 $^1/_2$ Jahren beträgt sie noch die Hälfte bis ein Viertel der Anfangsdosis.
Danach kommt das Mädchen nicht mehr. Eine telefonische Anfrage nach 5 Jahren ergibt, dass sie mit 13 Jahren 1,70 m groß ist, es geht ihr gut und sie hat keine konstitutionellen Schwächen mehr. Die normalerweise dem Körpergewicht proportionale Minirin-Substitution ist relativ niedrig bei 0,05 mg täglich und konstant.

Dr. med. H.-H. Vogel†, Dr. med. F. Roemer, Eckwälden

Osteopenie bei primärem Hyperparathyreoidismus

Ein 47-jähriger Patient mit Rückenschmerzen im Zusammenhang mit idiopathischem Hyperparathyreoidismus und für die Altersstufe zu starker Osteopenie (Röntgenbild). Im Blutspiegel ist das Parathormon erhöht und die Kalziumausscheidung im 24-Stunden-Urin dementsprechend hoch.
Therapie: Glandulae parathyreoideae Gl D15, 2 x wöchentlich 1 ml s.c. und **Epiphysis/Plumbum** 3 x 5 Globuli täglich. Nach der 6. Spritze hat sich der Parathormonspiegel normalisiert, die Kalziumausscheidung ebenfalls. Der Zustand des Patienten hat sich über 1 Jahr hin noch weiter verbessert, und im Augenblick warte ich noch auf die Densitometriewerte.

Dr. med. R. Karier, Ralingen-Olk

Vitiligo

Eine 28-jährige Patientin, sensibel, wärmebedürftig, mit Nierenkonstitution und heller, trockener Haut kam wegen Vitiligo an Gesicht, Händen, Armen und Oberschenkeln in

die Sprechstunde. Anamnestisch öfter Migräne, Magenbeschwerden, aktuell Liebeskummer.
Therapie: 4 Monate lang je 1 x wöchentlich **Glandula suprarenalis dextra Gl D6, Carbo Equiseti D15** und **Cuprum arsenicosum D30** brachten die Pigmentstörungen im Gesicht zum Verschwinden, die anderen weißen Flecke begannen sich vom Zentrum her zu repigmentieren.

Dr. med. H.-H. Vogel†, Eckwälden

Adrenogenitales Syndrom

35-jährige Patientin mit adrenogenitalem Syndrom. Es besteht Hypertonie (RR 180/100), Fettsucht, Gesichtsekzem, männlicher Behaarungstyp, starke Beinödeme. Seit der Diagnosestellung vor 4 Jahren bekam die Patientin Corticosteroide (zuletzt täglich 4 mg Volon), ferner zur Blutdrucksenkung Methyldopa, dazu Salureticum und Reserpin regelmäßig je 3 x täglich 1 Tbl.
Therapie: Die Corticosteroide wurden reduziert und schließlich weggelassen, ebenso die blutdrucksenkenden Mittel (danach stellte sich der Blutdruck auf RR 160/100 ein). Die Therapie bestand in **Glandulae suprarenales Gl D5**, später **D6** und **Renes Gl D8** und wurde ergänzt durch Symbioselenkung des Darmes. Durch diese Behandlung nahm die Nebenniere ihre Tätigkeit wieder auf, die Ödeme wurden ohne Saluretika ausgeschwemmt. Objektive und subjektive Heilung innerhalb ½ Jahres.

Dr. med. F. W. Hantel, Bonn

Hypothyreose nach Hashimoto-Thyreoiditis

37-jährige Patientin.
Diagnose: Seit dem 23. Lebensjahr Hypothyreose mit erhöhten Schilddrüsenantikörpern. Laborchemisch gute Substitution durch 250 µg L-Thyroxin. Sonographisch bindegewebiges Relikt der Schilddrüse.
Therapie: Glandula thyreoidea Gl D5 und **D12**, je 3 x wöchentlich ½ ml oral über 9 Monate gegeben, lässt die Substitution unter Kontrolle von T_3, T_4, TSH auf 125 µg L-Thyroxin täglich vermindern. Schilddrüsenantikörper jetzt im Normbereich.

Dr. med. F. Roemer, Eckwälden

Morbus Basedow

Die damals 57-jährige Patientin hatte als Säugling eine Lungenentzündung. Keuchhusten, Windpocken und Masern machte sie im ersten Jahrsiebt durch. Bis zum zehnten Lebensjahr war sie von einer rezidivierenden Otitis begleitet, siebenjährig Hepatitis A. Zehnjährig schwerer Unfall mit danach auftretenden rezidivierenden Kopfschmerzen. Ab dem 15. Lebensjahr Migräne. 44-jährig Operation eines Uterus myomatosus. Die Patientin ist seit ihrem 43. Lebensjahr in meiner Behandlung.
57-jährig klagt sie über vermehrte nervöse Störungen, Zunahme der instabilen/irritierbaren Emotionaliät, Herzklopfen, gelegentliche Herzstiche und Druckgefühle in der Schilddrüse. Die Schilddrüse ist diffus mittelgradig vergrößert. Im rechten unteren Pol ist ein kleiner, ca. erbsgroßer Knoten zu tasten. Mäßiggradiger Exophthalmus. Feinschlägiger Tremor der Hände. RR 140/80, Puls regelmäßig ca. 72/Min. Längere spannungsreiche Perioden prägen die Biographie. In den Monaten vor Feststellung der Erkrankung war es in ver-

schiedenen Lebensbereichen zu einer Kulmination seelischer Belastungen gekommen. Emotionale Ausbrüche häuften sich. Die Lebenssicherheit nahm ab. Der Schlaf war gut, traumreich. Über Visus- oder Gehörveränderungen wurde nicht geklagt. Die sonst ausgeprägte Geschicklichkeit ließ nach. Unangenehm war der Heißhunger, der jedoch eher zu einer Gewichtsabnahme tendierte; es bestand Vorliebe für salzig und bitter. Stuhlgang zweimal täglich, eher etwas weich. Die klinische Symptomatik, die Erhöhung von T_3 auf 4,1 (Normalwert 3-3,5), von TSH-Rezeptoren-Autoantikörpern (TAK) auf 44,4 (Normalwert 0-10,0) sicherten laborchemisch die Diagnose eines Morbus Basedow. Szintigraphisch fand sich eine Struma diffusa I mit deutlich erhöhtem Up-take (14%). Die ophthalmologische Untersuchung zeigte einen Hertelwert von 18/18 zur Basis 104 mit beidseits 2 mm Protrusio, also einen geringen Exophthalmus. Sekundärveränderungen fehlten.
Die Steigerung der katabolen Stoffwechsellage weist auf eine Versteifung der Seelenorganisation in den Stoffwechselprozessen hin. Diese leibliche Entgleisung der Seelenorganisation spiegelt sich in der Erregung der vegetativen und seelischen Symptomatik. Das Ich hat Führungsqualitäten eingebüßt und so an Einfluss auf die leibliche und seelische Tageswirksamkeit der Seelenorganisation verloren. Dieses Bild des kranken Menschen in seiner leiblichen, seelischen und geistigen Situation brauchen wir, um die Therapie zu finden.
Diese sah wie folgt aus: **Chalkosin D3** 3 x 30 Tropfen, **Thyreogutt (Lycopus virginicus)** 3 x 7 Tropfen, **Abnoba-Viscum Amygdali 20** 1 Amp. s.c. jede 2. Woche, **Thyreoidea D60** 1 Amp. s.c. monatlich. **Chalkosin** (Kupferglanz) hilft dem Ich, die Seelenorganisation in ihrer Tag-Tätigkeit im Gliedmaßenstoffwechselsystem zu begrenzen, zu gestalten und zu ordnen. Gelingt es, diese Prozesse wieder zu ordnen, wird sich auch die vegetative und seelische Labilität festigen lassen. Unterstützt wird diese Wirksamkeit durch **Lycopus virginicus**, der die Seelenorganisation geneigt macht, wieder

in gesunder Weise die Lebensorganisation zu ergreifen. Die Mistel kann in der hohen Potenzierung die in der Autoaggressivität der Erkrankung sichtbar werdenden umgestaltenden Prozesse der Lebensorganisation zurückdrängen und die Seelenorganisation ihrer eigentlichen Aufgabe im Immungeschehen wieder zuführen. **Thyreoidea** konzentriert die Heilwirkungen der genannten Substanzen an dem Ort, wo sich leiblich das Krankheitswesen manifestiert, in der Schilddrüse.

Subjektiv trat nach ca. sechs Wochen ein langsamer, aber stetiger Rückgang der auch mit unterschwelliger Angst einhergehenden Erregung ein. Die zunehmende Stabilisierung schlug sich allerdings lange Zeit nicht in einer Änderung der TSH- und T_3-Werte nieder. Erst nach sieben Monaten betrug T_3 3,2; TSH unverändert 0,00. Nach zwölf Monaten hatten sich T_3 normalisiert und die TAK auf 28,9 reduziert. Alle Werte (TAK, T_3 und TSH) waren dann nach zwei Jahren im Normbereich und sind es bis heute (nach fünf Jahren) geblieben. Allerdings lag zwischen der Laboruntersuchung mit dem letzten pathologischen Befund und der Erhebung des normalen Befundes eine Zeit von acht Monaten. Arbeitsunfähigkeit war nie eingetreten, was sicher auch mit der inneren Verbindung mit der beruflichen Aufgabe zusammenhing. Die innere Auseinandersetzung mit der Krankheit und den Fragen über die Hintergründe des Krankwerdens haben mich als begleitenden Arzt die Signatur einer Geburt in eine neue Lebensstufe erleben lassen.

Literatur:

Rudolf Steiner: Anthroposophische Menschenerkenntnis und Medizin, GA 319, 10. und 11. Vortrag

Matthias Girke: Die Schilddrüse, Merkurstab 1995/Heft 5 und 6.

Diese Krankengeschichte erschien bereits im Merkurstab 4/1996

Dr. med. H. Werner, Niefern

Mangelnde Milchbildung

Eine 30-jährige Zweitgebärende klagte eine Woche nach der Geburt über schmerzhafte Rhagadenbildung an den Mamillen bei gleichzeitig deutlich zu geringer Milchbildung.
Therapie: Es wurde geraten, mehrfach täglich **Mundbalsam flüssig** auf Mamille und Areola sanft einzumassieren und **Mamma dextra Gl D6** (es hätte sicher auch sinistra sein können) abends 1 Amp. oral einzunehmen.
Ergebnis: Es kam nicht nur zu einer raschen Schmerzbefreiung und Abheilung der Rhagaden, sondern auch nach 2 Tagen zu einer ganz erheblichen Vermehrung des Milchflusses. Während der gesamten Stillzeit von 9 Monaten traten keine wesentlichen Probleme mehr auf.

M. Sommer, Arzt, München

Regeltempo-Störungen

Bei einer 41-jährigen kinderlosen Patientin mit kleinem Uterus-Myom stellte sich vor 3 Monaten plötzlich eine Polymenorrhoe ein. Sonografisch regelrechte Ovarien beidseits.
Die Therapie mit 2 x 10 Globuli **Ovaria comp.** (Ovaria Gl D8, Argentum metallicum D6, Apis regina Gl D6) täglich regulierte den Zyklus innerhalb von 5 Wochen wieder auf 28/4 Tage ein.

Bei 3 weiteren Patientinnen im Alter von 31, 41 und 44 Jahren wurden Zyklusstörungen (Oligo-, Poly- und Dysmenorrhö) erfolgreich mit **Ovaria comp.** Globuli behandelt. Der Zyklus normalisierte sich spätestens nach 2 Monaten, obwohl bei 2 der Patientinnen die Störungen schon seit 1 1/2 Jahren bestanden und in 2 Fällen kleinere Uterus-Myome vorlagen. Im 2. Fall wurde ausschließlich mit dem o.g.

Präparat behandelt, in den beiden anderen Fällen kamen **Magnesium phosphoricum** und **Quarz D8** (während der Blutung) bzw. **Graphites D15** und **Menodoron** als Begleitmedikation hinzu.

Dr. med. B. Maris, Krefeld

Depression nach Hysterektomie

Bei einer 47-jährigen Patientin hatten sich nach myombedingter Hysterektomie Nervosität, Depression, Schlafstörungen, Leistungsminderung und reduzierte Libido eingestellt. **Therapie:** 1 monatliche Injektion **Uterus Gl D30** führte nach und nach innerhalb 2 Jahren zu einer Besserung der klimakterischen Beschwerden, die depressive Verstimmung klang nach der 1. Injektion schon ab und trat nicht wieder auf.

Dr. med. W. Schuster, Stuttgart

Migräne und klimakterische Beschwerden nach Hysterektomie

Eine 56-jährige Patientin leidet seit über 40 Jahren an migräneartigen stärksten Kopfschmerzen mit allen Begleitsymptomen, die sich nach Hysterektomie vor 20 Jahren noch verstärkten; seitdem auch klimakterische Beschwerden. Daneben besteht eine knotige Struma (Stadium II).
Therapieverlauf: Die vorherige Medikation mit Avamigran wurde beibehalten, dazu alle 4 Wochen **Uterus Gl D30** s.c. injiziert. Nach 7 Monaten hatte die Häufigkeit und Stärke der Migräneanfälle deutlich abgenommen, die klimakterischen Beschwerden waren gebessert. Doch leidet die Patientin noch unter abgeschwächten Kopfschmerzen.

Dr. med. W. Schuster, Stuttgart

Klimakterische Beschwerden nach Ovario-Hysterektomie

59-jährige, psychisch robuste Patientin kommt wegen Hitzewallungen und Nachtschweißen, die sie 3 x pro Nacht zum Wechseln des Nachthemdes führen. Vor 8 Jahren war eine operative Entfernung von Uterus und Ovarien wegen Myomen erfolgt, was die Symptomatik auslöste. Verschiedenste homöopathische Einzelmittel brachten praktisch keine Erleichterung. **Therapie und Verlauf:** Im März 2000 gab ich **Ovaria Gl** und **Uterus Gl D30**, jeweils 3 x wöchentlich abends als Trinkampulle. Die Hochpotenz sollte ein mehr ideeller Ersatz für die nicht mehr vorhandenen Organe sein, sie half für 2 Monate phantastisch und die Patientin schlief nachts ruhig ohne Kleiderwechsel. Mai 2000 gab ich **Ovaria** (bzw. **Ovarium dextrum/sinistrum**) und **Uterus Gl D6**, 3 x wöchentlich als Trinkampulle, in der Absicht, mehr organartig funktionell zu wirken, was die Symptome bis September sehr zufriedenstellend besserte. Nach erneutem Rückfall wechselte ich auf die **Organ-Potenzreihe Gl D5 – D30** der beiden Einzelmittel, um das gesamte Aktionspotential der Potenzreihe zu nutzen, was wiederum besserte, vermehrt bei den Tiefpotenzen. Januar 2001 verlangte die Patientin wieder Hilfe, worauf ich **Hypophysis D12** hinzufügte, um die offensichtlich immer noch bestehende Überreaktion der Hypophyse zu dämpfen. Mit dieser Medikation verbrachte die Patientin einen sehr guten Sommer und konnte erstmals wieder in Ferien verreisen. Der darauf folgende Rückfall wurde im November 2001 mit **Hypophysis Gl D30** und **Glandula suprarenalis (Cortex) Gl D15** abgefangen, und ich bin nun selbst gespannt auf die folgende Entwicklung dieses für mich spannenden Falles. Mit der Patientin habe ich jeweils nur kurze, sehr sachliche Kontakte. Sie kommt aus dem ländlichen Milieu und ist gut verankert in ihrer Tätigkeit und Familienstruktur, sodass mir eine jeweilige Besserung durch das Gespräch als unwahrscheinlich erscheint.

Dr. med. F. Roemer, Eckwälden

Bewegungsapparat

Angeborene Hüftgelenksdysplasie

Jetzt 6-jähriges Mädchen mit angeborener Hüftgelenksdysplasie. Alle Behandlungsversuche - Pavlik-Bandage, Gipsbett; 4 Operationen - konnten dem Kind nicht zur Gehfähigkeit verhelfen.
Therapie: Articulatio coxae Gl, Articulatio genus Gl und **Articulatio talocruralis Gl**, je 2 x 1 Trinkampulle wöchentlich, jeweils Potenzreihe D5-30.
Ergebnis: Nach ½ Jahr Beginn der Gehfähigkeit; inzwischen nur noch geringe Coxa valga und Genu valgum. Vollständige Gebrauchsfähigkeit des Gehapparates: Einbein-Hüpfen gut durchführbar, Gangbild fast unauffällig.

Dr. med. I. Junge, Oldenburg

1-jähriges Mädchen mit angeborener Hüftgelenksdysplasie bds. mit deutlicher Abspreizhemmung. Tragen einer Spreizhose über 3 Monate ohne Erfolg.
Mono-Therapie: 2 x wöchentlich 1 Trinkampulle **Articulatio coxae Gl** Potenzreihe D5-30.
Ergebnis: Nach etwa 1 Jahr besteht heute kein Unterschied im Hüftbefund zu altersgleichen Kindern. Objektive Heilung, die Therapie kann als abgeschlossen betrachtet werden. Kontrollen nur noch im üblichen Vorsorgeprogramm erforderlich.

Dr. med. I. Junge, Oldenburg

Dr. Junge hat innerhalb von 7 Jahren 15 Kleinkinder mit Hüftgelenksdysplasien erfolgreich behandelt, meist mit **Articulatio coxae Gl** als einzigem Präparat.
Bei ca. 30 älteren Menschen behandelte Dr. Junge Coxarth-

rose erfolgreich, dabei wurde das Präparat anfangs täglich, später 2 x wöchentlich oral eingenommen. Zum Einsatz kam jeweils die Potenzreihe D5-D30.

Bursitis articulationis coxae

58-jährige Patientin mit orthostatischer Dysregulation und seit November 1997 bestehenden Schmerzen im linken Hüftgelenk mit Ausstrahlung bis ins Knie. Schmerzen vermehrt nachts und bei Bewegung, besser durch Wärme. Die Untersuchung ergab V. a. Arthritis des linken Ileosakralgelenks.
Therapie: (Januar-April 1998): **Bryonia D3, Stannum D3** per os, **Articulatio sacroiliaca Gl D5**, 3 x wchtl. 1 Trinkampulle. Anschließend Zeel-Amp. und **Cartilago/ Mandragora comp.** Glob., weiter **Kalium carbonicum D6.** Da keine wesentliche Besserung eintritt, erfolgt Ende April 1998 eine Röntgenuntersuchung: ISG o.B., leichte Coxarthrose, Hüftgelenksbursitis links.
Therapie jetzt **Bursae articulationis coxae-Komplex Gl D10** und **Apis D3.** Nach einer Injektion und zwei weiteren oralen Gaben ist die Patientin beschwerdefrei.

Dr. med. Brettschneider, Stuttgart

Leistenhernie

Ein 50-jähriger Patient mit Leistenhernie links wurde ausschließlich mit täglich 1 Trinkampulle **Musculus rectus abdominis Gl D5** behandelt. Nach 3 Wochen machte die Hernie keine Beschwerden mehr. Im weiteren Verlauf wurde während eines Vierteljahres 2 x wöchentlich 1 Trinkampulle eingenommen.

Ergebnis: Die Bruchpforte wurde dadurch fest, es ist keine Vorwölbung mehr zu sehen. Eine Operation ist nicht mehr erforderlich.

Dr. med. I. Junge, Oldenburg

Bei einem 8-jährigen Knaben mit angeborener Leistenhernie links schloss sich die Bruchpforte durch Einnahme von 2 x 1 Trinkampulle **Musculus rectus abdominis Gl D5** wöchentlich innerhalb von 1 $^1/_2$ Jahren.

Dr. med. I. Junge, Oldenburg

Zusammenfassend berichtet Dr. Junge über die erfolgreiche Behandlung von 10 Kleinkindern und Kindern mit Leistenhernie mit **Musculus rectus abdominis Gl D5** im Zeitraum von 7 Jahren. Ebenso wurden ca. 15 Patienten mit Nabelhernie und ca. 10 Patienten mit Rektusdiastase mit gutem Erfolg mit o.g. Präparat behandelt (immer perorale Verabreichung von in der Regel 2 x 1 Ampulle wöchentlich).

Genu valgum

Ein jetzt 3-jähriges Kleinkind mit Genu valgum bds. wurde 1 Jahr lang ausschließlich mit 2 x wöchentlich 1 Trinkampulle **Articulatio genus Gl** Potenzreihe D5-30 behandelt. Objektive Heilung, subjektiv beschwerdefrei. Bei regelrechtem Gangbild nach einem Behandlungszeitraum von 1 Jahr (im 1. Lebensjahrsiebt!) keine pathologischen Befunde mehr nachweisbar.

Dr. med. I. Junge, Oldenburg

Ein jetzt 6-jähriges Mädchen mit stark ausgeprägtem Genu valgum bds. wurde 3 ½ Jahre lang allein mit **Articulatio genus Gl** Potenzreihe D5-30, 2 x wöchentlich 1 Trinkampulle behandelt. Nach 1 Jahr hatte sich der Befund und die Gehbehinderung deutlich gebessert, nach 3 Jahren war kein pathologischer Befund der Kniegelenke mehr nachweisbar.

Dr. med. I. Junge, Oldenburg

Ein zu Beginn der Behandlung 2-jähriges Mädchen mit Genu valgum bds. bekam gut 3 Jahre das Präparat **Articulatio genus Gl** Potenzreihe D5-30 oral. Unter der Mono-Therapie wurde das Gangbild regelrecht, heute besteht kein pathologischer Befund mehr. Es ist keine weitere Behandlung erforderlich.

Dr. med. I. Junge, Oldenburg

Im Zeitraum von 7 Jahren behandelte Dr. Junge 25 Kleinkinder mit Genu varum bzw. valgum erfolgreich mit dem Präparat **Articulatio genus Gl** Potenzreihe D5-30. In der Regel handelte es sich um Monotherapie.
Des weiteren wurden ca. 50 ältere Menschen mit Gonarthrose mit gutem Erfolg mit diesem Medikament - oral eingenommen - behandelt.

Kombinierte Beinfehlstellungen beim Kind

Ein 2-3 Jahre altes Bübchen mit Knick-Sichel-Füßen, Genu valgum permagna wurde ohne Therapiepause über 1 Jahr mit 2 x wöchentlich 1 Trinkampulle von **Articulatio talocruralis Gl** und **Articulatio genus Gl** (jeweils Potenzreihe D5-30) behandelt.
Ergebnis: Danach war keine Deformität mehr nachweisbar und das Kind beschwerdefrei.

Dr. med. I. Junge, Oldenburg

Ein heute 8-jähriges Mädchen kam zweijährig erstmals in meine Sprechstunde mit Coxa valga, Genu valgum und Knickfüßen bds. Infolge der Fehlstellungen war das Kind gehbehindert.
Therapie: Das Kind bekam die Organpräparate **Articulatio coxae Gl**, - **genus Gl** und - **talocruralis Gl** jeweils 2 x wöchentlich oral. Nach 4 Jahren war der Befund deutlich gebessert, das Kind beschwerdefrei.
Nach jetzt 6 Jahren sind Beweglichkeit, Belastbarkeit und Stellung der drei Gelenke regelrecht.

Dr. med. I. Junge, Oldenburg

Dr. Junge behandelte innerhalb von 7 Jahren mit der Potenzreihe D5-30 des Präparates **Articulatio talocruralis Gl** ca. 30 Kinder mit Knickfüßen mit gutem Erfolg. 10 Erwachsene mit Sprunggelenkverletzungen wurden ebenfalls auf diese Weise erfolgreich behandelt.

Oberschenkelkopfnekrose bei einem 6-jährigen Knaben.
Diagnose der Kinderorthopädischen Klinik Stuttgart Olga-Hospital im Dezember 1988: Morbus Perthes III.
Dortige Therapie: Mainzer Schiene, die bei dem lebhaften Jungen ihren Zweck nicht erfüllen konnte.
Medikamentöse Therapie des Hausarztes: **Articulatio coxae Gl D6** und **D8**, **Periosteum Gl D8** je 3 x wöchentlich, **Hypophysis/Stannum** 2 x wöchentlich.
Ergebnis: Januar 1990 Röntgen a.-p.-Aufnahme, rechte und linke Hüfte: Zunahme des Wiederaufbaus des Hüftkopfes; Metaphysen-Beteiligung nicht mehr nachweisbar. Prognose: Der Hüftkopf wird eine fast normale Höhe entwickeln.

Dr. med. H.-H. Vogel†, Eckwälden

Schultergelenk-Kapselschrumpfung

Ca. 70-jähriger Patient klagt in 9/1999 über Schmerzen und praktisch vollständige Bewegungsunfähigkeit im linken Schultergelenk. Der verbleibende Bewegungsradius des Gelenkes ist ca. 1 cm. Eine Mobilisierung unter Vollnarkose möchte der Patient vermeiden.

Therapie: Nach einer Vorbehandlung mit **Articulatio humeri Gl D12** erhält er dienstags eine s.c. Injektion mit **Membrana synovialis Gl D12** und **D6**, freitags mit **Mesenchym Gl D12** und **D6**. Jedes Mal werden **Viscum Mali D12** und **Hypophysis/Stannum** der Mischinjektion hinzugefügt, abendliche Einreibungen erfolgen mit **Viscum Mali**, 3% Unguentum.

Verlauf: Im Januar erscheint der Patient mit frei schwingendem, kreisendem Arm. Eine Nachbehandlung erfolgt mit den Organpräparaten in der nächsttieferen Potenzstufe und **Equisetum/Stannum**. Im April 2000 ist der Patient beschwerdefrei und die Therapie beendet.

Dr. med. Franziska Roemer, Eckwälden

Humeruskopf-Mehrfachfragmentfraktur

61-jährige Patientin erleidet 11/1999 bei einem Treppensturz eine Mehrfachfragment-Fraktur des Humeruskopfes mit deutlicher Verschiebung im Röntgenbild links, die konservativ mit Gilchristverband und einer frühfunktionellen krankengymnastischen Übungsbehandlung behandelt wird. Der behandelnde Orthopäde erwartet spätere Durchblutungsstörungen des Humeruskopfes und eine deutliche verbleibende Bewegungseinschränkung, besonders überhorizontal.

Therapie: Periosteum Gl von der **D30** absteigend zur **D5**, jede Potenzstufe 2x wöchentlich als Trinkampulle für

2 Wochen, **Symphytum comp.** Globuli 2 x täglich und **Phosphor D8**, 1 x wöchentlich als Trinkampulle für 10 Wochen. Die Phosphorgabe löst vorübergehend Schmerzen aus. Später tägliche Einreibungen mit **Solum Salbe**.
Verlauf: 6/2000 hat die Patientin eine Bewegungsfähigkeit von etwa 90%, die Krankengymnastik ist durch 1 x wöchentlich Solebad-Schwimmen abgelöst. Die Verschiebung im Röntgenbild ist nicht mehr zu sehen und die Ossifikation regelrecht.

Dr. med. Franziska Roemer, Eckwälden

Epikondylitis

43-jähriger, anderweitig mit Cortison vorbehandelter Patient mit beidseitiger Epicondylitis humeri. Durch jahrelange Schonhaltung, insbesondere des rechten Armes, hatte sich schon eine Muskelatrophie entwickelt.
Therapie: Ich injizierte 1 x wöchentlich s.c. am Ellenbogen je 1 Ampulle **Periosteum Gl D15** und **Symphytum comp.**
Ergebnis: Nach 2 $^1/_2$ Wochen konnte der Patient beschwerdefrei seine seit 4 Jahren infolge der Erkrankung der Ellenbogengelenke vermiedene Gartenarbeit wieder aufnehmen. Heute zeigt der rechte Arm keine sekundäre Atrophie mehr. Nur bei heftigen Supinationsbewegungen besteht noch eine geringgradige Schmerzhaftigkeit.

Dr. med. B. Sanchez-Segura, Madrid

Tendovaginitis stenosans

86-jährige Patientin hat am Ringfinger der rechten Hand zunehmend starke Schmerzen, besonders beim Biegen, der

Finger kann in der Beugehaltung stecken bleiben mit anschließendem Schnapp-Phänomen.
Therapie: Vaginae synoviales tendinum Gl D30, Amnion Gl D12, Formica rufa Gl D30, Ruta graveolens D6, Symphytum comp., von dem Gemisch in einer 5-ml-Spritze täglich 3 x 1ml per os.
Verlauf: Die Beschwerden bessern sich zunächst langsam, aber kontinuierlich, bis sie nach 1 Monat verschwunden sind. Dieselbe Patientin leidet nach einem Herzinfarkt vor 20 Jahren immer wieder an v.a. nächtlichen Stenocardien. Eine Zusatzbehandlung mit **Plexus coronarius cordis Gl D15, Plexus cardiacus Gl D 15, Arteria coronaria Gl D8** und **Myocardium Gl D5** bessert die Beschwerden und wird wieder verlangt.

Dr. med. F. Roemer, Eckwälden.

Eine 72-jährige Patientin kommt am 6. 6. 2000 in die Sprechstunde mit einer Tendovaginitis stenosans am linken oberen Daumengelenk. Sie klagt über Schmerzen und Behinderungen bei der täglichen Hausarbeit. Es bietet sich bei der Untersuchung das typische Schnapp-Phänomen und ein Knarren über der Sehne. Der Patientin wurde dringend zur Operation als einziger Möglichkeit geraten. Wir begannen dennoch lieber mit einer Injektionsbehandlung als schonenderer Maßnahme.
Therapie: Es wurden 2 x wöchentlich s.c. lokale Injektionen von **Tendo/Allium cepa comp.** mit **Vaginae synoviales tendinum Gl D8** und **Stannum metallicum 5% Salbe** zum Einreiben verordnet.
Verlauf: Nach 10 Injektionen war die Patientin vollständig beschwerdefrei und blieb es bis heute (3/2002).

Dr. med. I. Beumer, Eckwälden

Beginnende traumatische Oberschenkelkopfnekrose

45-jähriger Patient.
Diagnose: Laut Röntgenaufnahme beginnende avaskuläre Oberschenkelkopf-Nekrose nach Beckenfraktur und beginnende Atrophie und Schwäche der Muskulatur im rechten Bein nach Unfall im vorangegangenen Jahr.
Therapie: Articulatio coxae Gl D6, Equisetum/Stannum und **Nervus ischiadicus Gl D6** sowie **Levisticum e radice D6**, 2 x wöchentlich 1 Injektion.
Ergebnis: Erneute Röntgenaufnahme 1/2 Jahr später ergibt keine Anzeichen mehr für die Oberschenkelkopfnekrose rechts.

Dr. med. H.-H. Vogel†, Eckwälden

Osteochondritis dissecans

Erfolgreiche Behandlung einer Osteochondritis dissecans im Bereich des Sprunggelenkes mit folgenden Präparaten: **Articulatio talocruralis comp.** (mit den Organbestandteilen Articulatio talocruralis Gl, Articulatio subtalaris Gl, Tendo Gl, Nervus ischiadicus Gl und Periosteum Gl) im Wechsel mit dem Präparat **Symphytum comp.** Durch diese Behandlung kam es zur Abheilung des noch nicht völlig sequestrierten Knochenknorpelanteils.

Dr. med. H.-H. Vogel†, Eckwälden

Osteogenesis imperfecta

Bei einem 6-jährigen Kind häufige Frakturen.
Therapie im wesentlichen **Hypophysis/Stannum** im Wechsel mit **Phosphorus D12** und **Periosteum Gl D6**.

Ergebnis: Unter dieser Behandlung völlige Ausheilung, keine Frakturen mehr, die bereits bestehenden Deformierungen bildeten sich zurück. Bei weiteren ähnlichen Fällen von Osteogenesis imperfecta gute Beeinflussbarkeit der Erkrankung mit dieser Behandlung.

Dr. med. H.-M. Stellmann, Bad Aibling

- 1992 geborener Junge mit Osteogenesis imperfecta und endogenem Ekzem. Er hatte multiple Frakturen, eine schwere Instabilität der Wirbelsäule mit Skoliose. Deswegen war er in kontinuierlicher orthopädischer Versorgung, trug ein Korsett.

Therapie: Columna anterior Gl Organ-Potenzreihe D5 – D30, **Columna posterior Gl** Organ-Potenzreihe D5 – D30, jeweils 2 x wöchentlich. Die Präparate wurden ausgewählt, um von den nervösen Zentren im Vorder- und Hinterhorn des Rücken-marks aus die Trophik anzuregen und die Stabilität der Wirbelsäule zu verbessern. Zusätzlich **Glandulae suprarenales comp., Anagallis comp.**

Verlauf: Es tritt eine zunehmende Stabilisierung der Wirbelsäule ein, sodass das Kind gehen lernt. Der Entwicklungsrückstand nimmt deutlich ab. Die vor 6 Jahren begonnene Therapie wird weiter fortgeführt.

- 1987 geborenes Geschwisterkind mit ebenfalls Osteogenesis imperfecta.

Starke Wirbelsäulen-Deformität, das Kind sitzt mit Korsett im Rollstuhl und wird regelmäßig orthopädisch versorgt.

Therapie: Columna anterior Gl Organ-Potenzreihe D5 – D30, **Columna posterior Gl** Organ-Potenzreihe D5 – D30, jeweils 2 x wöchentlich. **Anagallis comp., Hypophysis/ Stannum.**

Verlauf: Untersuchung und Röntgenkontrollen zeigen eine langsame Aufrichtung der Skoliose. Die Wirbelsäule wurde zunehmend stabiler, sodass 1997 eine Verschraubungsoperation möglich wurde. Die Therapie wird fortgeführt.

Dr. med. I. Junge, Oldenburg

Verzögerte Frakturheilung

Eine bei Behandlungsbeginn knapp 14-jährige Patientin zog sich beim Saltospringen eine komplette Fraktur des linken Unterarms zu. Nach 4-monatiger Behandlung mit Oberarm-Rundgips durch Universitätsklinik war noch keine Frakturheilung erkennbar, Osteosynthese war geplant.
Therapie: Hypophysis D6 Dil. 3 x 7 Trpf., **Symphytum comp.** und **Periosteum Gl D6.**
Nach 4 Wochen sind im Röntgenbild zunehmende Kallusbrücken an Elle und Speiche erkennbar: Keine Op.-Indikation mehr, Gips wird entfernt. Telefonische Rücksprache mit den Eltern nach weiteren 4 Wochen ergab, dass die Uni-Klinik die Behandlung der fast verheilten Fraktur beendet hatte.

Eine 56-jährige Patientin hatte vor einem halben Jahr eine komplette linksseitige Unterschenkelfraktur erlitten. Der Bruch war in der Therapie durch die unfallchirurgische Universitätsklinik reaktionslos geblieben, zeigte keine Kallusbildung. Es bestand wegen der langen Zeit der Ruhigstellung Osteoporose in Gelenknähe. Der linke Unterschenkel war leicht überwärmt, zeigte etwas Glanzhaut. Osteosynthese war geplant.
Therapie: Periosteum Gl D5 und **Symphytum comp.**, 3 x wchtl. injiziert.
Heilungsverlauf: Schon nach 3 Wochen deutliche klinische Besserung, die sich nach 7 Wochen im Röntgenbild zeigt. Nach weiteren 6 Wochen ist im Röntgenbild eine deutliche Kallusbildung zu sehen, der Frakturspalt fast verschlossen; volle Belastung des Unterschenkels möglich.

Ein 13-jähriger Patient hatte bei einem Skiunfall einen Spiralbruch des linken Schienbeins erlitten, der über 4 $^1/_2$ Wochen erfolglos konservativ mit Oberschenkel-Liegegips behandelt worden war: keine Kallusbildung erkennbar; Küntscher-Marknagelung geplant.
Therapie: Periosteum Gl D6, 3 x wchtl. inj. und **Symphytum comp.**, 3 x 10 Globuli täglich. Der Rundgips wird entfernt, Gipsschiene angelegt; Krankengymnastik.
Heilungsverlauf: Rö.-Kontrolle nach 1 Monat zeigt deutliche Überbauung der Bruchstelle; Gipsschienung wird weggelassen, Krücken. Nach weiteren 3 Wochen Bein voll belastbar. 8 Monate später zeigt das Röntgenbild leichte Antekurvationsstellung und leichte Varus-Fehlstellung, die absolut tolerabel sind. Frakturspalt nicht mehr nachweisbar.

Dr. med. M. Hübner, Facharzt f. Orthopädie, Neunkirchen

46-jährige Patientin erlitt am linken Fuß eine Kalkaneus-Fraktur, die osteosynthetisch mit Platte und Schrauben versorgt wurde. Da die Patientin an Retinitis pigmentosa mit starker Sehbehinderung leidet, war sie durch die Fraktur zusätzlich erheblich gehandicapt und an schnellstmöglicher Mobilisierung interessiert.
Therapieverlauf: Bisher 2-jährige Behandlung mit **Periosteum Gl D6-D30**, **Symphytum comp.**, Krankengymnastik und schließlich Einlagenversorgung halfen zur ungewöhnlich schnellen Mobilisierung und Wiedererreichen der Gehsicherheit ohne Hilfsmittel. So konnte die Patientin schon nach 5 $^1/_2$ Monaten wieder ihre Berufstätigkeit aufnehmen - bei sonst mindestens 8 Monate dauernder Ruhigstellung nach Kalkaneus-Fraktur. Diverse Röntgenaufnahmen der mitbeteiligten Orthopäden dokumentieren den deutlich beschleunigten Heilverlauf, der die Kollegen begeisterte.
Derzeit wird reduziert mit **Periosteum Gl D30** (ca. 1 ml i.c. alle 2-4 Wochen) weiterbehandelt, um auftretende Schmerz-

zustände zu beseitigen. Überhaupt konnte im ganzen Verlauf auf Schmerzmittel vollständig verzichtet werden - abgesehen von der postoperativen Versorgung im Krankenhaus. Eine Empfindlichkeit bei Wetterwechseln ist geblieben.

Dr. med. E. Knittel, Neu-Isenburg

Discusprolaps

Ein 35-jähriger Patient mit Wurzelkompressions-Syndrom auf der Grundlage multipler Bandscheibendegeneration wurde 3 Jahre lang mit **Disci intervertebrales (lumbales) Gl D6**, 3 x wöchentlich 1 Injektion behandelt.
Anamnestisch Rachitis, M. Scheuermann, Paralyse. Der Patient hatte als Folge seiner Scheuermann-Erkrankung diverse Kuren und Krankenhausaufenthalte hinter sich, welche das schwere Beschwerdebild nicht nachhaltig zu beeinflussen vermochten: Er stand bei Therapiebeginn kurz vor der Berentung. Begleitend wurden **Calcium fluoratum** und **Calcium phosphoricum**, jeweils **C30**, gegeben.
Ergebnis: Heute ist der Patient in der Lage, alle Arbeiten zu verrichten, Heben schwerer Lasten ausgenommen. Er ist arbeitsfähig.

Dr. med. M. L. Kohl, Uchte

Zusammenfassend berichtet Frau Dr. Kohl über die Behandlung von 8 Erwachsenen mit Diskus-Degeneration und 12 Patienten mit Diskus-Prolaps, die mit gutem Erfolg innerhalb von etwa 5 Monaten die Präparate **Disci intervertebrales (lumbales)** bzw. **(cervicales)** bzw. **(thoracici)** gequaddelt oder als Trinkampulle erhielten.

45-jähriger Patient mit sequestriertem Nukleus-Prolaps L_5/S_1 links (computertomografische Diagnose). Der Patient klagt über Schmerzen der Lendenwirbelsäule mit Ausstrahlung ins linke Bein: sehr schmerzhafte Ischialgie. Seelischer Druck am Arbeitsplatz. Klinische Untersuchung ergibt Lasègue bei 20°, Achillessehnenreflex links abgeschwächt, Sensibilitätsstörung entsprechend S_1 links.

Therapie: Für 3 Wochen **Nervus ischiadicus Gl D30**, 3 x wöchtl., dazu je nach Schmerzzustand des Patienten **Aconitum comp., Disci comp. cum Argento** und **Arnica/Levisticum D3** zwischen die Schulterblätter; **Solum uliginosum comp.** i.v. Zu Beginn Bettruhe, Stufenhaltlagerung, ab Besserung zunehmende Mobilisation, später Schlingentisch und Krankengymnastik.

Diese Therapie führte nach und nach zu entscheidender Besserung (Lasègue schon nach 2 1/2 Wochen 60°, nach 6 Wochen negativ; ASR dann auch wieder seitengleich): Arbeitsfähigkeit nach 8 Wochen, noch geringgradiger Bewegungsschmerz nach 11 Wochen. Krankengymnastik wird weiter fortgeführt.

Dr. med. M. Hübner, Facharzt f. Orthopädie, Neunkirchen

Dr. Hübner berichtet des weiteren über 2 ähnlich gelagerte Fälle von CT-gesichertem Nukleus-Prolaps bzw. - Protrusion, wobei sich unter ähnlicher Medikation der Zustand des Patienten mit Protrusion im Verlauf von 6 Wochen der Normalität wieder weitgehend annäherte, während der Patient mit Prolaps innerhalb von 2 Monaten weitestgehende Besserung erfuhr. Allerdings war auch der Patient mit Protrusion nach 1 Monat wieder arbeitsfähig.

Kyphoskoliose der BWS

Ein 15-jähriger, hochaufgeschossener (205 cm) und schnell wachsender hagerer junger Mann entwickelt eine Haltungsschwäche und Kyphoskoliose mit Rückenschmerzen.
Therapie: Disci intervertebrales thoracici Gl Organ-Potenzreihe D5 – D30 zusammen mit **Magnesium phosphoricum comp.**, im Anschluss **Disci comp. cum Stanno.** Die Therapie geht von Juli 97 bis Oktober 98. Zusätzlich Krankengymnastik und Heileurythmie.
Verlauf: Nach 3 Monaten bestehen keine Rückenschmerzen mehr, nach 1 Jahr ist die Haltung normalisiert und bleibt es dauerhaft.

Dr. med. I. Junge, Oldenburg

Morbus Scheuermann der mittleren BWS

17-jähriger junger Mann mit Schmerzen im BWS-Bereich wegen Adolescentenkyphose.
Therapie: Vertebra thoracica Gl Organ-Potenzreihe D5 – D30 2 x wöchentlich, **Magnesium phosphoricum comp., Disci comp. cum Stanno.** Krankengymnastik.
Verlauf: 4 Wochen nach Therapiebeginn Mitte Juni 2001 bestehen keine Rückenschmerzen mehr, der Patient ist bis zum Zeitpunkt der Berichterstattung in Behandlung und beschwerdefrei.

Dr. med. I. Junge, Oldenburg

Chronisches Wirbelsäulensyndrom

88-jähriger Patient, der seit vielen Jahren unter einem chronischen Wirbelsäulen-Syndrom leidet und diesbezüglich mit verschiedenen anthroposophischen Arzneimitteln, vor allem den Disci-Präparaten, behandelt wird.
Anlässlich einer erneuten schmerzhaften Ischialgie-Episode bekommt er zusätzlich **Disci intervertebrales (feti) Gl D6**, täglich eine Trinkampulle verordnet und berichtet davon eine deutlich spürbare Schmerzlinderung und Kräftigung.

Dr. med. F. Roemer, Eckwälden

Morbus Bechterew

42-jähriger adipöser Patient mit einem weit fortgeschrittenen Befall der gesamten Wirbelsäule durch M. Bechterew und starken, andauernden Schmerzen unter allopathischen Schmerzmitteln stellt sich am 9. 7. 2001 in der Sprechstunde vor. Wegen leicht erhöhten Leberenzymen hatte er Hepatodoron und Anagallis comp. eingenommen.
Neue Therapie: Ligamentum longitudinale anterius Gl D8, Ligamentum longitudinale posterius Gl D8, Nucleus pulposus Gl D8, Disci comp. cum Stanno, Solum uliginosum comp., die Lebertherapie wird begleitend fortgesetzt.
Verlauf: nach 4 Wochen waren keine zusätzlichen Analgetika mehr nötig, nach 8 Wochen bestand Schmerzfreiheit, Therapie wird noch weitergeführt.

39-jähriger adipöser Patient leidet unter Schmerzen im Bereich der ganzen Wirbelsäule wegen M. Bechterew. Die Rheumaserologie ist schwach positiv.
Therapie: Disci intervertebrales cervicales Gl Organ-Potenzreihe D5 – D30, **Solum uliginosum comp., Magnesium phosphoricum comp.**, Krankengymnastik, Moorbäder.

Später **Disci comp. cum Stanno**.
Verlauf: Während der Behandlung kommt es zu einer deutlichen Schmerzlinderung im HWS-Bereich.

Dr. med. Ingo Junge, Oldenburg

Coccygodynie

Etwa 50-jährige Patientin mit seit zwei Jahren zunehmender Coccygodynie bei komplizierter Familiensituation. Ich traf sie anlässlich einer Fortbildung, als sie wegen der Schmerzen nicht mehr sitzen konnte und im Hintergrund des Saales langsam unruhig hin und her ging.
Therapie: Ich gab ihr einmalig je eine Trinkampulle **Vertebra coccygea Gl D 15** und **Hypericum D 6**, worauf die Schmerzen in kürzester Zeit ganz verschwanden und sie die Tagung sitzend verfolgen konnte. In den folgenden Monaten traten die Schmerzen nur noch nach mehrstündigem Sitzen in leichterer Form auf. Ich verordne ihr deshalb dieselbe Medikation wieder, und zwar einmal wöchentlich für neun Wochen.

Dr. med. Franziska Roemer, Eckwälden.

Coxarthrosis

männlicher Patient.
Diagnose: Beginnende Coxarthrose mit Bewegungs- und Belastungsschmerz.
Therapie: Articulatio coxae Gl D6 täglich eine Trinkampulle über vier Wochen.
Ergebnis: Der Patient ist völlig beschwerdefrei.

Dr. med. J. Schimmel, Heidelberg

70-jähriger männlicher Patient.
Diagnose: Coxarthrose mit schwerer Gehbehinderung.
Therapie: 2 x wöchentlich je eine Ampulle **Articulatio coxae Gl D6** und **Cartilago articularis (coxae) Gl D10** über vier Monate.
Ergebnis: In verhältnismäßig kurzer Zeit auffallend gebesserter Zustand.

Dr. med. H. Klaar, Wien

Entzündlicher Reizzustand mit Kniegelenkserguss bei Gonarthrose und Z. n. Meniskusteilresektion

36-jähriger Patient, massiver Kniegelenkserguss rechts mit belastungsabhängigen Schmerzen und starker Bewegungseinschränkung. Eine vorangegangene Kniegelenkspunktion mit intraartikulärer Kortikoidinstillation von orthopädischer Seite hatte keine Änderung erbracht. Vor ca. zehn Jahren waren bei dem sportlichen Mann zwei Meniskusteilresektionen vorgenommen worden.
Therapie: Subkutane Mischinjektion von **Bryonia/Stannum, Articulatio genus Gl D15, Mandragora officinarum e radice D6** an die Bachmann'schen Punkte an der Knievorderseite. Der Patient erlernt selbst die Injektionstechnik.
Ergebnis: Bei zunächst täglicher Einspritzung innerhalb einer Woche deutliche Besserung; größere Intervalle zwischen den Injektionen bis zur völligen Beschwerdefreiheit nach ca. 3 Wochen. Herr M.S. ist in verantwortlicher Stellung in der Werbebranche tätig, ist dadurch oft beruflich angespannt, zu seiner Tätigkeit gehören regelmäßige Kurzflugreisen ins Ausland. Bei derartigen Überlastungen bzw. bei Wetterumschlag treten gelegentlich leichte Schmerzen auf, die er selbst mit den o.g. Injektionen für 2-3 Tage zur völligen Rückbildung bringt. Seit zwei Jahren kein Rezidiv und ausgesproche-

ne Zufriedenheit des Patienten mit den anthroposophischen Arzneimitteln.

Dr. med. F. Roemer, Eckwälden

Baker-Zyste

Ein pensionierter anthroposophischer Kollege hatte die vorangehende Kasuistik, die im Merkurstab 4/97 ausführlich geschildert war, gelesen. Er behandelte mit derselben Therapie eine bei ihm bestehende Baker-Zyste mit schmerzhafter Schwellung in der Kniekehle und Operationsindikation nach röntgenologischer Darstellung.
Nach 3 Wochen verminderten sich die Schmerzen und das Knie schwoll ab, nach 7 Monaten Beschwerdefreiheit. Ich schickte ihm zur Nachbehandlung noch **Bursae praepatellares-Komplex Gl D8**.

Dr. med. F. Roemer, Eckwälden

Gonarthrosis

70-jährige Patientin.
Diagnose: Arthrosis deformans des linken Kniegelenkes. Schmerzen besonders in der Nacht.
Therapie: Bisherige physikalische Therapie (anderweitig) erfolglos. Jetzt 3 x wöchentlich - insgesamt 8 Injektionen - **Articulatio genus Gl D6** zusammen mit **Equisetum/ Stannum**.
Ergebnis: Die Patientin ist rasch schmerzfrei geworden. Der Erfolg hat bis jetzt 8 Wochen lang angehalten.

Dr. med. G. Natterer, Freiburg

Fortgeschrittene Valgusgonarthrose

Diagnose: 80-jährige Patientin mit sehr schmerzhafter fortgeschrittener Valgusgonarthrose links, Z. n. Empyem des linken Kniegelenks und vermutlich persistierender Infekt. Das Röntgenbild zeigt die medial betonte Arthrose im Stadium III-IV mit entzündlich deformiertem Tibiakopfplateau, mazerierten bzw. eingerissenen Menisci, weitgehender Zerstörung des Knorpelüberzugs, ausgedehnter Synovitis, diskretem Gelenkerguss, Osteonekrose und Marködem im Tibiakopf. Die Patientin geht mühsam schrittweise am Stock in der Wohnung und will die dringend angeratene Operation umgehen.

Therapie: Zunächst war ich aufgrund der Schwere des Befundes wenig von einer konservativen Therapie überzeugt und schlug eine Probetherapie für einen Monat vor: **Articulatio (genus) Gl D12, Cartilago articularis (genus) Gl D12, Meniscus Gl D12, Femur Gl D12, Membrana synovialis Gl D12, Apis ex animale Gl D15, Mandragora e radice D20**. Je 1 Amp. gemeinsam in einer Spritze aufziehen und morgens und abends $^{1}/_{2}$ ml oral einnehmen.

Nach 1 Monat geht die Patientin mit erträglichen Schmerzen ohne Stock. Weiterführung der Therapie mit **Articulatio genus Gl D8, Meniscus Gl D8** und **Viscum Mali e planta tota D12**. Die Besserung schreitet fort, weitere Herabsetzung der Potenzen und seltenere Gabe, praktisch keine Schmerzen mehr. Von dieser Patientin habe ich gelernt, bei schwerwiegendem Befund zunächst umfänglicher zu therapieren. Nach 2 Jahren geht die Patientin mit wenig Schmerzen in der Ebene ohne Stock, nach 5 Jahren zwischenzeitlich wieder stärkere Schmerzen und intensivere Behandlung, aber immer noch konservativ mit anthroposophischen Heilmitteln.

Dr. med. F. Roemer, Eckwälden

Chondropathia patellae

32-jähriger hagerer Patient mit Schmerzen der Patella und Knirschen bei der Untersuchung. Bisher mit Bandagen und diversen Salben behandelt.
Therapie: Zur Knorpelregeneration **Patella Gl** Organ-Potenzreihe D5 – D30, 1 Trinkampulle täglich für 3 Monate, dann 2 x wöchentlich ab 4/2001. **Anagallis comp., Pancreas D3, Stannum metallicum praeparatum 0,4%** Unguentum.
Verlauf: Nach 4 Wochen Beschwerden rückläufig, nach 3 Monaten kein Knirschen mehr und Beschwerdefreiheit, Therapieende 8/2001.

Dr. med. I. Junge, Oldenburg

Zustand nach Patellafraktur

26-jähriger Patient mit Bewegungsschmerz und Press-/Druck-/Reibeschmerz der linken Patella im Anschluss an eine Fraktur.
Therapie: Patella Gl D8, täglich 1 Trinkampulle, zusätzlich **Symphytum comp.**, Globuli; **Cartilago/Mandragora comp.**, Glob.
Verlauf: Nach 10 Tagen ab Therapiebeginn am 28. 7. 2001 ist der Patient beschwerdefrei. Die Therapie wird noch 3 Monate fortgeführt.

Dr. med. I. Junge, Oldenburg

Trigeminusneuralgie und Blockade des Kiefergelenks nach Zahnsanierung

40-jährige Patientin kommt nach einer längerwierigen Amalgamsanierung mit Schmerzen im Bereich des unteren Trigeminusastes, Schmerzen im Bereich des Temporomandibulargelenkes, die durch eine Unterkieferschiene schon etwas gebessert wurden, und starker Nackenverspannung. Sie wirkt sehr erschöpft, gibt Zugempfindlichkeit der betroffenen Gesichtshälfte an.
Therapie: Nervus trigeminus Gl D15, Articulatio temporomandibularis Gl Organ-Potenzreihe D5 – D30 (in absteigender Folge), **Aconitum comp., Lien comp.**, von dem Gemisch aus einer Spritze abends 1 ml per os.
Verlauf: Nach 1 Monat deutliche Besserung, nach 3 Monaten keine Beschwerden mehr.

Dr. med. F. Roemer, Eckwälden.

Cephalgie

36-jähriger adipöser Patient leidet unter bisher therapieresistenten schwersten Cephalgien ohne neurologische Ausfälle. Eine chronische Cholangitis wurde bei ihm mit Ductus hepaticus und Vesica fellea gebessert.
Therapie: Liquor cerebrospinalis Gl Organ-Potenzreihe D5 – D30. Zusätzlich **Arnica e planta tota D30** und **Secale/Bleiglanz comp.**
Verlauf: Durch die Hinzufügung des Organpräparates Anfang August 2001 war der Patient in 3 Tagen schmerzfrei.

59-jähriger Patient mit rascher Erschöpfbarkeit bei Candidamykose (laborchemisch erhöhte Candidaantikörpertiter) und Milcheiweißallergie und in diesem Zusammenhang auftretenden Cephalgien. Therapieziel ist zunächst Besserung des Allgemeinzustandes und Schmerzbefreiung.
Therapie: Liquor cerebrospinalis Gl Organ-Potenzreihe D5 – D30, für 4 Wochen tägliche Gabe, anschließend für 3 Monate 2 x wöchentlich. Zusätzlich **Meteoreisen/Phosphor/Quarz** und **Aurum/Apis regina comp.**
Verlauf: Die Leistungsfähigkeit des Patienten wurde deutlich gebessert mit nur noch selten auftretenden Cephagien.

Hagerer 31-jähriger Patient mit therapieresistenten, schwersten Cephalgien und einer Rötung des linken Auges, die vom Ophthalmologen als Skleritis diagnostiziert wird. Eine Lipoidnephrose ist bekannt.
Therapie: Liquor cerebrospinalis Gl Organ-Potenzreihe D5 – D30. **Vespa crabro Gl D4** als subcutane Injektion in die Schläfengegend. **Stannum metallicum praeparatum D30.**
Verlauf: Während einer 2-wöchigen Arbeitsunfähigkeit Anfang August 2001 klingen die Cephalgien langsam ab und die Skleritis bessert sich zunehmend.

Dr. med. Ingo Junge, Oldenburg

M. Parkinson

77-jähriger, schulmedizinisch „austherapierter" schwerer Parkinson-Patient wird zu Hause von seiner Frau gepflegt.
Zusatztherapie: Regio substantiae nigrae Gl D5, 3 x wöchentlich abends 1 Trinkampulle.
Verlauf: Der Patient verspürt eine gewisse Linderung von Rigor, Tremor und Akinese und bemerkt es im Laufe der folgenden Jahre mehrmals negativ, wenn er während einer sta-

tionären oder Kurbehandlung auf diese Zusatzmedikation verzichten muss.

Dr. med. F. Roemer, Eckwälden

Chorea Huntington

32-jährige, bereits erwerbsunfähige Krankenschwester suchte mich in meiner Praxis auf wegen einer seit 2 Jahren bekannten Chorea Huntington. Sie stand in fachneurologischer Behandlung und erhielt laufend Melleril, Atosil, später Tiapridex. Ich sah die typischen athetotischen Bewegungsmuster, die den Gang der Patientin plump und torkelnd erscheinen ließen, wobei sie an viele Gegenstände anstieß, an denen sie vorbeigehen wollte. Auch ihre Hände waren stark im Gebrauch behindert. Meine Aufgabe sah ich darin, eine ergänzende Behandlung mit den Mitteln zusammenzustellen, zu denen die konventionelle Neurologie keinen Zugang findet. Daher gab ich **Stramonium C9** (ohne sichtbare Wirkung) und wöchentlich 2 s.c. Injektionen von **Corpus striatum Gl**, abwechselnd **D6** und **D8**. Nicht lange nach Beginn dieser Therapie erinnerte ich mich der heilgymnastischen Übungsbehandlung auf neurophysiologischer Grundlage, über die Dr. H. Pfeiffer, Kriftel, berichtet hatte. Die Patientin hat solche Übungen mehrere Jahre hindurch erlernt und ausgeführt. Unter dieser Behandlung wurden ihre Bewegungen innerhalb einiger Monate deutlich ruhiger und ausgeglichener. Später konnte eine Verschlechterung nicht aufgehalten werden.

Dr. med. T. Raspe, Münster

Schwindel

36-jähriger Patient mit Schwindelanfällen ohne Lateralisation und auch im Liegen. Insulin-pflichtiger Diabetes mellitus.
Therapie: Corpora quadrigemina Gl Organ-Potenzreihe D5 – D30 für 10 Tage täglich per Infusionem, **Gnaphalium comp.** Globuli.
Verlauf: Anfang August 2001 klangen die Schwindelanfälle in den ersten 3 Infusionstagen vollständig ab und bis zum Jahresende gab es ohne weitere Therapie keinen Rückfall.

Dr. med. I. Junge, Oldenburg

Multiple Sklerose

Mit potenzierten Organpräparaten habe ich in der MS-Einrichtung der Georg-Gottlob-Stiftung therapeutisch gute Erfahrungen gemacht, wenn die einzelnen Symptome genau dem jeweiligen Abschnitt des ZNS zugeordnet wurden.
Es handelt sich um eine adjuvante Therapie. Der Einsatz der Organpräparate macht aber nicht z. B. die Gabe von schulmedizinischen Medikamenten wie Glukokortikoiden im Schub entbehrlich, vermag aber nach unseren Beobachtungen die Gabe von Glukokortikoiden zu vermindern und zu verkürzen.
Meist reicht nicht die Gabe eines einzelnen Organpräparates, sondern es werden mehrere Präparate kombiniert. Grundsätzlich gebe ich nur tiefe Potenzen bis D10, eventuell in Zusammenhang mit einem Medikamententest (BFD). Hierbei aber beachten, dass nur sehr geringe Ausgangsmesswerte bei MS zu erzielen sind, u. a. wegen Verminderung der Nervenleitgeschwindigkeit. Wir geben alle Organpräparate ca. 2 x wöchentlich als Injektion oder, wenn der Patient keine Injektion wünscht, als Trinkampulle.

Die nachstehend genannten Organpräparate sind in der Therapie unverzichtbar:

- **Arteria cerebri media Gl D5** allgemein als adjuvante Therapie, um der unphysiologischen Permeabilität der Blut-Hirn-Schranke im Sinne der homöopathischen Ähnlichkeit zu begegnen.

- **Cerebrum, regio motorica Gl D6** als adjuvante Therapie bei Störungen der Bewegungskoordination infolge Läsion im Bereich der Pyramidenbahn.

- **Pons Gl D5** bei pontinen Störungen, wie pontinem Schwindel und Störungen im pontinen Miktionszentrum (relative Inkontinenz).

- **Nervus pudendus Gl D5** bei Störungen der Entleerung von Blase und Mastdarm (Fehlinnervation).

- **Medulla spinalis lumbalis Gl D5** bei Störungen der Entleerung von Blase und Mastdarm (Fehlinnervation) durch Läsionen in diesem Bereich.

- **Cerebellum Gl D10** bei Störungen infolge Läsionen im cerebellären Bereich wie Schwindel, Ataxie, Tremor.

- **Nervus statoacusticus Gl D5** bei Störungen im Innenohrbereich wie Gleichgewichtsstörungen, Seekrankheit, evtl. Tinnitus, Gefühl auf einer Schiffschaukel zu sein. (Dieses Präparat kann, bei Seekrankheit rechtzeitig eingesetzt, meist die Gabe von Antihistaminika überflüssig machen).

- **Medulla oblongata Gl D5**: Zentrales Erbrechen, sehr leichte Atemdepression und andere Symptome der Medulla oblongata.

- **Thalamus Gl D6**: Thalamushand und evtl. zentral bedingte, sonst fast therapieresistente Schmerzen.

- **Hippocampus Gl D5**: Läsionen in diesem Bereich, die sich z. B. durch Konzentrationsstörungen und Störungen neuerer Gedächtnisinhalte zeigen.

- **Nervus opticus Gl D5** bzw. **Chiasma opticum Gl D5** bei Sehstörungen wie z. B. Doppelbildern und Neuritis nervi optici bzw. Retrobulbärneuritis.

- **Nervus ischiadicus Gl D5** in Verbindung mit **Medulla spinalis lumbalis Gl D5** bei Ischiasbeschwerden.

- **Nervus trigeminus Gl D5** bei Trigeminusneuralgie.

- **Musculus deltoideus-Komplex Gl D5** bei Schmerzen vorwiegend im Bereich der Schulterhöhe (Akromion).

- **Cerebellum Gl D10 + Cerebrum, regio motorica Gl D5** bei Gang- und Standataxie infolge MS.

- **Formatio reticularis Gl D5** bei positivem Lhermitte-Zeichen, d.h. Parästhesien von oberen Extremitäten und Rücken, ausgelöst durch starke Beugung des Kopfes.

Es ist teilweise recht schwierig, Nebenwirkungen schulmedizinischer Medikamente gegen Krankheits- und Ausfallerscheinungen, die durch MS bedingt sind, abzugrenzen. Eventuell werden auch schon bestehende MS-bedingte Ausfallerscheinungen durch Nebenwirkungen von Psychopharmaka oder anderen zentral wirksamen Medikamenten verstärkt, z. B. Schwindel, Ataxie, Parästhesien.

Die genannten Organpräparate verwende ich oft in Kombination mit anderen pflanzlichen oder mineralischen Heilmitteln, bzw. auch mit Nosoden.

Dr. med. h. c. H. Gottlob, Essen

Pons-Gliom

Ein 16-jähriger Patient mit raumforderndem Pons-Tumor (Gliom, am ehesten fibrilläres Astrozytom) litt seit über 1 Jahr an Abducens-Parese, Sprachstörung, ataktischen Bewegungen und Lagophthalmus rechts sowie Kopfschmerzen.
Innerhalb der Behandlungszeit in unserer Praxis Strahlentherapie über 5 $^{1}/_{2}$ Wochen und Fortecortin-Medikation, die beibehalten wurde.
Therapie: Zur Linderung der neurologischen Beschwerden **Pons Gl D30** jeden 2. Tag s. c. in den Nackenbereich, dazu **Viscum Pini e planta tota D30, Apis ex animale Gl D30; Iscucin Pini Stärke A** oral, tropfenweise, Steigerung täglich.
Erfolg: Deutliche Besserung der neurologischen Ausfallserscheinungen während der 2 Monate dauernden Therapie: Auge kann geschlossen werden, Muskulatur besser koordiniert, sodass das Spielen leichter fällt; Lagophthalmus verschwand völlig nach 4 Wochen Behandlungsdauer. Die Progredienz des Tumorwachstums war nicht aufzuhalten, und der Patient verstarb. Jedoch war es möglich, die Tumorbedingten Beschwerden zu lindern.

Dr. med. W. Schuster, Stuttgart

Progressive paraneoplastische Kleinhirndegeneration

Das seltene Krankheitsbild wurde vom Neurologen 1993 computertomographisch diagnostiziert. 1994 konnte eine vor allem im Thoraxbereich lokalisierte Hodgkin'sche Erkrankung radiotherapeutisch kurativ behandelt werden. Die cerebelläre Atrophie ist fortschreitend und von der Universitätsklinik Tübingen nicht zu beeinflussen. Anfang Juni 1998 stellt sich der 33-jährige Patient erstmals bei mir vor: Er geht unter Begleitung seiner Mutter mühsam einige Schritte auf ebener Erde. Er zeigt eine schwere Ataxie, Kopf-Rumpf-Tremor, Nystagmus und dadurch bedingte Fixationsschwierigkeiten, Dysarthrie, Schwindel, Blasenblockade. Er ist niedergeschlagen, dass die Mühe um die alltäglichen Verrichtungen sein Leben völlig bestimmt.
Therapie: 1 Trinkampulle **Cerebellum Gl D5** und 10 Globuli **Argentum/Rohrzucker** jeden Abend. 3 x wchtl. dazu 1 Trinkampulle **Hirnstamm Gl D6** wegen der Ausbreitung der Atrophie auf den Hirnstamm, die vermutlich die spastische Blasenstörung bedingt. 1 x wchtl. **Reticuloendotheliales System Gl D30** wegen der hypothetischen autoimmunologischen Genese.
Ergebnis: Nach 2 Monaten ist die Ataxie etwas leichter, die Bewegungen sind runder und weicher, das Sprechen ist fließender, der Patient fröhlicher im Alltag. Der Kopf-Rumpf-Tremor ist unverändert und lästig. Zu den Organpräparaten werden nun Agaricus und Zincum verordnet.

Dr. med. F. Roemer, Eckwälden

Hirnstammperfusionsstörung

44-jährige Patientin erleidet plötzliche vorübergehende heftige Drehschwindelattacken mit Stand- und Gangunsicherheit sowie einen deutlichen, zunächst persistierenden

Gesichtsfeldausfall am rechten Auge im oberen temporalen Quadranten. Vor 13 Jahren bestand ein Posteriorteilinsult links. Neurostatus, Dopplersonographie der Hirngefässe, EEG o.B.
Therapie: Zunächst parallel zu ASS 100 **Hirnstamm Gl D8, Lobus occipitalis Gl D8, Thalamus Gl D8, Arteria basilaris Gl D8, Cerebrum comp. B, Arnica/Aurum I, Naja tripudians D10**, von der Mischung in einer 10 ml-Spritze täglich 1 ml per os. Nachdem sich der Schwindel nach wenigen Tagen deutlich gebessert hatte, der Gesichtsfeldausfall aber weiter bestand, wurde **Radiatio optica Gl D8** und **Nervus opticus** Organ-Potenzreihe D hinzugefügt. Die neurologische Gesichtsfeldprüfung ist nach 6 Wochen wieder normal.

V. Knür, Dr. med. F. Roemer, Eckwälden

Postpolio-Syndrom

1953 geborene ungarische Kollegin erlitt 1954 eine Poliomyelitis, von der eine linksbetonte Restparese beider Beine und eine Schwäche im Armbereich verblieb. Ab etwa 1990 zunehmende Beschwerden im Sinne eines Postpoliosyndromes mit verstärkter Kraftlosigkeit und Muskelzittern der Beine. Auftretende Atemschwierigkeiten bis hin zu nächtlichen Apnoen können durch Eigenbehandlung mit Medulla oblongata D6 weitgehend gebessert werden.
Therapie: Columna anterior Gl D6+15, Formatio reticularis Gl D6+15, Pons Gl D6+15, Medulla oblongata Gl D6+15, Cerebrum, regio motorica Gl D6+15 (d.h. die von der Viruspersistenz nach Lehrbuch betroffenen Strukturen), **Musculus iliopsoas Gl D5, Musculus soleus-Komplex Gl D5, Musculi glutaei Gl D5** (d.h. die geschwächte Muskulatur der unteren Extremität), **Secale cornutum D6, Goldamalgam D15.** Von dem Gemisch der Einzelmittel am Morgen und zur Nacht 2 ml trinken für 1 Monat im Mai 1999.

Verlauf: In der ersten Behandlungswoche treten Zuckungen, Krämpfe, Schmerzen und Schweregefühl in den Beinen auf, danach deutlich zunehmende Kraft in den Beinen, sicherer Gang, Zunahme des Muskelumfanges an den Waden (rechts um 1 cm/ links um 0,5 cm). Die seit Jahrzehnten unbeweglichen Zehen können wieder bewegt werden. Dadurch deutliche Verbesserung von Lebensfreude, Belastbarkeit und Allgemeinzustand. Der Kurplan wird nach 6 Monaten noch einmal mit einer Stabilisierung des Zustandes wiederholt.

Dr. med. F. Roemer, Eckwälden

Anosmie nach Grippe

Eine 66-jährige Patientin kommt in meine Sprechstunde und beklagt sich, dass sie seit 5 Jahren keinen Geruchssinn mehr habe. Das Riechvermögen habe sie während einer etwas länger andauernden Grippe verloren.
Therapie: Ich gab ihr 2 x wöchentlich **Bulbus olfactorius Gl D5** sublingual.
Ergebnis: Nach 2 Wochen stellte sich eine definitive Heilung ein.

Dr. med. R. Karier, Ralingen-Olk

Papillitis N. optici infolge Pasteurella-Encephalitis

30-jähriger Physik-Student erleidet durch eine tierexperimentelle Arbeit eine Pasteurella-Encephalitis, welche mit Rocephin behandelt wird. Wegen einer Papillitis N. optici ist der Visus 2 Monate später nur 0,5, der Patient ist erschöpft, leidet unter Konzentrationsschwäche und körperlich-seelischen Trennungserlebnissen beim Einschlafen.

Therapie: Nervus opticus Gl D15, Pia mater encephali Gl D15, Argentum/Quarz, aus dem Gemisch dieser 3 Präparate in einer Spritze 3 x täglich 15 Tropfen per os.
Verlauf: Innerhalb von 3 Wochen normalisiert sich der Visus, die Trennungserlebnisse hören auf und die gewohnte geistige Leistungsfähigkeit ist nach 1 Jahr wieder erreicht.

Dr. med. Franziska Roemer, Eckwälden

Iatrogene Trochlearis-Parese nach Subarachnoidalblutung

57-jährige Patientin erlitt im Mai 2001 plötzlich eine Subarachnoidalblutung. Im Angiogramm ergab sich ein Aneurysma der Arteria cerebelli posterior, welches chirurgisch saniert wurde. Dabei musste der Nervus trochlearis durchtrennt werden. In der Folge zeigte die Patientin ein starkes Auswärtsschielen, verstärkt beim Blick nach unten, mit Doppelbildern, weswegen sie eine Augenklappe trug. Die neurochirurgische Erfahrung zeigt, dass oft im Laufe eines Jahres die ausgefallene Funktion vom Nervus oculomotorius großenteils übernommen wird,
Therapie: N. oculomotorius Gl D5, N. trochlearis Gl D5, jeweils 2 x wöchentlich eine Trinkampulle. Intensives Rehabilitationstraining.
Verlauf: Sichtbare und außergewöhnlich schnelle Besserung des Schielens, welches nach 3 Monaten nicht mehr wahrnehmbar ist. Bei der Patientin besteht lediglich noch unscharfes Sehen und Gangunsicherheit nur beim Treppensteigen nach unten.

Dieselbe Patientin zeigte 9 Monate nach der SAB noch Konzentrationsschwäche, verminderte Belastbarkeit und Affektlabilität, besonders in größerer Gesellschaft.

Therapie: Lobus frontalis, temporalis, parietalis, occipitalis Gl, jeweils in der **D8, Dura mater encephali Gl D8**, von dem Gemisch 2 x täglich 1 ml per os.
Verlauf: Die Patientin fühlt wie eine schützende Kopfkappe, empfindet sich besser abgegrenzt gegen die Umwelt, kann sich besser konzentrieren und träumt zum ersten Mal nach der Operation nachts wieder. Nach 3 Wochen beendet sie die Medikation, fühlt sich nun wieder dumpfer und verschleierter im Kopf, weniger konzentriert, leichter angreifbar und ungeduldiger und möchte die Medikation wiederholen.

Dr. med. F. Roemer, Eckwälden.

Facialis-Parese, Strabismus, Lidheberschwäche

Dr. med. I. Junge, Oldenburg, berichtet summarisch über die erfolgreiche Behandlung von 4 Erwachsenen unter 50 Jahren mit peripherer Fazialis-Parese. Er verordnete den Patienten über einen längeren Zeitraum täglich 1 ml **Nervus facialis Gl** Potenzreihe D5-30 oral.
Des weiteren berichtet er über mit gutem Erfolg durchgeführte Therapien bei ca. 20 Kleinkindern mit Strabismus divergens und convergens. Hier heilte die 2 x wöchentliche Gabe der beiden Präparate **Nervus oculomotorius Gl** und **Nervus abducens Gl**, jeweils Potenzreihe D5-30.
Mit dem Präparat Nervus oculomotorius wurden auch 3 Patienten mit Lidheberschwäche erfolgreich behandelt. Das Organpräparat stellte jeweils die Basistherapie dar.

Schädigung des Nervus trigeminus

Parästhesie des Nervus alveolaris inferior und des Nervus mentalis nach kieferchirurgischem Eingriff.
Therapie: Nervus trigeminus Gl D8, zusammen mit

Hypericum ex herba D10, D12, D15 und **D30**.
Ergebnis: Die völlige Taubheit links verschwand nach einer Behandlung von ca. 1/4 Jahr.

Dr. med. H.-H. Vogel†, Eckwälden

Trigeminus-Neuralgie

Die Trigeminus-Neuralgie einer 42-jährigen pyknischen Patientin klang unter der Injektionstherapie mit **Nervus trigeminus Gl** Potenzreihe D und **Hypericum D30** innerhalb von 7 Wochen ab. Die Therapie der Trigeminus-Neuralgie kann oftmals durch Injektionen von Chelidonium an entsprechenden Punkten des Gallenblasen-Meridians wirksam unterstützt werden.

Dr. med. dent. E. Bulicek, Burgkirchen

Eine 79-jährige Patientin klagte über eine seit über 1 Jahr bestehende Trigeminus-Neuralgie, die seit ihrem Auftreten erfolglos mit Finlepsin behandelt worden war.
Die Mono-**Therapie** mit **Nervus trigeminus Gl D20** brachte im 4-monatigen Behandlungsverlauf zunehmende Besserung und schließlich Beschwerdefreiheit.

Dr. med. M. Neupert, Langenwetzendorf

Periphere Facialis-Parese

mit mangelndem Lidschluss links nach Schlaganfall. Behandlung mit **Nervus facialis Gl D6, Levisticum e radice D3, Arnica e planta tota** in höheren Potenzen.
Ergebnis: Vollständige Wiederherstellung.

Dr. med. dent. T. Sacher, Rüsselsheim

Ein 73-jähriger Patient hatte sich durch Zugluft in verschwitztem Zustand eine schwere Facialis-Lähmung links mit eindrucksvoller klinischer Gesichtssymptomatik zugezogen. **Therapie:** Zunächst **Glandula suprarenalis (Cortex) Gl D5** und **Apis ex animale Gl D20**, dann **Apis D20** und **Arnica/ Levisticum comp. D6**, später weiter **Arnica/Levisticum comp. D6**, 2 x wöchentlich präaurikulär injiziert zusammen mit **N. facialis Gl** Potenzreihe D5-30 in aufsteigender Potenzierung.
Innerhalb 6 Wochen vollständiges Verschwinden aller Beschwerden, d. h. der linksseitigen Gesichtsmuskellähmung und Parästhesie.

Dr. med. A. Ossapofsky, Radebeul

Frau D.S., 64 Jahre, seit 2 Tagen besteht eine periphere Facialis-Parese rechts. Der neurologische Befund war unauffällig, ebenso der HNO-Befund. Daraufhin wurde eine Therapie mit **Arnika D6, Formica D6** und **Nervus facialis Gl D6** in einer Mischspritze begonnen, jeden 2. Tag eine Injektion s.c.; zusätzlich nahm sie Vitamin B ein. Nach 12 Injektionen ist im Stirnbereich keine Schwäche mehr nachweisbar, der Augenschluß gelingt vollständig, nur der Mundast weist noch eine leichte Schwäche auf.

Dr. med. K. Sonnenberg, Sinzig

Traumatische Gesichtslähmung

Ein 45-jähriger Diplom-Physiker leidet nach einer Jochbeinfraktur an völligem Taubheitsgefühl im Bereich der linken Gesichtshälfte mit zunehmender Unbeweglichkeit des linken Unterlides. Der Unfall hatte sich im Ausland ereignet und war dort unbehandelt geblieben. Beide Augen konnten

nur noch unter Anstrengung geschlossen werden und tränten stark. Die Prämolaren des linken Oberkiefers waren nur noch bedingt als vital ansprechbar, der Eckzahn und der erste Prämolar oben links waren ohne Vitalitätszeichen.
Therapie: Da zunächst der Eindruck einer beginnenden Fazialis-Parese vorherrschte, wurde je 1 Ampulle **Nervus facialis Gl D30** mit **Agaricus-Injeel** im Abstand von 8 Tagen injiziert. Da sich keine Besserung einstellte, Übergang zu **Nervus trigeminus Gl** Potenzreihe D5-30 mit **Hypericum ex herba D6**.
Ergebnis: 1 Woche nach der ersten Injektion zeigte sich bereits eine deutliche Verminderung des Taubheitsgefühles im Bereich der Austrittsstelle des Foramen infraorbitale. Weiter zunehmende Normalisierung der Sensibilität und weiterer Rückgang des Taubheitsgefühles führten schließlich innerhalb eines Vierteljahres zu einer restlosen Wiederherstellung der Funktionen der linken Gesichsthälfte und der Vitalität der Zähne sowie der Augenlider.
Von Universitätsseite her war dem Patienten vorher mitgeteilt worden, dass keine Aussicht auf Heilung seiner Beschwerden bestehe.

Dr. med. dent. T. Sacher, Rüsselsheim

Iatrogene Stimmbandlähmung

55-jährige Patientin, Apoplexie vor 1 1/2 Jahren, zunächst längere Intubation auf der neurologischen Intensivstation, anschließende Rehabilitation. Die Hemiplegie hatte sich zurückgebildet. Als Intubationsfolge blieb eine Stimmbandlähmung, die sich auch durch 9-monatige logopädische Behandlung nicht besserte.
Befund: Totale Aphonie, die Patientin spricht mit größter Anstrengung und unter vollem Atemeinsatz nur stoßweise flüsternd.

Therapie: Ligamentum vocale Gl D6, montags 1 Trinkampulle; **Nervus laryngeus recurrens Gl** Potenzreihe D5-30, freitags 1 Trinkampulle, beginnend mit D30. - Ergänzung: **Arnica-Heel** (2 x 10 Tr.), **Spascupreel-Tabletten** (2 x 2), beide Mittel täglich.
Ergebnis: Nach zwei Wochen berichtet die Patientin über eine geringe Erleichterung beim Sprechen. Sie verabschiedet sich für eine Ferienreise nach Südfrankreich. Ich rezeptiere meine Medikamente nach und bitte um regelmäßige Einnahme in der angegebenen Zeitfolge. $2^1/_2$ Monate später kommt die Patientin wieder mit praktisch normaler Stimme, eine leichte Heiserkeit ist eben noch bemerkbar.

Prof. Dr. med. L. Maiwald, Gerbrunn

Chronischer Salzgeschmack

63-jähriger adipöser Patient leidet ständig unter therapieresistentem, lästigem Salzgeschmack. Zusätzlich besteht eine Polycythaemia vera (Hb z.Z. 15,4 g/dl), die bisher erfolgreich mit **Medulla ossium Gl** Organ-Potenzreihe D5 – D30 und **Iscucin Pini** Stärke A, b.B. **Ductus hepaticus Gl** Organ-Potenzreihe D5 – D30 behandelt wird.
Therapie: Nervus glossopharyngeus Gl Organ-Potenzreihe D5 – D30.
Verlauf: Nach der 1. Ampulle verschwand der Salzgeschmack, bei Wiederauftreten hilft jeweils 1 Ampulle sofort.

Dr. med. I. Junge, Oldenburg

HWS-Syndrom

Eine 55-jährige Patientin klagt über rechtsseitige Armschmerzen mit Ausstrahlung in die Finger. Sie war lange Jahre Sekretärin, ein Karpaltunnel-Syndrom war bereits von chirurgischer Seite ausgeschlossen worden. Der rechte Arm war beweglich, die grobe Kraft eingeschränkt; HWS und Schultermuskulatur rechts waren bei meiner Untersuchung druckempfindlich.
Diagnose: Plexus-brachialis-Syndrom, Ursache: Veränderung der HWS.
Therapie: 1 Trinkampulle **Plexus brachialis Gl D6** wöchentlich, 2 x täglich **Aconit-Schmerzöl** zur örtlichen Einreibung. Nach gut 2 Wochen berichtet die Patientin, dass sie die Taubheit im erkrankten Arm verloren habe. Auch spüre sie nur noch selten einen plötzlichen Schmerz und ein Kribbeln. Nachts trete keine Störung mehr auf, sie könne durchschlafen. Die Behandlung wird fortgesetzt und mit Einnahme der letzten Ampulle nach 10 Wochen Gesamtdauer beendet.

Prof. Dr. med. L. Maiwald, Gerbrunn

Traumatische Armplexuslähmung

Ein 22-jähriger Patient erlitt einen Motorradunfall mit Plexusverletzung am linken Arm. Die Beweglichkeit und das Greifvermögen waren nach Verlassen des Krankenhauses mit nur etwa 10% einzustufen.
Therapie: Er bekam über einen Zeitraum von 3 Jahren 3 mal wöchentlich **Nervus radialis Gl D8 - D6, Plexus brachialis Gl D8 - D6, Nervus ulnaris Gl D8-D6**. Jedes Mal, wenn er zur Begutachtung nach München musste, stand für mich als seinen behandelnden Arzt als Anmerkung im Bericht: „Eine Therapie erübrigt sich, da doch sinnlos." Nach knapp

4 Jahren war der Patient Felskletterer geworden, betrieb Ausdauertraining und verfügt heute über 90% seiner Greif- und Bewegungsfähigkeit. Er schulte um vom Schwermechaniker auf Feinmechanik und ist heute Elektriker in einer Firma, die Alarmsysteme herstellt. Die schwere Verletzung, die sein ganzes Leben zu zerstören drohte, ist für ihn nur noch ein Erlebnis der Vergangenheit. Er steht wieder voll in Beruf und Leben.

Dr. med. M. Jucho, Lenggries

Schulterlähmung nach Neck-Dissection

Ein 53-jähriger Patient war wegen Plattenepithel-Ca. operiert worden (Neck-Dissection - Enbloc-Resektion mit Exarticulatio mandibulae bei Ca. des Alveolarfortsatzes). Postoperativ Chemotherapie. Parese der gesamten Schultermuskulatur rechts mit Atrophie der entsprechenden Kennmuskeln waren die Folgen des Eingriffes. Krankengymnastik auf neurophysiologischer Grundlage besserte die Beweglichkeit, jedoch blieben nächtliche Schulterschmerzen, gegen die Schmerzmittel nur wenig halfen.
Therapie: Der Patient erhielt folgende Organpräparate in tieferer Potenz infiltriert und i.c.: **Plexus brachialis; Nervus vagus, Pars cervicalis; Nervus vagus, Pars thoracica** (heute ersetzt durch das Gesamtpräparat **N. Vagus**); **Musculus deltoideus-Komplex**, und zwar 2 x wöchentlich.
Nach ca. 7 Wochen hatte sich subjektiv und objektiv eine deutliche Besserung eingestellt, der Patient war schmerzfrei ohne Schmerzmittel und arbeitete erheblich besser bei der Krankengymnastik mit. Schmerzfreiheit bestand auch nachts. Danach reduzierte ich die Medikation auf das **Plexus brachialis**-Präparat; erhebliche Schmerzen waren die Folge. Also kehrte ich zur vorherigen Medikation zurück, was dem

Patienten wieder deutliche Besserung brachte. Die Beweglichkeit im Schultergürtel ist erstaunlich gut, die atrophierten Muskeln verbesserten deutlich ihren Tonus.

Dr. med. E. Knittel, Neu-Isenburg

Schulter-Arm-Paresen

Dr. med. I. Junge schildert zusammenfassend seine therapeutischen Erfahrungen mit dem Präparat **Plexus brachialis Gl** Potenzreihe D5 - D30 in einem Zeitraum von 10 Jahren. Das Präparat wurde als Basistherapeutikum beim Skalenus-Syndrom von ca. 30 erwachsenen Patienten unter 50 Jahren mit gutem Erfolg eingesetzt. Auch bei etwa 20 Patienten mit Armparese nach Apoplex leistete es gute Dienste, desgleichen bei 10 MS-Patienten mit Armparesen.

Dr. med. I. Junge, Oldenburg

Karpaltunnel-Syndrom

Ein 81-jähriger Patient wurde oft nachts mehrfach durch Schmerzanfälle im linken Arm aus dem Schlaf gerissen; die Schmerzen bestanden seit $1^1/_2$ Jahren.
Fachneurologische Diagnose: Karpaltunnel-Syndrom. Eine Behandlung mit Benadon brachte nur kurzfristige Linderung. Meine Behandlung bestand in wöchentlich einmaliger Injektion von **Nervus medianus** Potenzreihe D, kombiniert mit **Rhus toxicodendron D30**, s. c. am erkrankten Arm.
Die Anfälle wurden prompt seltener und sind nach 10 Injektionen nur noch selten und leicht aufgetreten.

Dr. med. T. Raspe, Münster

Herpes zoster

80-jähriger Patient mit brennenden, unerträglichen Schmerzen in der rechten Flankengegend, schwerem Krankheitsgefühl und 38,5° C Fieber. Befund: Ausgedehnter Herpes zoster mit multiplen Bläschen in verschiedenen Stadien und starker Entzündungsreaktion an der rechten Flanke, bis in die Blasengegend reichend.
Therapie: Nervi intercostales Gl D30, Rhus toxicodendron e foliis D30, Argentum nitricum D30 täglich (1 Woche lang), in der Folgewoche jeden 2. Tag s.c. injiziert. **Aconitum comp.** Glob. per os (zu Beginn 2stdl. 5 Glob.); örtlich Quark-Umschläge mit **Brand-Essenz** und **Aconitum e tubere W 5%** Oleum.
Ergebnis: Nach 6 Tagen fieberfrei, kaum noch Schmerzen, nach 14 Tagen beschwerdefrei, nach 4 Wochen keine Narbenbildung.

Dr. med. I. Beumer, Eckwälden

Plexus pulmonalis bei Bronchospastik

Bei der 70-jährigen M. St. war nach Makrohämaturie ein linksseitiges Nierenzellkarzinom diagnostiziert und operativ entfernt worden, obgleich sich im Thoraxröntgenbild ein Rundschatten in Projektion auf das Mediastinum gezeigt hatte. Lungenmetastasen von Nierenkarzinomen haben ja keine ganz schlechte Prognose, zumal sie oft auf eine Hormon- oder Immuntherapie ansprechen. Eine Feinnadelbiopsie wies dann jedoch auf ein Adenokarzinom der Lunge hin; die Thorakotomie, die zunächst mit kurativem Ansatz unternommen worden war, ergab eine diffuse Ausbreitung der Tumorzellen in den Lymphbahnen, sodass der Eingriff ohne Entfernung des Tumors abgebrochen wurde.

Es wurde nun eine Mistelbehandlung mit **Iscucin Tiliae** eingeleitet, ergänzt durch **Amnion D30, Topas D15, Achatwasser D12** und – perioperativ – **Bellis perennis D6**. Die Patientin erholte sich gut von den Eingriffen, eine überschießende Narbenbildung war unschwer mit **Narbengel** unter Kontrolle zu bringen. Rasch konnte Frau St. zu ihrer Schwester und deren Mann zurückkehren, bei denen sie seit Jahrzehnten gelebt hatte, wobei jedoch immer ein quälender Konflikt mit dem Schwager bestand, der sich durch die Patientin gestört fühlte und sie oft brüsk zurückwies. Für ihre chronisch kranke Schwester war die zupackende, aber etwas unselbständige Patientin immer eine große Hilfe. Vor allem durch das kindlich-strahlende Gemüt von Frau St. empfing die eher depressive Schwester immer wieder neuen Lebensmut.

Nach einigen Monaten trat eine deutliche Dyspnoe mit Bronchospastik auf, wie sie bei Lymphangiosis carcinomatosa im Bereich der Pleura oft zu beobachten ist. Zusätzlich wurde ein diffuser Thoraxschmerz angegeben. Nach einigen vergeblichen Therapieversuchen wurde **Plexus pulmonalis (N. Vagus) D15** s.c. injiziert. Buchstäblich noch während der Injektion zeigte sich eine Erleichterung, rasch verging die Dyspnoe vollständig. Die Patientin konnte sogar wieder mit dem Fahrrad fahren, was sie zu zahlreichen Besuchen von Bekannten nutzte. Schmerzen bestanden nicht mehr. Das Präparat wurde zweimal wöchentlich weiter gegeben. Zwei Wochen später verlangte Frau St. nach dem Pfarrer – der nicht kam, da es ihr doch so gut gehe. Abends setzte sie sich mit ihrer Schwester in die Abendsonne auf eine Bank vor dem Haus, sie sangen zusammen und beteten. Am nächsten Morgen wurde die Patientin in Linksseitenlage tot in ihrem Bett aufgefunden, nichts wies darauf hin, dass sie noch stärkere Qualen erlitten hätte. Mutmaßlich war es durch den rechts parakardial gelegenen, inzwischen kindskopfgroßen

Tumor bei einer nächtlichen Wendung des Körpers zu einer akuten Kompression der großen Gefäße gekommen.
Der Plexus pulmonalis ist ein Nervengeflecht, das dem Ganglion stellatum des Nervus vagus entspricht, anschließend Hili und Bronchien umspinnend. Die vagal vermittelte Bronchospastik ist eng mit der Funktion dieses Plexus verbunden. Die schulmedizinische vagolytische Therapie mit Anticholinergica (z. B. Ipatropiumbromid) führt gewissermaßen zu einer Blockade der „Kommunikation" zwischen **Plexus pulmonalis** und Bronchialmuskulatur. Man kann der Ansicht sein, dass so ein zu brüskes Einwirken der astralischen Organisation unterbunden wird. Die hohe Potenz des Nervenorganpräparates kann wohl ähnlich verstanden werden, kann doch die hohe Potenz eines Organpräparates eine zu intensive Aktivität eines Organes (ein „Zu-Laut-Werden" im Orchester des Organismus) dämpfen. Wahrscheinlich führt die Lymphangiosis carcinomatosa, die gerade auch die peribronchialen Lymphwege betrifft, die in engem räumlichen Kontakt mit dem Plexus pulmonalis stehen, zu einer Irritation dieses Bereiches.

Es wäre aber zu vermuten, dass besagtes Organpräparat insbesondere bei den Formen des Asthma bronchiale eine therapeutische Wirkung haben könnte, bei denen die nervenvermittelte bronchiale Hyperreagibiltät den entzündlich-allergischen Aspekt überwiegt. Dabei ist ebenso an psychisch verschlechterte Asthmaformen zu denken wie an eine Auslösung durch Anstrengung, kalte Luft oder Feinstaub.

Seit der Erstveröffentlichung dieser Kasuistik im „Merkurstab" (4/94) wurden weitere Erfahrungen mit dem Organpräparat **Plexus pulmonalis** gesammelt. Bei einer ganzen Anzahl von Asthma-Patienten in der Praxis hat sich bei unzureichendem Therapieansprechen die Hinzunahme des Organpräparates bewährt. Eine symptomatische Besserung wurde in den meisten, jedoch nicht in allen Fällen beobachtet, wobei sicher vor allem auf die vegetativ vermittelte Komponente des Asthma gewirkt werden kann. Mit den Organpräparaten **Bronchi** bzw. **Bronchioli Gl** (z. B. **D15**) kann man den entzündlichen Anteil des Asthmas dämpfen, was üblicherweise durch Steroidinhalationen geschieht, deren systemische Wirkungen (Osteoporoseinduktion, Wachstumsretardierung bei Kindern, ja selbst die Auslösung einer Addison-Krise nach plötzlichem Absetzen wurde beschrieben) heute aber – trotz aller gegenteiligen Beteuerungen – nicht mehr geleugnet werden können. Dies bedeutet natürlich nicht, dass nicht auch in der eigenen Praxis gelegentlich Steroidinhalationen verordnet werden müssen. Die eigentliche Heilung des Asthmas bedarf aber tiefer liegender Ansätze. Hinsichtlich des symptomatischen Nutzens von Plexus pulmonalis gab es auch von anderen Kollgegen positive Rückmeldungen, darunter auch mehrere Kliniken.

M. Sommer, Arzt, München

Postoperative Schädigung des N. phrenicus

Eine 70-jährige Patientin, die durch eine Radikal-Operation wegen Mamma-Ca. eine Nervenschädigung des N. phrenicus erlitten hatte, hatte in der Folgezeit einen durch nichts beeinflussbaren Hustenreiz. Dieser Zustand dauerte schon seit 2 Jahren an.

Mono-Therapie: Nervus phrenicus Gl D6 jeden 3. Tag 1 Trinkampulle. Unter dieser Therapie verminderte sich innerhalb von 2 Monaten der Hustenreiz um ca. 90 %.

Dr. med. W. Kaphahn, München

Traumatische Querschnittslähmung

Eine 18-jährige Frau erlitt bei einem Verkehrsunfall eine Fraktur des 5. Lendenwirbels mit kompletter Querschnittslähmung. Nach 1 Jahr verließ sie mit vollständiger Beinlähmung im Rollstuhl die Reha-Klinik. Man hatte ihr dort erklärt, dass sie nie wieder gehen könnte.
Therapie: Täglich wechselnd **Medulla spinalis (cervicalis)**, - **(lumbalis)**, - **(sacralis)** und - **(thoracica)**, weiter **Nervus ischiadicus**, **Nervus peronaeus** und **Nervus tibialis** an wechselnden Injektionsorten unter neuraltherapeutischen und Akupunktur-Gesichtspunkten. Sämtliche lieferbare Potenzen wurden eingesetzt. Des weiteren krankengymnastische Bewegungsübungen.
Ergebnis: Nach 1 Jahr täglicher Injektionen kann die Patientin, wenn auch etwas schwerfällig, gehen, wechselt ihren Beruf als Bankangestellte, macht eine Lehre durch beim Unterzeichner und ist Praxishelferin über einen Zeitraum von 8 Jahren. Inzwischen ist sie verheiratet, hat zwei Kinder (wegen Gibbus L5 Sectio) und versorgt den Haushalt ihrer Familie.

Dr. med. M. Jucho, Lenggries

Phantomschmerz

Neuralgien im Oberschenkel-Amputationsstumpf. Die Schmerzen treten anfallsweise seit der Oberschenkelamputation im Krieg oft mehrmals wöchentlich auf. Es werden die verschiedensten Analgetika mit wechselndem Erfolg eingenommen.
Behandlung mit wöchentlich 1-2 x subkutaner Injektion **Nervus ischiadicus Gl D6**, zusätzlich **Levisticum e radice D6**, außerdem 1 x wöchentlich **Argentum/Rohrzucker**. Bereits nach 14-tägiger Behandlung treten die Schmerzen

immer seltener und nur noch abgeschwächt auf. Nach einem anfallfreien Intervall von mehreren Monaten treten nach beruflicher Überanstrengung erneut neuralgische Anfälle auf. Mit derselben Behandlung kann der Phantomschmerz erneut zum Verschwinden gebracht werden. Es werden keine Analgetika mehr benötigt.

Dr. med. H.-H. Vogel†, Eckwälden

Sinnesorgane

Leukoplakie am Linguarand

68-jähriger schlanker Patient mit schmerzhafter Leukoplakie an der Zungenwurzel links stellt sich im März 2000 vor.
Therapie: Iscucin Pini Stärke A und **Lingua Gl** Organ-Potenzreihe D5 – D30, 2 x wöchentlich. Wegen Hyperlipidämie zusätzlich **Choleodoron** und **Arsenicum album D6.**
Ergebnis: Am 26. 8. 2001 ist die Leukoplakie abgeheilt und die Schmerzen verschwunden, Therapie wird bis zum Jahresende fortgeführt.

Dr. med. Ingo Junge, Oldenburg

Traumatische Zahnnervenschädigung

14-jährige Patientin mit Frontzahntrauma und Kronenfraktur bei 11, 21 (vital) und 22 (avital). Als Indikator für die festgestellte Avitalität von 22 dienten Kälte- und Faraday-Probe.
Therapie: Beginnend am Tag des Unfalls **Pulpa dentis Gl D6/D15** im Wechsel 2 x wöchentlich.
Ergebnis: Nach 4 Wochen war der Frontzahn 22 wieder vital.

Dr. med. dent. W. Güldenstern, Rastede

Subakute Pulpitis

52-jähriger Patient mit subakuter Pulpitis.
Therapie: Pulpa dentis Gl D5 und **D12**, 2 x wöchentlich injiziert oder per os.
Ergebnis: Die Behandlung führte innerhalb von 3 Monaten zur Beschwerdefreiheit. Begleitend wurde mit **Dentin Complex**/Staufen Pharma behandelt.

Dr. med. dent. U. Coenen, Oberursel

Dr. Coenen berichtet weiter zusammenfassend über die in 2/3 der Fälle erfolgreiche Behandlung von 15 Patienten mit Pulpitis in einem Zeitraum von 3 Jahren: Das Präparat **Pulpa dentis** wurde entweder in **D12** oder als **Organ-Potenzreihe** E verordnet und 2 x wöchentlich bis 1 x täglich als Basistherapie angewandt.

Pulpitis - Periodontitis

49-jährige Patientin. Nach konservativer Zahnbehandlung heftige Schmerzen im gesamten linken Trigeminus-Versorgungsgebiet.
Therapie: 2 Tage nach zahnärztlicher Behandlung **Pulpa dentis Gl D20, Periodontium Gl D20, Silicea comp**.
Ergebnis: Etwa eine halbe Stunde nach Injektion Abklingen der Schmerzen. Anhaltende Schmerzfreiheit.

Dr. med. dent. J. Thomsen, Hamburg

Dr. med. dent. H.-U. Kast, Göppingen berichtet summarisch über die in 8 von 10 Fällen erfolgreiche Zusatzbehandlung bei Schmerzzuständen nach Präparation, Wurzelkanalfüllung und empfindlichen Zahnhälsen mit **Pulpa dentis Gl**

D15. Dabei wurde jeweils auch Mikrowellenbestrahlung bzw. Softlaser angewandt. Bei Schmerzen nach Einzementieren von Kronen/Brücken half **Pulpa dentis Gl D15** gut in 2 Fällen.

Dr. med. dent. K. Dann, Ludwigshafen, berichtet zusammenfassend über ca. 25 im Zeitraum von 11 Monaten erfolgreich behandelte erwachsene Patienten mit chronischer und akuter Pulpitis. Bei 5 Patienten stellte sich kein deutlicher Erfolg ein. Das Präparat **Pulpa dentis Gl** wurde jeweils in **D15** bzw. **D30** als einziges Arzneimittel angewandt.

Mandibuladeformität mit Zahnfehlstellung

10-jähriges Kind mit Mandibuladeformität und Fehlstellung der Unterkieferzähne, 2 Milchzähne mussten bereits gezogen werden. Leistenhernie links.
Therapie: Mandibula Gl Organ-Potenzreihe D5 – D30, **Hypophysis/Stannum**, Bionator-Unterstützung.
Verlauf: Nach 2 Jahren regelrechte Zahnstellung und normale Kieferform, Beendigung der Therapie nach 2,5 Jahren, nach 13 Jahren kein Rezidiv.

Dr. med. I. Junge, Oldenburg

Begleitbehandlung bei Zahnextraktion

38-jährige Patientin, zahnärztliche Extraktion des 6. und 7. avitalen Backenzahnes links oben im Abstand von 8 Wochen; Ausschabung der beiden in der Maxilla gelegenen Granulome. Versorgung mit einer Brücke.
Therapie: anfänglich je 20 Glob. **Arnica e planta tota D8** und **Silicea comp.** in einem Glas Wasser auflösen und nach

der Extraktion alle 2 Stunden einen Schluck trinken. Keine Analgetika. Dann je 1 x wöchentlich 1 Amp. **Gingiva Gl D6** und **D12** und **Maxilla (feti) Gl D6** und **D12** per os über 4 Monate.
Ergebnis: Schmerzarme und problemlose Wundheilung und nur geringe Retraktion des Zahnfleisches.

Dr. med. F. Roemer, Eckwälden

Zahnschmerzen bei Karies

26-jähriger Patient hat begleitend zur zahnärztlichen Behandlung heftigste Zahnschmerzen mit Ausstrahlung in den Kiefer, bei denen sich Analgetika als unwirksam erweisen.
Therapie: **Dens Gl** Organ-Potenzreihe D5 – D30, 2 x 1 Trinkampulle im Abstand von 1 Stunde, zusätzlich **Apis/Belladonna**.
Verlauf: 10 Minuten nach der 1. Gabe Schmerzlinderung, nach der 2. Gabe anhaltende Schmerzfreiheit bis zur Zahnsanierung am folgenden Tag im August 2001.

Dr. med. I. Junge, Oldenburg

Innenohr-Schwerhörigkeit

40-jährige Patientin. Otitis media rechts. Fachärztliche Behandlung mit Streptomycin, kurz danach Schwerhörigkeit auf dem rechten Ohr. Ein zweiter hinzugezogener HNO-Arzt stellte Innenohrschwerhörigkeit fest. Mit einer Wiederherstellung des Gehörs sei nicht zu rechnen.
Therapie: Beginn der Therapie 3 Monate später mit **Nervus et Ductus cochlearis Gl D6** (heute ersetzt durch **Cochlea Gl**, **Labyrinthus Gl**, **Nervus statoacusticus Gl**) 3 x wöchentlich

eine Injektion zusammen mit **Arnica e planta tota D6.**
Ergebnis: Nach 8 Wochen Wiederherstellung der Hörfähigkeit.

Dr. med. L. Vogel†, Ulm

Hörsturz

42-jähriger Patient mit Arsen-Konstitution erlitt einen Hörsturz am rechten Ohr (Audiogramm: Innenohrschwerhörigkeit).
Mono-Therapie: Die Injektionsbehandlung mit **Cochlea Gl D6**, regelmäßig über jetzt 2 Jahre über das Mastoid durchgeführt, brachte eine subjektive und Audiogramm-bestätigte deutliche Besserung.

Dr. med. H. Zeeden, Ortenberg

Tinnitus aurium/Hörsturz

37-jährige Patientin mit starker psychischer Belastung erlitt einen Hörsturz mit anschließendem Tinnitus. Die Patientin berichtet über zeitweiliges Herzrasen. Audiogramm, IAEP, ENG, OAE, Stapediusreflex-Messung.
Therapie: 5 Tage nach Hörsturz wird die Therapie mit **Cochlea Gl D6** jeden 2. Tag 1 Amp. aufgenommen.
Unter dieser Monotherapie verschwindet nach 3 Tagen der Tinnitus, nach 11 Tagen ist das Hörvermögen normal. Weitere Behandlung war nicht erforderlich.

Im weiteren berichtet Dr. Sonnenberg über eine Patientin mit seit 3 Tagen bestehendem Tinnitus (Klopfen im linken Ohr) und Schwindel sowie depressiver Verstimmung, die mit 2-tägig verabreichten Injektionen von **Cochlea Gl D6** nach 5 Wochen Tinnitus-frei wurde. Der Schwindel blieb.

Ein weiterer Patient mit akutem Hörsturz nach Apoplex konnte durch Therapie mit **Cochlea Gl D6** (Inj.) und **Arnica/Plumbum comp. B** (Globuli) innerhalb von 8 Wochen von seinem Hörverlust befreit werden. Danach nur noch **Arnica/Plumbum comp. B** Glob.

Ein ebenfalls älterer Patient mit akutem Hörsturz und anschließend rauschenden und pfeifenden Ohrgeräuschen überwand seine Hörstörungen vollständig innerhalb einer Woche unter der Therapie mit **Cochlea Gl D6** und **Arnica/Plumbum comp. B.**

49-jähriger Patient mit Ohrgeräuschen und schwankendem Hörvermögen (Hypertonus, Beinamputation und 10 Hörstürze in den letzten 11 Jahren). Bei ihm konnte innerhalb 3 Monaten die Hörminderung vollständig beseitigt werden, der Tinnitus verminderte sich zu Brummgeräuschen unter Therapie mit **Cochlea Gl D6**. Weiterbehandlung mit **Plumbum mellitum D30.**

Dr. med. K. Sonnenberg, Sinzig

Schwindel und Tinnitus aurium

42-jährige, etwas dominant erscheinende Patientin, die seit einem Abortus mit 28 Jahren an Schwindel und seit dem Abitur an einem pfeifenden Hochtonohrgeräusch leidet. Ovarialcyste und etwas reduzierte klimakterische Menses.
Therapie: Tuba auditiva Gl D5, Labyrinthus Gl D5, Cochlea Gl D5, Circulus arteriosus cerebri Gl D5, Levisticum D3, Sepia D8, Cimicifuga D12, von dem Gemisch aus einer Spritze abends 1 ml per os.
Verlauf: Nach 7 Monaten (11/2001) berichtet die Patientin, dass der Schwindel ganz verschwunden ist, das Ohrgeräusch

nicht mehr störe. Sie sei seelisch ausgeglichener und bringt mehr Ordnung in ihren beruflichen Weg.

Dr. med. Franziska Roemer, Eckwälden

Funktionsabhängiger intermittierender Hörverlust und Tinnitus rechts bei Cervicalsyndrom

65-jähriger Patient, mit linksbetonter Innenohrschwerhörigkeit infolge von 2 Hörstürzen 1987/1994 bekommt im Anschluss an eine Verdrehung des Kopfes beim Radfahren ca. 12-mal bei bestimmten Kopfbewegungen einen 2–12 Stunden dauernden, reversiblen völligen Hörverlust rechts und Tinnitus. Sonographie der Halsgefäße o.B., 2 mäßig ausgeprägte cervicale Discushernien und habituell enger Spinalkanal im NMR, eingeschränkte Rotation der HWS, Druckschmerz bei $C_{1/2}$, gelegentlich occipitale Kopfschmerzen. Eine orthopädische Reposition von $C_{1/2}$ brachte bereits eine gewisse Linderung.
Therapie: Atlas Gl D8, Axis Gl D8, Vertebra cervicalis Gl D5, Circulus arteriosus cerebri Gl D5, Cerebrum comp. B, Cimicifuga D3, Bambusa e nodo D6, Magnesium phosphoricum cum cinere Avenae D8, von dem Gemisch 3 x täglich $^{1}/_{2}$ ml einnehmen.
Verlauf: Die Gehörausfälle werden um 50% seltener.

Dr. med. F. Roemer, Eckwälden

Otitis media, Serotympanon

Dr. med. I. Junge, Oldenburg, berichtet summarisch über die therapeutische Verwendung der Präparate **Cavum tympani Gl** und **Tuba auditiva Gl**, jeweils Potenzreihe D5-30 oral gegeben, bei Otitis media und Serotympanon. Innerhalb von etwa 10 Jahren wurden ca. 50 Kinder und 20 jüngere Erwachsene mit gutem Erfolg durch diese Basistherapie behandelt.

Ein 13-jähriger Patient mit akuten Ohrenschmerzen seit 1 Stunde kommt in die Sprechstunde. Das Trommelfell ist gerötet und vorgewölbt.
Diagnose: Mittelohrentzündung.
Therapie: Cavum tympani Gl D30 und **Silicea comp.**, beides oral. Nach 1/2 Stunde ist der Patient beschwerdefrei und bleibt es auch weiterhin.

Dr. med. R. Karier, Ralingen-Olk

Schwerhörigkeit

Im Juni 2001 fällt der Mutter bei der 6-jährigen Tochter ein schlechtes Gehör auf, welches als Schallleitungsschwerhörigkeit diagnostiziert wird.
Therapie: Ossicula auditus Gl Organ-Potenzreihe D5 – D30 täglich mit **Apis/Levisticum I**.
Verlauf: Es zeigt sich eine kontinuierliche Gehörverbesserung, nach 3 Monaten ist der Hörtest regelrecht, ein Behandlungsende ist für in einem Monat (Oktober 2001) vorgesehen.

Dr. med. I. Junge, Oldenburg

Angeborene Taubheit

11/1997 wird ein 1-jähriges Kind mit einer fachärztlich zweifach nachgewiesenen angeborenen, vollkommenen

Taubheit in die Sprechstunde gebracht, nachdem in der Vorsorgeuntersuchung keine Hörreaktion auszulösen war.
Therapie: Ossicula auditus Gl Organ-Potenzreihe D5 – D30, **Hypophysis/Stannum**, zusätzlich **Conchae/Quercus comp. S, Anagallis comp., Platinum chloratum/Pancreas comp.**
Verlauf: Langsam setzen bei dem Kind Hörreaktionen ein, nach gut 2 Jahren ist das Gehör und der Hörstatus regelrecht und die Therapie wird beendet.

Dr. med. O. Junge, Oldenburg

Conjunctivitis sicca

78-jähriger Patient kommt wegen chronischer Konjunktivitis mit Tränenmangel in die Sprechstunde.
Therapie: Glandula lacrimalis Gl D12 1 x wöchentlich sublingual. Nach der dritten Woche trat eine deutliche Besserung ein, die 3 Monate anhielt. Danach Verordnung von **Glandula lacrimalis Gl D15** 1 x wöchentlich.
Ergebnis: Völlige Ausheilung.

Dr. med. R. Karier, Ralingen-Olk

70-jährige A.F., leidet seit längerem an trockenen Augen.
Therapie: Glandula lacrimalis Gl D6, 3 x wöchentlich sublingual.
Verlauf: Nach 12 Wochen deutliche Besserung der Symptomatik, nach 20 Wochen Beschwerdefreiheit und Beendigung der Therapie. Danach leichtes Rezidiv, z. Zt. Erhaltungsdosis von 1-2 Amp. wöchentlich.

Dr. med. F. Roemer

Corneaverletzung

50-jähriger Patient zeigt schmerzhafte Rötung des rechten Auges infolge eines Traumas.
Therapie: Cornea Gl Organ-Potenzreihe D5 – D30, **Euphrasia D3 Augentropfen; Belladonna D20, Quarz D30, Stibium D6.**
Verlauf: Schmerzen und Rötung des Augapfels nehmen täglich ab, nach 5 Tagen ist der Patient beschwerdefrei und die ophthalmologische Untersuchung o.B. Keine Narbenbildung in der Folge.

Dr. med. Ingo Junge, Oldenburg

Astigmatismus

1-jähriges Kind mit ophthalmologisch diagnostizierter Hornhautverkrümmung.
Therapie: Cornea Gl Organ-Potenzreihe D5 – D30, **Hypophysis/Stannum.**
Verlauf: Nach 5 Monaten ist die Cornea regelrecht und es ist kein Astigmatismus mehr nachweisbar.

Dr. med. I. Junge, Oldenburg

Retinitis pigmentosa

44-jährige Patientin litt seit Jahren an Retinitis pigmentosa, für die es keine schulmedizinische Behandlung gibt. Die Universitätsklinik prophezeite der Patientin die völlige Erblindung mit 40 Jahren. In dieser Situation kam die Patientin in meine Sprechstunde. Die Verordnung bestand in den Organpräparaten **Retina et Chorioidea Gl D6-D8; Placenta**

(bovis) Gl, Funiculus umbilicalis Gl und Amnion Gl, jeweils in den Potenzreihen D und E.
Das Fortschreiten der Krankheit konnte verlangsamt werden, die Patientin konnte sogar bis vor kurzem Auto fahren. Die neueste Untersuchung der Patientin an der Universitätsklinik ergab - zum Erstaunen der Professoren - eine Verbesserung des Gefäßbefundes bei einem Sehfeld von 6 und 8%.

Dr. med. E. Knittel, Neu-Isenburg

Katarakt

79-jähriger Patient leidet an zunehmender Sehschwäche wegen Katarakt. Therapeutisches Ziel ist eine Vermeidung der Operation.
Therapie: Lens cristallina Gl Organ-Potenzreihe D5 – D30, 1 x wöchentlich subcutan in den Nackenbereich seit 12/1998. Zusätzlich wegen Glaukom **Pandanus comp.** und **Stannum metallicum D8 Augentropfen**, sowie wegen Varikosis beider Beine **Borago comp.** und **Cichorium/ Pancreas comp.**
Verlauf: Seit 1999 bis Ende 2001 kein Fortschreiten der Linsentrübung, die Sehfähigkeit konnte zufriedenstellend erhalten werden.

Dr. med. I. Junge, Oldenburg

Uveitis

18-jähriger Patient, vor 9 Monaten fiel beim Optiker eine Augenrötung auf, die als Uveitis diagnostiziert wurde. Eine internistische Grunderkrankung konnte bei der Durchuntersuchung nicht festgestellt werden. Seitdem sind corticoidhaltige Augentropfen notwendig, die der Patient gerne vermei-

den möchte. Er hat eine lymphatische Konstitution.
Therapie: Iris (bovis) Gl D30, Sclera Gl D30, Opal D30 2 x wöchentlich gemeinsam per os, **Conchae D30,** 1 x wöchentlich per os.
Verlauf: Die corticoidhaltigen Augentropfen können bei reizlosem Auge abgesetzt werden, die Therapie wird beendet, stabiler Verlauf über beinahe 10 Jahre.

Dr. med. F. Roemer, Eckwälden.

Opticus-Atrophie

Ein 58-jähriger Patient kam in Behandlung, weil er zu erblinden fürchtete.
Diagnose: Optikus-Atrophie beider Augen infolge Glaukom. Sehkraft des rechten Auges 3 %, des linken 60 %.
Therapie: Elektroakupunktur; zunächst wurden wöchentlich je 1 mal potenziertes **Silberamalgam** und **Nervus opticus Gl D5** injiziert. Amalgam-Sanierung. Der Augendruck ging auf 14 zurück, das Sehen auf dem linken Auge besserte sich messbar.
Daraufhin 1 wöchentliche Injektion von **Nervus opticus Gl D5** und **Retina et Chorioidea Gl D5**. Augendruck und Sehvermögen blieben auf dem gebesserten Niveau, verschlechterten sich kurzzeitig bei interkurrenten Sinusitiden oder bei dem Versuch, die Abstände zwischen den Injektionen zu vergrößern. Die Behandlung wird fortgesetzt.

Dr. med. T. Raspe, Münster

Mundtrockenheit im Rahmen einer Autoimmunerkrankung

Bei einer seit Jahren bestehenden Sonderform der progressiven Systemsklerose trat bei der 1943 geborenen Patientin eine Mundtrockenheit im Sinne eines Sjögren-Syndroms auf.
Therapie: Glandula parotis Gl D6, Glandula submandibularis Gl D6 2 x wöchentlich s. c.
Ergebnis: Die Speicheldrüsen arbeiten wieder einwandfrei.

Dr. med. R. Karier, Ralingen-Olk

Markus Sommer

Stoffwechsel und Migräne

Inhalt

Dieser Artikel soll keine umfassende Arbeit zur Migräne darstellen. In den letzten Jahren wurde eine Fülle hochinteressanter pathophysiologischer Aspekte zur Migräne erarbeitet, die sich nicht zuletzt den hochentwickelten modernen Forschungsmethoden wie funktionelle Kernspintomographie, Kernspinspektroskopie oder der Neurosonologie verdanken. Diese Ergebnisse werden nur am Rande dort angedeutet, wo sie für ein erweitertes Verständnis als Grundlage der Therapie von Nutzen sind. Primär sollen Hinweise für eine Erweiterung der Migränetherapiemöglichkeiten durch Gesichtspunkte der Anthroposophischen Medizin gegeben werden, die sich in der eigenen Praxis bewährt haben. Das Krankheitsbild der Migräne wird ebenso wie seine differentialdiagnostische Abgrenzung gegenüber anderen Kopfschmerzsyndromen vorausgesetzt, auf eine Diskussion der schulmedizinischen Therapieansätze wird verzichtet. Es sei lediglich angedeutet, dass der Autor so gut wie nie in der Akuttherapie Triptane eingesetzt hat. Wenn neben der Schaffung einer ruhigen, reizarmen Atmosphäre und dem Einsatz potenzierter Heilmittel noch eine über die orale Behandlung hinausgehende Maßnahme erforderlich war, so hat in aller Regel eine Infusion mit Acetylsalicylsäure (z.B. Aspirin®; unter Beachtung der Kontraindikationen) ausgereicht.

Für eine langfristige Heilung oder doch zumindest wesentliche Besserung des Leidens ist es erforderlich, den ganzen Menschen einzubeziehen:

R. Steiner: Das Stoffwechselgeschehen wirkt zu stark ins Nerven-Sinnes-System hinein

Rudolf Steiner weist häufig auf die Migräne hin, wobei sich in der einen oder anderen Weise immer das Motiv findet, dass ein Stoffwechselgeschehen zu stark in den Bereich des Nerven-Sinnes-Systems hereinwirkt. So heißt es beispielsweise im Vortrag vom 28. 8. 1923 in Penmaenmawr, „dass jene intensive Tätigkeit, die eigentlich die Tätigkeit des menschlichen Verdauungssystems ist, sich durch eine zu starke, zu große Intensität bis nach dem Nerven-Sinnes-System ausdehnt, sodass also diejenige Tätigkeit, die eigentlich im Stoffwechselsystem sein sollte, auf das Nerven-Sinnes-System übergreift. (...) Dadurch entsteht dasjenige, was unter den verschiedenen Formen der Migräne bekannt ist." (1)

Wie kann man sich ein solches Geschehen konkret vorstellen? An sich streben wir an, eine Erkenntnis zu entwickeln und aus dieser heraus rational therapeutisch zu handeln. In der Praxis treten uns aber häufig Patienten gegenüber, bei denen es uns nicht immer gelingt, Krankheit und Heilmittelprozess zu durchschauen, und dennoch werden wir helfend eingreifen. Im Laufe der Zeit entwickeln sich Erfahrungen, die wiederum Anstoß zu tieferem Verständnis sein können. Insofern kann die Betrachtung einzelner Verläufe selbst wieder Ausgangspunkt von Erkenntnis werden. In diesem Sinne seien einige Verläufe geschildert, die rückblickend Gemeinsamkeiten offenbaren.

Schwere biliöse Migräne im Kindesalter

1983 war ein damals 8-jähriger, schwer an einer Migräne leidender Bub zu behandeln. Seit der Geburt neigte er zum Erbrechen, und jede Krankheit sei, wie die Mutter berichtete, bei ihm von Erbrechen eingeleitet worden. Seit dem 5. Lebensjahr besteht eine Migräne, die meist alle 8 bis 14 Tage auftritt und – was bei Kindern relativ häufig ist – mit heftigstem, zuletzt galligem Erbrechen einhergeht. Er ist dabei jeweils sehr elend. Das EEG zeigt – ebenfalls typisch für viele Migränepatienten – eine Dysrhythmie und reichlich steile Abläufe. Der Junge ist schmal, blass, blond und hellhäutig. Er ist mutig und bei seinen Mitschülern beliebt. Seine Mutter schildert ihn als brüsk wechselnd zwischen einer verständig-nachdenklichen und einer unzugänglich-ungestümen Seite. Er neige zu plötzlichen, heftigen Reaktionen, seine Begeisterung erweise sich oft als Strohfeuer.

Therapeutisch erhielt er mit wechselndem Erfolg zunächst **Nux vomica**. Eine deutlichere Besserung erfuhr er nach Gabe von **Hepar sulfuris**. In diesem Mittel sind zwei sehr gegensätzliche Naturstoffe durch den pharmazeutischen Prozess zusammengespannt: Auf der einen Seite steht die aus der dunklen, kühlen Nordsee stammende Schale der Auster (Ostrea edulis), die schützend das weiche und verletzliche Lebewesen umhüllt und verbirgt, auf der anderen Seite der aus dem feurigen Vulkanismus stammende, oft klare Schwefelkristall, der voller Energie und innerer Wärme steckt. Die in der Weißglühhitze im Schmelztiegel erzwungene Ehe dieser beiden Substanzen ist spannungsreich und zerfallsbereit, weshalb das Pulver in der Luft allmählich unter Abgabe übelriechenden Schwefelwasserstoffs zerfällt. Etwas von diesen Gegensätzen lebte auch in diesem Patienten. Entscheidende Besserung und schließlich Ausheilung brachte aber die Gabe von **Calculi biliarii D12**, von potenzierten Gallensteinen. Sicher litt der Bub nicht an Gallenkonkrementen. Aber auch der Gallenstein stellt eine paradoxe Verschränkung von Gegensätzen dar. Die sulfurische, heiße, auflösende Galle ist hier selbst einem salinischen Kristallisationsprozess verfallen und kann schließlich sogar verkalken. Im Übrigen ist es interessant, dass die Gallenaustreibung auf den Reiz des Eintritts fettreichen Chymus in das Duodenum eine Art physiologisches Anfallsgeschehen darstellt.

Hepar sulfuris besserte

potenzierte Gallensteine brachten Heilung

Rasch ging es dem Patienten nach Gabe des Mittels besser, die Anfälle kamen seltener und leichter und verschwanden bald vollständig. Die Nachbeobachtungszeit beträgt nun 16 Jahre.

Biliöse Migräne einer 56-jährigen Patientin

Eine Migräne-Patientin war 56 Jahre alt, als sie zu mir kam. Seit 15 Jahren litt sie unter ihren Kopfschmerzen und hatte vieles erfolglos gegen diese unternommen. Früher traten die Anfälle 4- bis 5-mal im Jahr auf, in den letzten 2 Jahren kam es aber unter dem Druck seelischer Belastungen und biographischer Umschichtungen zu einer quälenden Anfallsvermehrung. Jetzt traten die Anfälle alle 2 bis 4 Wochen auf. Ein HWS-Schleudertrauma vor $2^1/_2$ Jahren war ebenso ohne Einfluss auf die Migräne wie mehrere Steißbeinprellungen. Immer bestand eine linksseitige Hemikranie, eine extreme Phono- und Photophobie, die zum Liegen im ruhigen, abgedunkelten Raum zwang. Zudem trat während des Anfalls eine ausgesprochene Schreckhaftigkeit auf. Schon zu Beginn eines Anfalls verspürte die Patientin ein starkes Kältegefühl in den Unterschenkeln. Es bestand eine ausgeprägte Auslösbarkeit der Migräne durch Nahrungsmittel wie viele (vor allem ältere und reife) Käsesorten, Datteln oder Süßigkeiten. Es lässt sich nachweisen, dass bei vielen Migränepatienten Nahrungsmittelüberempfindlichkeiten eine Rolle spielen, sei es im Sinne echter Allergien, sei es (im Beispiel des reifen Käses) infolge Überempfindlichkeit gegen biogene Amine. Entscheidender Hinweis für die Therapiewahl war die Angabe, dass ausnahmslos während der Migräne eine Hellverfärbung des Stuhles auftrat. Im Anschluss an den Anfall sei immer eine Obstipation aufgetreten. „Alles stockt dann", so die Patientin selbst.

Heraufschlagen des Gallenprozesses in den oberen Menschen

Insgesamt entsteht der Eindruck, dass bei dieser Patientin – zumindest im Anfall – eine unzureichende Abgabe von Gallenflüssigkeit in das Darmlumen erfolgt, während – folgt man dem Gesichtspunkt Steiners – die Kopfschmerzen auf einer zu starken „Gallentätigkeit" im Kopf beruhen mögen. Aus diesem Gesichtspunkt heraus wurden **Fel Gl D8** und **Chelidonium e rad. D30** (2x wchtl. s.c.) verordnet. Von diesem Zeitpunkt an trat kein Migräneanfall mehr auf, bis die

Patientin nach etwa einem Jahr diese Behandlung versuchsweise abbrach. Daraufhin traten die Beschwerden wieder auf, sistierten aber sofort wieder bei erneuter Aufnahme der Therapie. Die Nachbeobachtungszeit beträgt nun insgesamt 6 Jahre.

Menstruationsabhängige Migräne einer 44-jährigen Patientin

Ähnlich ist der Fall einer 44-jährigen selbständigen Architektin, die an einer klassischen Migräne leidet, die seit dem 17. Lebensjahr während jeder Menstruation aufgetreten ist. Bis vor 2 Jahren wurden die Anfälle durch eine visuelle Aura mit Fortifikationen und zentralem Flimmerskotom eingeleitet, weshalb die Aura später ausblieb, ist nicht bekannt. Die Beschwerden können in einem Zeitraum von 5 Tagen vor bis 2 Tagen nach der Periode eintreten und dauern in der Regel 3 Tage. In schlimmen Fällen können 2 Anfälle während einer Menstruation auftreten. Auch bei dieser Patientin wurden die Anfälle teilweise unmittelbar durch Nahrungsmittelgenuss ausgelöst, was zu einer gewissen Verschiebung innerhalb des genannten Zeitraums führen kann. Hartkäse, Fisch und Rotwein sind besonders anfallsfördernd. Auch diese Patientin hat zu Beginn ihrer Kopfschmerzen „Eisfüße", und auch sie hat während des Anfalls einen auffallend hellen Stuhl, der bei ihr allerdings eher wenig konsistent ist. Es besteht eine ausgeprägte Abneigung gegen Fett.

Fel D8 und Pulsatilla C 30 bessern entscheidend

Diese Patientin erhielt **Fel Gl D8** zweimal wöchentlich oral, zusätzlich einmalig **Pulsatilla C30**, das eine Wirksamkeit bei katamenialer Migräne aufweist; Abneigung gegen Fett ist ein homöopathisches Leitsymptom dieses Mittels. Seit der Erstanwendung sind nun – erstmals nach 27 Jahren – 3 aufeinanderfolgende Perioden ohne Kopfschmerzen verlaufen.

Das Konzept der „biliösen Migräne" (und somit einer peripheren Migränogenese) ist alt. Schon Edward Liveign setzt sich in seinem umfassenden, 1873 erschienenen Werk „On Mehrim, Sick-Headache and Some Allied Disorders" (2) mit der Theorie des galligen Ursprungs der Migräne auseinander. Auch die scheinbar modernen Ansätze nimmt er mit der Diskussion möglicher vaskulärer Ursachen und seiner Theorie der „Nerve Storms" bereits vorweg. Und auch Stauffer schreibt in seinem Homöopathischen Taschenbuch (3): „Viele Migränepatienten sind durch Cholezystektomie geheilt worden."

Rudolf Steiners Darstellungen können so gelesen werden, dass die Migräne zumindest auch einen solchen peripheren Ursprung haben kann (4). Therapeutisches Ziel kann es dann sein, und war es in den berichteten Fällen auch, den am falschen Ort zu starken Stoffwechselprozess (hier den der Galle) wieder an seinem physiologischen Ort zu verankern.

Eine Korrespondenz zur hier geschilderten therapeutischen Erfahrung scheint es mir zu einem Vortrag zu geben, der von Steiner wenige Tage nach der eingangs geschilderten Migränedarstellung in London (am 2. September 1923) gehalten wurde (5). Auch in diesem Vortrag wird die Pathogenese der Migräne erläutert und das Präparat Biodoron geschildert. Diesem Abschnitt geht folgende Darstellung unmittelbar voraus: Steiner weist darauf hin, wie alle Systeme des dreigliedrigen Organismus im ganzen Menschen tätig seien, und er führt dies dann aus: „. . . betrachten wir zum Beispiel am menschlichen Organismus die Gallenfunktion (...), so finden wir vor allen Dingen, dass es neben allem übrigen Wirken der Galle ausserordentlich wichtig ist, dass die Galle funktioniert, richtig funktioniert gerade für die Gesundheit des Nerven-Sinnes-Systems. Denn wir können dann, wenn wir Verdauungsstörungen auf Störungen der Gallenfunktion zurückführen, immer auch auftreten sehen außerordentlich große Störungen irgendwie in den Organen des Nerven-

Galle und Nerven-Sinnes-System in Vorträgen R. Steiners

Sinnes-Systems." Der Gallenabsonderungsprozess müsse als dasjenige Geschehen angesehen werden, das „vom Verdauungsprozess ausgehend, das Nerven-Sinnes-System versorgt."

Zunächst einmal ist festzuhalten, dass offenbar Störungen der Gallentätigkeit an der Genese einer Migräne beteiligt sein können und diese auch über eine Behandlung jener zu bessern oder gar zu heilen sein kann. Sicher gibt es aber auch andere Ursachen einer Migräne.

Nachdem nun Beispiele für eine Migräneverursachung durch eine Gallenstörung aufgezeigt worden sind, soll – vielleicht etwas paradox – ein Fall einer mutmaßlich migränösen Gallensymptomatik folgen.

Kolikartige Bauchschmerzen als „Migräne-Äquivalent"

Ein 25-jähriger Student suchte mich mehrfach wegen schwerster, kolikartiger Bauchschmerzen auf, die ihn 3- bis 4-mal im Jahr befallen. Auslösend kann Alkoholgenuss, Schlafmangel oder eine aktuelle psychische Belastung sein, gelegentlich ist aber auch kein Auslöser detektierbar. Die Bauchschmerzen können außerordentlich heftig sein, z.T. ist es für den Patienten nicht möglich, Nahrung oder Flüssigkeit zu sich zu nehmen, sodass gelegentlich Infusionen gegeben werden mussten. Im Anfall ist der abdominelle Untersuchungsbefund – abgesehen von einer diskreten Resistenz im Gallenblasenlager und leichtem Loslassschmerz im rechten Unterbauch – unauffällig. Die Laborwerte sind - auch im Anfall – unauffällig, es besteht keine erhöhte Ausscheidung von Porphyrinen. Die Sonographie des Oberbauches ergibt – auch im Anfall – abgesehen von zwei kleinen Leberhämangiomen keine Auffälligkeiten. Bei einer früheren Gastro- und Coloskopie zeigte sich eine Lambliasis, die mit Metronidazol behandelt wurde, jetzt sind Lamblien nicht nachweisbar. Zu einem späteren Zeitpunkt wurde ich wegen gelegentlich auftretender binokulärer Flimmerskotome, die über etwa eine halbe Stunde anhalten, aufgesucht. Nur einmal kam es zu stundenlang anhaltenden, drückenden bis stechenden Kopfschmerzen, die bei schnellen Kopfbewegungen zunahmen. Gelegentlich sind die beschriebenen Flimmerskotome wohl den Bauchschmerzen vorausgegangen. Vermutlich handelt es sich also um das, was Oliver Sacks (6) als „Gallenattacken" beschreibt, die er unter die „Migräne-Äquivalente" rechnet, von denen er zu Recht sagt, dass dieser Begriff „auf wenig Sympathie gestoßen" sei. Soweit ich es überblicke, steht die deutsche Neurologie diesem Begriff besonders skeptisch gegenüber, und so betrachte ich es als Bestätigung, dass die Diagnose „transiente migränöse Begleiterscheinungen" in der Praxis von Dr. Pfaffenrath, einem der ambitioniertesten Kopfschmerzspezialisten in Deutschland, bestätigt wurde.

Zusammenhänge zwischen Stoffwechsel und Migräne aus schulwissenschaftlicher Sicht

Auch der Schulmedizin sind Zusammenhänge zwischen Verdauung und Migräne (nicht nur hinsichtlich möglicher Nahrungsmittelallergien) nicht entgangen. So veröffentlichten unlängst Gasbarrini et al. (7) von der Universitá Cattolica del Sacro Cuore (Gemelli) eine Studie, die einen Zusammenhang von Helicobacter-pylori-Befall (der möglicherweise selbst ein Epiphänomen darstellt) und Migräne nahelegt. In letzter Zeit wurde eine Anzahl von Arbeiten veröffentlicht, die einen Zusammenhang zwischen Arteriosklerose (v.a. Koronarsklerose) sowie primärer Raynaud-Erkrankung und Helicobacter-Infektion nahelegten, was Anlass dazu gab, auch die Beziehung dieser gastrointestinalen Infektion und der Migräne zu untersuchen. Mittels C13-Atemtest wurden 225 Migräne-Patienten auf einen Helicobacter-Befall untersucht, der in 40% nachgewiesen werden konnte (in der Allgemeinbevölkerung ist mit etwa 10% zu rechnen). Diese Patienten erhielten nun eine Triple-Therapie zur Eradikation des Keimes. 23% der Patienten, bei denen die Eradikation gelang, verloren ihre Kopfschmerzen vollständig und dauerhaft, bei weiteren 67% nahmen Intensität, Dauer und Häufigkeit der Anfälle signifikant ab, sodass also 90% der Patienten positiv reagierten. Bei 13 Patienten blieb der Helicobacter-Nachweis auch nach der Therapie positiv. Interessanterweise besserte sich bei diesen Patienten auch die Kopfschmerzsymptomatik nicht. Die Autoren nahmen an, dass die chronische Entzündung im Magen-Darm-Trakt die Migräne unterhalte, was einerseits in Beziehung zu den alten Herdtheorien zu stehen scheint, sich andererseits aber auch in die oben dargelegten Zusammenhänge einordnen lässt.

Es liegt mir fern, nun alle Migränen mit der Galle (oder anderen Störungen der unmittelbaren Verdauungsorgane) in Beziehung setzen zu wollen, und so möchte ich kurz meinen (hinsichtlich meiner eigenen Behandlung) schlechtesten Migräneverlauf als Beispiel einer exogen toxischen Genese schildern.

exogen toxische Migräne bei immunsupprimierter Patientin nach Lebertransplantation

Eine beim Erstkontakt 31-jährige Patientin war 7 Jahre zuvor wegen eines Budd-Chiari-Syndroms lebertransplantiert worden, wegen primären Transplantatversagens erfolgte kurz darauf eine Retransplantation. Die Immunsuppression erfolgte mit Sandimmun (Ciclosporin) und Prednisolon. Eine Thrombose der Vena lienalis und eine partielle Pfortaderthrombose hatten Oesophagusvarizen III-IV° zur Folge, weshalb zweimal täglich 80mg Propranolol eingenommen werden mussten. Die Patientin leidet seit der Transplantation an rezidivierenden, multiplen chologenen Abszessen, häufig verbrachte sie den Großteil des Jahres in stationärer Behandlung, zeitweise wurde die notwendige intravenöse Antibiose durch eine in der Nachbarschaft wohnende Neurologin durchgeführt. Seit der Transplantation litt die Patientin unter schwersten Migräneanfällen, die alle 8 bis 14 Tage auftraten und 4 bis 5 Tage anhielten. Vor dem Eingriff hatte sie keinerlei Kopfschmerzen, auch die Familienanamnese ist diesbezüglich leer. Imigran linderte die Beschwerden der Patientin im Anfall jeweils kurzfristig, es waren aber bis zu 6 Gaben pro Anfall erforderlich, die jeweils nur sehr begrenzte Erleichterung verschafften. Zudem ist bei der Vorerkrankung die Gabe eines Triptans nicht risikolos. Paracetamol, Acetylsalicylsäure, Metamizol, Indometazin, Diclofenac waren in der Anfallsbehandlung völlig wirkungslos, Ergotamin besserte zwar, löste aber starke Muskelschmerzen und heftiges Erbrechen aus. Propranolol, Metoprolol und Flunarizin hatten als Prophylaktika versagt.

Auch meine Therapieversuche blieben völlig wirkungslos (so als hätte die Patientin Wasser genommen und keine Arznei) und es blieb nach jeder Begegnung das irritierende Gefühl zurück, die Patientin nicht erfassen und ihrer Krankheit nicht wirklich begegnen zu können.

Ciclosporin als entscheidende Noxe

Im Verlauf war die Beeinträchtigung der Lebensqualität durch die Migräne so schwer, dass Sandimmun versuchsweise weggelassen wurde. Schlagartig verschwanden die Erscheinungen und sind – da glücklicherweise keine zwingende Notwendigkeit zur Wiederaufnahme der Ciclosporingabe eintrat – auch weggeblieben.

Georg Soldner hat unter Sandimmun allen Behandlungsversuchen trotzende Hustenprobleme erlebt und so besteht der Eindruck, dass dieses Arzneimittel in besonderer Weise das rhythmische System in seiner Funktion untergräbt. Christian Schopper berichtete beim 4. Treffen des Arbeitskreises Anthroposophischer Neurologen, dass der kürzlich verstorbene Kaspar Appenzeller bei der von ihm entwickelten Herzauskultation, mit deren Hilfe sich sehr fein Krankheitsprozesse im Organismus wahrnehmen lassen, feststellen musste, dass Patienten unter Sandimmun für ihn nicht mehr auskultierend erfasst werden konnten und er ebenfalls den Eindruck einer Überformung des rhythmischen Systems von außen gehabt habe.

Als Beispiel für eine andere Genese der Kopfschmerzen, für ein Heraufschlagen des Blutpols in das Nervensystem, sei der Fall eines 12-jährigen Buben skizziert. Seit dem 9./10. Lebensjahr, leidet er unter bis zu zweimal wöchentlich auftretenden, klopfenden, frontotemporalen Kopfschmerzen, die häufig nur einseitig auftreten. Im Anfall verschlimmert schon die geringste körperliche Anstrengung extrem, sodass jeder Schritt weh tue. Die Anfälle selbst sind auch durch körperliche Aktivität auszulösen, so käme es bei längerem Herumrennen zu einem Anfall, ebenso bei Anstrengung im Sportunterricht, vor allem in der Hitze des Sommers sowie bei Sonnenschein. Während eines Kopfschmerzanfalls ist das Gesicht stets hochrot. Der Junge ist von pyknischer Konstitution und leidet unter Verdauungsproblemen mit häufigem Durchfall. Es besteht eine leichte Gynäkomastie, was bei Jungen in der Pubertät häufig ist.

Überwältigung des Nerven-Sinnes-Menschen durch den Blutsprozess

Anamnestisch besteht ein Z.n. Fraktur des Os occipitale nach Sturz aus dem Kinderwagen im Alter von $1^1/_2$ Jahren.

Bei der klinischen Untersuchung ergeben sich keine Hinweise auf eine kardio-pulmonale Erkrankung. Der neurologische Untersuchungsbefund ist unauffällig, ebenso das altersgemäße EEG. Die zum Ausschluss einer Gefäßmissbildung oder von Traumafolgen durchgeführte bildgebende Diagnostik des Schädels (mit KM) ist ohne pathologischen Befund.

Als Arzneimittel wurde **Belladonna** gewählt. Die weißlichen Tollkirschenwurzeln sind an der Spitze flammend rot gefärbt. Berücksichtigt man die Zuordnung der Pflanzenwurzel zum Nervensystem des Menschen, wie sie Rudolf Steiner unter dem Aspekt angibt, der Mensch sei eine „umgekehrte Pflanze", so zeigt sich in den anschaubaren Phänomenen der Belladonnawurzel ein Bezug zu einem überstark in das

Belladonna

Nerven-Sinnes-System hineinschießenden Blutprozess. Charakteristischerweise kann bei dem Patienten dieses pathologische Geschehen durch Gliedmaßenaktivität (also Betätigung des Stoffwechsel-Gliedmaßen-Systems) getriggert werden. Während der Pubertät kann häufig das rhythmische System die gesteigerten Stoffwechselimpulse noch nicht ausreichend kompensieren, was zu charakteristischen Kreislaufstörungen mit Schwindelgefühl oder gar Ohnmachten führen kann. Hier kann oft Crataegus unterstützend wirken, bei dem noch weiteren Hinaufschlagen des Blutpoles bei diesem Patienten aber war **Belladonna** erforderlich, das abends in der **C12** gegeben wurde (jeweils 3 Glob.). Von diesem Einnahmezeitpunkt an hat der Patient nie mehr „schlimme Anfälle" gehabt. Vier Monate nach der Erstverordnung wurde berichtet, dass nach einem anstrengenden Wandertag noch einmal ein Anfall aufgetreten sei. Dann war der Bub über 2 Jahre praktisch beschwerdefrei (und nahm auch kein Medikament mehr), bis es jetzt nach Konkurs des elterlichen Betriebes wieder zu Kopfschmerzen kam, die aber in Häufigkeit und Intensität bei weitem nicht das Ausgangsniveau erreicht haben. Sehr hilfreich war in dieser Situation sicher eine anthroposophische Maltherapie.

Als therapeutische Empfehlung sei noch erwähnt, dass sich in einigen Fällen von Migräne mit ausgeprägten seelischen Belastungsmomenten die intravenöse Gabe von

Amnion

Amnion Gl D30 ausgezeichnet bewährt hat. Ich gebe dies, um die Hüllen des Menschen zu stärken, und erfahre, dass die Patienten sich nach Gabe dieses Arzneimittels ihrer Umgebung gegenüber weniger ausgesetzt erleben. Amnion ist vor allem da besonders wirksam, wo sich frühkindlich oder gar in der Pränatalzeit ein unzureichender Schutz der sozialen Hüllen findet oder Schocks oder Ängste der Mutter bestanden, das Kind abgetrieben werden sollte u. ä. Georg Soldner

Digitalis

hat bei Kindern mit Migräne **Digitalis D12** sehr erfolgreich verordnet, was ich so weitergeben möchte, ohne dass es mir jedoch gelungen wäre, diese Erfolge in der gleichen Eindrücklichkeit zu reproduzieren.

Weitere wichtige Arzneimittel bei der Migräne können nur stichwortartig angeführt werden. **Natrium muriaticum** ist ein sehr wichtiges Mittel bei Patienten, die unter einem chronischen Kummer leiden. Meistens sprechen sie ungern darüber und versuchen, „alles mit sich selbst abzumachen". Wichtige homöopathische Leitsymptome von Natrium muriaticum sind auch eine große Empfindlichkeit gegen Sonneneinstrahlung – insbesondere am Kopf -, eine intensive Beziehung zur Musik sowie ein Verlangen nach salzigem Essen. Das Fehlen einzelner dieser Symptome schließt aber nicht aus, dass das Mittel dennoch nützlich sein kann. Meines Erachtens ist bei Natrium muriaticum häufig die C12 oder die LM12 eine besonders wirksame Potenzstufe.

Natrium muriaticum

Sepia wird häufiger bei Migräne-Patientinnen benötigt, die sich zwischen ihren Aufgaben in der Kinderbetreuung und Haushaltsversorgung auf der einen und der Berufstätigkeit auf der anderen Seite aufgerieben erleben. Sie fühlen sich meist chronisch erschöpft und leiden darunter, dass ihre persönliche (v.a. berufliche) Entwicklung zu kurz kommt. Häufig haben diese Patientinnen einen etwas dunklen Teint und auffallend große Augen. Polar kommt Sepia bei Männern in Betracht, die ihrer beruflichen Überbelastung überdrüssig sind und sich nach intensiver familiärer Einbindung sehnen.

Sepia

Nur kurz erwähnt werden kann, dass **Cimicifuga** häufig bei Migränepatientinnen im Klimakterium in Betracht kommt, vor allem, wenn zu Anfallsbeginn Verspannungen im Nackenbereich bestehen. Ein – allerdings durchaus nicht in allen Fällen, bei denen Cimicifuga hilfreich ist, auftretendes – Leitsymptom des Mittels ist ein berstender, oft linksseitiger

Cimicifuga

Kopfschmerz mit dem Gefühl, dass sich centrocephal die Schädeldecke öffne.

Iris versicolor

Ebenfalls nur angedeutet werden kann, dass **Iris** ein wichtiges Migränemittel ist, wenn die Schmerzanfälle regelmäßig bei Entlastung – z.B. am Wochenende – auftreten, v.a. auch wenn Zeichen einer Pankreasschwäche (z.B. unverdaute, ölige Stühle) vorhanden sind. Einzelheiten können in einer guten Arzneimittellehre nachgelesen werden.

Immer spielen bei der Migränebehandlung auch Maßnahmen eine Rolle, die auf eine Ordnung der Lebensverhältnisse in der Weise zielen, dass größeres Wohlbefinden erreicht wird. Die Akutsymptomatik bringt mit der Photo- und Phonophobie, der Unfähigkeit zur Nahrungsaufnahme und dem zwingenden Bedürfnis zum Rückzug das Verlangen nach Entlastung von übermäßiger Sinnestätigkeit unmittelbar zum Ausdruck. Im Intervall ist eine Entwicklung von Rhythmus zwischen Anspannungs- und Erholungsphasen, von Zeiten der Aufnahme und solchen der Verarbeitung von großer Bedeutung. Zur Stabilisierung kann Kunsttherapie (z.B. Malen) beitragen, aber auch Beobachtungsübungen (z.B. der Sonnenauf- und –untergänge), die zu einer größeren Differenzierung der Sinnestätigkeit führen, aber auch dazu beitragen, ein ungehindertes, zu tiefes Eindringen von nicht bewältigten Sinnesreizen zu begrenzen.

Körperliche Bewegung ist hilfreich

Wesentlich für die Ordnung der Stoffwechselvorgänge ist **ausreichend körperliche Bewegung**. Die tiefe Beziehung von Stoffwechsel und Bewegungsorganisation zeigt sich auch therapeutisch. Schon das regelmäßige tägliche Spazierengehen von wenigstens $^1/_2$ Stunde kann zur Ordnung der intestinalen Bewegungsvorgänge beitragen, was wiederum bei vielen Patienten zur Besserung der Kopfschmerzen bzw. ihrem selteneren Auftreten führt. Mehr noch gilt dies für die **Heileurythmie**, in der es eine Vielfalt konsonantischer „Stoffwechsel-

Heileurythmie als besondere Bewegungstherapie

laute"(8) gibt, die zur Überwindung einer Migräneneigung wesentlich beitragen können.

Vor allem wenn im Vorfeld eines Migräneanfalles muskuläre Verspannungen im Zervikalbereich auftreten, ist es oft zu empfehlen, vor der aktiven Bewegungstherapie eine Serie **rhythmischer Massagen** zu verordnen.

Magnesium

Schließlich sei noch die Möglichkeit der **Magnesiumbehandlung** bei Migräne erwähnt, die sich bereits in großen Behandlungsserien bewährt hat. Magnesium hat eine unmittelbar auf die ätherischen Aufbauprozesse gerichtete Wirkung. Magnesium bildet das Zentralatom im Porphyringerüst des Chlorophylls, das Lichtaufnahme und Substanzbildung der Pflanze ermöglicht. Bei Mensch und Tier wirkt Magnesium dämpfend auf die Übererregbarkeit autonomer Nervenprozesse und gefäßentspannend. Es ist bei hunderten von Enzymen für deren Funktionsfähigkeit unentbehrlich, unter anderem gilt dies für alle genetischen Transkriptionsprozesse, sodass es letztlich keinen Stoffwechselvorgang im Menschen gibt, der völlig magnesiumunabhängig wäre. Für die Behandlung der Migräne müssen oft große Mengen des Erdalkalimetalles (bis 30mmol/Tag $\triangleq$ 60mval/Tag) appliziert werden. Wegen der abführenden Wirkung ist ein langsamer Aufbau der Dosis zu beachten, wobei in vielen Fällen primär eine Obstipationsneigung besteht, die unter der Magnesiumtherapie positiv beeinflusst wird. Eine Niereninsuffizienz muss vor der Behandlung mit derart hohen Magnesiumdosen ausgeschlossen werden.

Vitamin B_2

Ähnlich substitutiv wie Magnesium kann bei einem Teil der Patienten **Vitamin B_2** therapeutisch eingesetzt werden, um Stoffwechselvorgänge zu normalisieren und damit die Migräne zu bessern. Kernspinspektroskopische Studien haben bei einer bestimmten Gruppe von Migränepatienten Hinweise auf eine Anhäufung von Stoffwechselprodukten ergeben (9), die Vitamin B_2-abhängig verarbeitet werden. Diese Patienten fallen klinisch durch eine besondere Erschöpfungsneigung auf. Diese, wie auch die Häufigkeit von Migräneanfällen kann durch eine längerdauernde Substitution von täglich 400 mg Vitamin B_2 positiv beeinflusst werden. Eine Untersuchung an der Neurologischen Universitätsklinik Zürich mit einer von der Klinikapotheke in dieser hohen Konzentration angefertigten Zubereitung hatte günstige Ergebnisse gezeigt. In der Regel war allerdings eine Anwendung über 3 Monate erforderlich, um eine Wirkung zu erzielen.

Gerade die in den letzten Jahren durchgeführten Forschungen auf dem Gebiet der Migräne weisen darauf hin, dass die zugrunde liegenden – und noch sehr unzureichend verstandenen – pathologischen Prozesse sich nicht auf den schmerzhaften Anfall beschränken, sondern sich wohl eher im Intervall aufbauen, vor dem Anfall dann die erwähnten kernspinspektroskopischen Veränderungen besonders ausgeprägt erscheinen und sich parallel damit neuropsychologische Veränderungen, z.B. in Form von Wahrnehmungsschwächen zeigen. Der eigentliche Anfall scheint wie eine Art Lösungs- und Läuterungsgeschehen zu wirken, nach dem sich die genannten Abweichungen vom Gesunden nicht mehr nachweisen lassen und bekanntlich auch Umstände, die erst wieder längere Zeit nach einem Migräneanfall anfallsauslösend wirken, problemlos vertragen werden können. Der eigentliche Anfall erscheint somit also als ein (schmerzhaftes) „Heilungsgeschehen". Bemerkenswerterweise wird durch eine erfolgreiche Migräneprophylaxe mit β-Blockern der hier angedeutete eigentliche pathologische Prozess nicht beeinflusst und eine Lösung verhindert. Insofern haben die genannten, im Intervall durchgeführten Maßnahmen auch bei den Patienten Bedeutung, bei denen eine „schulmedizinische" Anfallsprophylaxe erfolgt.

Rudolf Steiner zielte mit dem Typenmittel **Biodoron** bzw. **Kephalodoron** in gerade dieser Richtung einer kausalen Intervallbehandlung. Anscheinend ist jedoch eine länger dauernde Behandlung erforderlich, um die Wirksamkeit beurteilen zu können. In hartnäckigen Fällen sollen sich – soweit keine Eisenverwertungsstörung vorliegt – **Ferrum/Quarz** Kapseln (WELEDA) bewährt haben, welche eine konzentrierte Biodoron-Form darstellen. Umfangreiches Material wurde in dem Buch Biodoron/Kephalodoron (Hrsg. M. Kohlhase) von Mitarbeitern der WELEDA AG zusammengetragen. (10)

Kephalodoron/
Biodoron

Insgesamt stellt die Migräne eine Krankheit dar, die einer Behandlung mit potenzierten Heilmitteln sehr gut zugänglich ist, wenn man die aus der Anthroposophie heraus gewonnenen Beziehungen zum Gesamtorganismus berücksichtigt. Wesentlich ist es, zudem durch ein eigenaktives Ergreifen der Lebensführung Migräneursachen entgegen zu wirken. Hinweise für Patienten bietet hier auch das im Aethera-Verlag erschienene Buch „Migräne" von Andreas Rivoir. (11)

Ferrum/Quarz

Literatur

1 *Steiner, Rudolf:* Die Kunst des Heilens vom Gesichtspunkte der Geisteswissenschaft, Dornach 1980

2 *Liveign, Edward:* On Mehrim, Sick-Headache and Some Allied Disorders: A Contribution to the Pathology of Nerve Storms. Churchill, London 1873

3 Stauffers Homöopathisches Taschenbuch, 21. Aufl. nach der von Stauffer besorgten Erstausgabe von Dr. Martin Schlegel, überarb. v. K.-H. Gebhard, Haug, Heidelberg 1981

4 Die Schilderung der Migräne von Rudolf Steiner und Ita Wegman in „Grundlegendes für eine Erweiterung der Heilkunst nach geisteswissenschaftlichen Erkenntnissen" fasst dagegen vor allem Prozesse ins Auge, die sich innerhalb des Gehirns vollziehen. Hier wird ein zentraler Gehirnteil („der nach innen gelegene gräulich-weißliche Gehirnteil", m. E. die Basalganglien und wohl v. a. der Thalamus, der das „physisch am weitesten vorgeschrittene Glied der menschlichen Organisation" sei und eine „die übrigen Sinne zusammenfassende Sinnestätigkeit" enthalte) beschrieben, der im

Falle der Migräne an Nerven-Sinnes-Tätigkeit ärmer und „reicher an Verdauungstätigkeit" werde und somit dann ähnlicher dem peripherischen Gehirn (gemeint ist nach dem Zusammenhang vermutlich der Cortex) erscheine. Der Aspekt der – perivaskulären – „neurogenen Entzündung" als pathogenetisch wesentlicher Mechanismus der Migräne wird seit Anfang der 90-er Jahre in der Neurologie diskutiert und wurde u. a. von Felix Schirmer in seinem lesenswerten Artikel „Migräne aus schulmedizinischer und anthroposophischer Sicht" (Merkurstab 51 (1998), S. 348-355) mit anthroposophischen Gesichtspunkten in Beziehung gesetzt.

5 *Steiner, Rudolf:* Anthroposophische Menschenerkenntnis und Medizin, GA 319, Rudolf Steiner Verlag, Dornach 1994

6 *Sacks, Oliver:* Migräne, Reinbek 1996

7 *Gasbarrini A., De Luca A., Fiore F., Gmrielli M., Franceschi F., Ojetti V., Sanz Torre E., Gasbarrini G., Pola P., Giacovazzo M.:* Beneficial Effects of Helicobacter pylori Eradication on Migrain, Hepato-Gastroenterology 45 (1998), S. 765-770

8 *Steiner, Rudolf:* Heileurythmie, GA 135, Dornach 1982

9 Für den Hinweis auf diese noch unveröffentlichten Ergebnisse danke ich Dr. Chr. Schopper, Zürich

10 *Kohlhase, M. (Hrg.):* Biodoron/Kephalodoron. Beiträge zu einem erweiterten Verständnis. Persephone 12, Dornach 1998

11 *Rivoir, A.:* Migräne. Stuttgart 2002

Marcus Roggatz

Einige Möglichkeiten der Eisentherapie

Inhalt

Qui nescit martem nescit artem

Eisen – der „wahre Merkur"

Das Eisen wird als der *„wahre Merkur"* bezeichnet. So hält nach altem Verständnis derjenige, der das Wesen dieser Substanz erkennt, den Schlüssel zur Heilkunst in der Hand.

Als einziges Metall kommt das Eisen bekanntlich in nennenswerter Menge und quasi reiner Form im menschlichen Organismus vor. In der Logik der Schulmedizin folgt daraus die substitutive Anwendung des Eisens bei Anämieerkrankungen.

Seinen merkuriellen Charakter zeigt das Eisen dagegen in einer Vielfalt von Anwendungsmöglichkeiten innerhalb der Anthroposophischen Medizin.

Warum braucht das Blut das Eisen?

Diese „Kardinalfrage der medizinischen Wissenschaft" *(10)* ist die Grundlage für die Eisentherapie anthroposophischer Ärzte.

Die „entgiftende" und konsolidierende Funktion des Blut-Eisens

Das Blut muss krankmachende Einflüsse des oberen und des unteren Menschen aufnehmen. Im Eisen hat es sein Heilmittel. So wie das Eisen in der Natur z. B. als Komplexbildner für Schwermetalle entgiftend wirkt, so übernimmt es im Körper ebenfalls entgiftende Funktion. Man denke an die Giftigkeit des Porphyringerüstes unter Lichteinfluss – dieses wird letztlich durch die Eingliederung des Eisens zum Hämoglobin und damit „entgiftet". Ein anderer Beleg für die Entgiftungs-Abwehrfunktion des Eisens ist der Anstieg von Eisen im retikuloendothelialen System bei Infekten.
Ohne seinen Eisengehalt würde sich das Blut auflösen *(10)*, z. B. bei Entzündungsprozessen. Die Infektanämie zeigt die Aktivität des Eisenprozesses in der Abwehrfunktion an.

Die Wirkungen des Eisens im dreigliedrigen Organismus

Wenn man die Eisenwirksamkeit im menschlichen Organismus verfolgt, zeigt sich eine Gliederung des Eisenprozesses innerhalb des menschlichen Organismus: Im oberen Nerven-Sinnes-Pol setzt sich das Eisen mit den Lichtprozessen auseinander.*
Hier wird auch ein wesentlicher Teil des Eisens durch die Sinne und die Haut aufgenommen. *(31)*
Im unteren Stoffwechselpol setzt sich das Eisen mit dem Eiweißprozess und den Entzündungsvorgängen im Blut auseinander *(12)*. Im Muskelbereich der Gliedmaßen - im Myoglobin der Gliedmaßenmuskulatur - bildet das Eisen das Werkzeug zur Entfaltung des freien Willens und greift schließlich im Galleprozess in die Verdauungsvorgänge und damit in die Substanzprozesse abbauend ein. *(8, 24)*

**) Das Eisen gibt bekanntlich dem Boden und vielen Mineralien die Farbe. Es ist essentiell bei der Chlorophyllsynthese für das Blattgrün; es beeinflusst die Hautfarbe vieler Tiere und schließlich das Inkarnat des Menschen.*

Wo im mittleren rhythmischen Organismus des Menschen Atmung und Zirkulation aufeinander treffen, bindet das Eisen physisch den Sauerstoff in der Lunge und wirkt auch hier entgiftend. *(16)*
Ätherisch ist der Eisenprozess mit dem Herzen verbunden und sorgt für das Auseinanderhalten von Blut- und Nervenwirksamkeit bzw. von Nieren- und Hauptestätigkeit durch den mittleren Menschen. *(20, 16)*

Therapeutisches

Anämie ...

Die Behandlung der Anämie sollte beginnen mit der Frage, welcher Eisenprozess im Menschen unterstützt werden muss. Da die intestinale Resorption des Eisens von der Eisenaufnahme über die Sinne ergänzt werden muss, wird es oft notwendig sein, den oberen Eisenprozess anzuregen. Dies kann geschehen durch Gabe von **Meteoreisen**, z. B. **Ferrum sidereum D20**, oder **Nontronit D15** oder **D20** (WELEDA). Diese werden morgens gegeben und gegebenenfalls durch abendliche Einnahme eines Kompositionspräparates (z.B. **Ferrum silicicum comp.**, WALA) ergänzt. Letzteres verhilft, wie das **Anaemodoron** (WELEDA), dem Organismus zu einer verbesserten Resorption des Eisens *(29)*.

...auch den „oberen" Eisenprozess anregen

Eisenmangel in der Schwangerschaft

In der Schwangerschaft bewährt sich die Kombination von **Ferrum sidereum D20** (morgens) mit **Siderit D6** mittags / abends. Wegen des „kosmischen Zustands" der werdenden Mutter ist die Anregung des unteren „irdischen Eisenprozesses" durch Siderit sinnvoll. Bei schweren Anämien auch in der Schwangerschaft hat sich die Kombination **Ferrum sidereum D20** morgens, **Roseneisen/Graphit** mittags und **Siderit D4** oder auch **Ferrum silicicum comp.** abends bewährt.
Durch **Roseneisen/Graphit, Hämatit D4/D6** und **Urtica D3** oder **D6** wird der mittlere Eisenprozess angeregt.

Anregung des „mittleren" Eisenprozesses

bei anämischen Kindern

Roseneisen/Graphit ist als Inkarnationshilfe ein ausgezeichnetes Mittel für anämische appetitlose infektanfällige Kinder; wie **Ferrum chloratum comp.** (WELEDA) ist es auch zentrales Mittel in der Tuberkulosetherapie. Hämatit hilft bei Anämie und Blutungen, vor allem bei Menorrhagien. **Urtica D3** als Injektion oder **D6** innerlich hat sich bewährt bei Hypertonie, Herzschwächen, Ängsten und Allergien durch Eiweißüberempfindlichkeit.

Anregung des „unteren" Eisenprozesses

Der untere Eisenprozess wird angeregt durch die Verbindung des Eisens mit dem Kohlenstoff im **Siderit**, der die Beziehung zum Stoffwechsel herstellt. Der Siderit kristallisiert häufig in spiraliger Form, was ebenso wie der Kohlenstoffanteil auf die Inkarnationsdynamik hinweist. Außerdem wirkt die Eisen-Schwefel-Verbindung **Pyrit** über die Stoffwechselwärme in den mittleren Menschen hinein. Auch **Eisensalben** wirken direkt auf den unteren Eisenprozess.

Eisen reguliert die Inkarnationstiefe

Eine zu starke Verbindung der oberen Wesensglieder mit dem Leiblichen kann ebenso wie ein mangelhaftes Inkarniertsein mit Eisen behandelt werden. Im ersten Fall hat der Mensch die „Krankheit des Ruhen-Wollens-in-sich" (19). Hier muss Eisen eingesetzt werden, um zu verhindern, dass das Ich und der Astralleib sich zu tief inkarnieren. Möglich ist dies durch **Ferrum citricum D10** oder **Ferrum sidereum D10.**
Im umgekehrten Fall führt das mangelhafte Eingreifen der oberen Wesensglieder zu einer hypertrophen Entwicklung des Ätherleibs. Dieses trifft auf blasse, hochaufgeschossene Patienten zu. Es fehlt dem Blut die Schwere, die es durch eine Eisentherapie bekommen kann. Beispielsweise durch **Ferrum sesquichloratum D6** oder **Ferrum metallicum praeparatum D6.**

Bei Anämie vor dem Hintergrund einer allgemeinen Inkarnationsschwäche ist unter Umständen eine absteigende Eisentherapie angezeigt. Man beginnt beispielsweise mit **Nontronit D15** oder **D20** etwa 4 Wochen lang, danach **Skorodit D12** ebenso, danach **Hämatit D8**, zuletzt **Siderit D4**. Je nach Konstitution des Patienten wird man Siderit unter Umständen durch **Pyrit** oder **Ferrum chloratum** ersetzen.
Verstärkt wird die Eisenwirkung durch das Arsen in **Levico-Wasser**. Als **Levico D3** oder in **Levico comp.** (WALA) gibt es oft die entscheidende Hilfe in der Anämiebehandlung.

Eisentherapie bei Verdauungsstörungen ...

Zu der Anregung des unteren Eisenprozesses gehört die Eisentherapie der Verdauungsstörung. Die Galle als Repräsentant der Marskräfte im Stoffwechselmenschen kann durch äußere Eisenanwendung angeregt werden. Dies geschieht durch Salbenlappen mit **Ferrum metallicum 0,4%** Salbe für die Gallengegend täglich über 3 – 4 Wochen.

Galle ...

Verstärkt in diesem Sinne wirken Injektionen mit **Vesica fellea/Ferrum I** (D4/8), so bei stockendem Gallenfluss, Cholelithiasis, aber auch bei Willensschwäche im Sinne von Lethargie.
Die physiologisch vorhandenen Entzündungsvorgänge der Gallenblase (intensive arterielle Versorgung und erhöhte Temperatur im Gallenblaseninneren) führen durch Reizzustände leicht zur Cholezystitis. Diese kann mit **Vesica fellea/Ferrum II** (D15/20) und anderen erfolgreich behandelt werden.
Das „zu starke Regsam-Werden der Galle im Seelischen" z. B. bei Zuständen von Wut, Erregbarkeit, Jähzorn, Aggressivität kann unter anderem ebenfalls mit **Vesica fellea/Ferrum I** oder **II** behandelt werden, ebenso mit **Ferrum metallicum praeparatum D6** oder **D8**, womit die zu regsame Galle gedämpft wird, indem die überstarke astralische Tätigkeit durch das Eisen übernommen wird.

Magen ...

Eine Verdauungsschwäche aufgrund von Anazidität des Magens kann mit **Ferrum citricum D6, Skorodit D6** oder **Ferrum chloratum D3** oder **D6** gut behoben werden. **Meteoreisen D6** ist angezeigt bei Dyspepsien und starkem Meteorismus und fauligen oder schwach verdauten Stuhlgängen. Hierbei hat sich wie auch bei Resorptionsschwäche, Eiweißunverträglichkeit und Colitis **Pancreas/ Meteoreisen** täglich 1 Ampulle gespritzt oder bei Kindern oral gegeben sehr gut bewährt.

Pancreas/Colon

Eine sinnvolle Colitis-Therapie kann neben vielem anderen außerdem mit **Katoptrit D6** durchgeführt werden, einer eisenhaltigen Mangan-Antimon-Quarz-Verbindung.

Wenn nicht die substanzüberwindenden Kräfte der oberen Wesensglieder durch Eisen angeregt werden sollen, sondern die regenerierende Dynamik des Ätherleibs gestärkt werden muss, ist **Prunuseisen D3** angezeigt. Ebenso bei Schlafstörungen von zu wachen, intellektuell hellen Kindern und nach Infektionen.

Prunuseisen stärkt die regenerierende Lebensorganisation

Krankengeschichte: *Ein 7-jähriges empfindsames Mädchen leidet seit der Einschulung vermehrt unter Schwächezuständen, Einschlafstörungen, starker Erschöpfung, Erscheinungen kindlicher Hysterie und Kopfschmerzen. Das Kind verweigert jegliche Willensanstrengung und zieht sich zunehmend zurück. Außerdem leidet es deutlich dann vermehrt, wenn die Mutter durch Schwangerschaftsübelkeit und Schwächezustände gezeichnet ist. Neben einigen auf die gestörte Schwangerschaft sich beziehenden Medikamenten erhält das Kind Prunuseisen D3 und ist innerhalb kurzer Zeit wesentlich kräftiger und willensstärker.*

Unterstützung der Rekonvaleszenz

In der Rekonvaleszenz hat sich im gleichen Sinne **Ferrum silicicum comp.** in vielen Fällen bewährt. Ist die Impulsierung der Nebenniere und sind die Aufbauprozesse des Astralleibs im arteriellen Blutsstrom zu schwach, wie häufig nach fiebrigen Grippeerkrankungen und Pneumonien, so kann man mit **Levico comp.** Injektionen und per os sehr schnell eine deutliche Verbesserung der Leistungsfähigkeit

erleben und ein Verschwinden von Kreislaufschwäche und schneller Erschöpfbarkeit beobachten.
Zur Prophylaxe und Behandlung der Grippe dagegen muss der Eisenprozess im Nerven-Sinnes-Bereich unterstützt werden. Dieses ergibt sich einerseits aus dem Umstand, dass die Infekthäufigkeit und die Grippe in der lichtarmen Zeit ihr Maximum hat, andererseits aus der Symptomatik, die sich vornehmlich im Nerven-Sinnes-Bereich abspielt und die Wahrnehmungsbereitschaft des Organismus steigert (Kopfgrippe, Knochen-, Muskelschmerz, Lichtempfindlichkeit usw.).

Eisen-Licht-Therapie: Grippe, Depression, Hauterkrankungen

In dem Kompositionspräparat **Meteoreisen/Phosphor/ Quarz** sind drei stark lichtverwandte Substanzen vereint, die die Licht- und Eisenatmung des oberen Menschen anregen. Intravenös prophylaktisch und kurativ gegeben, aber auch per os stellt das Präparat eine wirkungsvolle Vorbeugung und Therapie dar. (In der akuten Situation gegebenenfalls durch **Ferrum phosphoricum** oder **Gelsemium comp.** Globuli zu ergänzen.) Auch seelische Lichtmangelzustände (Depressionen) sind gut mit Meteoreisen/Phosphor/Quarz zu behandeln.
Dieses gilt auch für den **Pallasit**, ein weiteres Meteoreisen, das in der Depressionsbehandlung eingesetzt wird.
Eine starke Lichtverwandtschaft zeigt schließlich noch der **Nontronit**, ein Eisensilikat, welches bei entzündlichen Hauterkrankungen „das Eisen in die Peripherie trägt" und damit den zu stark werdenden Blut-Entzündungs-Prozessen entgegen tritt.

Licht-Eisen-Therapie bei kindlicher Neurodermitis

Krankengeschichte: *Ein 5-jähriges Mädchen mit starker, eitrig-entzündlicher Neurodermitis lebte und litt in dem Spannungsfeld zwischen einem intellektuell kühl aggressiven Vater und einer cholerisch überbehütenden Mutter. Gemüts- und Gesundheitsschwankungen der Mutter beeinflussten unmittelbar den Hautbefund des Kindes.*
Nach vielen mäßig erfolgreichen Therapieversuchen heilte die Haut unter Gabe von ***Nontronit D15*** *in wenigen Wochen nahezu vollständig ab.*

Eisen bei Erkrankungen im Sinnes-Nerven-System

Chrysolith, ein Magnesium-Eisen-Silikat, hat ebenfalls eine starke Lichtbeziehung und wird bei degenerativen Netzhauterkrankungen eingesetzt. Bei linksseitigen Otitiden hat sich **Ferrum 0,4%** Salbe auf das Ohr als Salbenlappen und **Vivianit D15** innerlich bewährt.
Skorodit (Ferrum arsenicosum) wirkt im allgemeinen auf den mittleren Eisenprozess. In hoher Potenz **D20, D30** gegeben wird es zur Behandlung von Poliomyelitis-Folgezuständen und degenerativen neurologischen Erkrankungen eingesetzt. Schließlich ist noch **Ferrum hydroxydatum** als Apoplexmittel vielfach erfolgreich eingesetzt worden.

Das Eisen in der Behandlung des mittleren menschlichen Organismus.

Skorodit und der mittlere Eisenprozess

Skorodit ist ein geschätztes Mittel zur Behandlung von Ängsten, Depressionen, Inkarnationsschwächen und auch zwanghaften Zuständen. Vor allem bei Jugendlichen wird es bevorzugt in der **D8 – D12** verordnet. Diese Eisenwirkung betrifft den mittleren Eisenprozess. Hier wird der zu stark im Wahrnehmen und Vorstellen tätige Astralleib zurückgedrängt. Sehr bewährt hat sich das Kompositionspräparat **Skorodit comp.** bei schnell erschöpften hypotonen Mädchen mit Kollapsneigung, außerdem bei diversen Schwächezuständen, beispielsweise nach Chemotherapie, nach Infekten oder in der Menopause.

Eisen und Schilddrüse

Die vom Eisen getragene Vermittlung des Sauerstoffs in die Gewebe führt die Formkräfte der oberen Wesensglieder in den Stoffwechsel. Hier besteht eine enge Beziehung zum Schilddrüsenstoffwechsel, der auch vom Eisen beeinflusst wird. Bei gesteigerter Schilddrüsentätigkeit und dem daraus folgenden verstärkten Abbau wirken Eisengaben ausgleichend auf das Gleichgewicht zwischen aufbauenden Stoffwechselprozessen und Nerven-Sinnes-Wirkungen. Die Organ-Metall-Kombination **Thyreoidea/Ferrum** wird daher bei Schilddrüsenüberfunktionen eingesetzt und hemmt die abbauenden Prozesse bei hyperthyreoten Störungen.

Eisen bei Atemwegs-erkrankungen

Die Beziehungen des Eisens zum Luft-Atem-System des Menschen sind seit langem bekannt. So sind Infekte der Atemwege eine Domäne der Eisentherapie.
Pyrit (Schwefeleisen) ist zuverlässig bei Infekten der oberen Luftwege, wie Laryngitis, Pharyngitis oder Tracheitis einzusetzen (**Pyrit/Zinnober** (WELEDA), **Berberis/Pyrit** (WALA) Ampullen, **Archangelica comp.** (WALA)). Bei Stauung des Luftstromes im Sinne von Stottern hilft **Pyrit** innerlich **D8, D10, D12** (oder **Ferrum 5%** oder **Pyrit 5%** (Sonderanfertigung WELEDA) Salbe zwischen die Schulterblätter eingerieben).
Die Wirksamkeit von **Ferrum phosphoricum** bei der Bronchitis ist bekannt. Weitere Indikationen sind Pleuritis und auch Pneumoniezustände. Die Wirksamkeit der Eisen-Phosphor-Verbindung **Vivianit** beruht auf dem stärkenden Einfluss des Lichtäthers, der durch den Phosphor in die eisenverwandte Region des Atmungssystems getragen wird. Der Ätherleib der Lunge wird gestärkt, das Vorherrschen des Licht-Luft-Elementes über den Flüssigkeitsausstrom wiederhergestellt. Die zuverlässigste Pneumonietherapie besteht unseres Erachtens in der Gabe von **Pulmo/Vivianit** comp. per os und per Injektion, gegebenenfalls mehrfach täglich. Die Pleuritis wird durch **Ferrum praeparatum D6 – D10** unter anderem erfolgreich behandelt.
Die Lunge ist ein Organ, das unter dem Einfluss des Eisens sich entwickelt hat. Von daher ist die Organ-Metall-Kombination **Pulmo/Ferrum** angezeigt, wenn Organbildungsstörungen bis hin zu Dauerfunktionsstörungen auftreten.

Eisen bei Pneumonie, Bronchitis

Krankengeschichte: *Ein 9-jähriger Knabe mit Alkohol-embryopathie-Syndrom wird in die Sprechstunde gebracht. Seit das Kind postpartal unmittelbar seine erste schwere Pneumonie erlitt, ist es nahezu ununterbrochen antibiotisch behandelt worden. 4-6 teilweise schwere Pneumonien pro Jahr und ungezählte Bronchitiden sind als Folge der schweren Lungenreifungsstörung durch Alkoholeinfluss aufgetreten. Der Junge erhält jahrelang eine prophylaktische Antibiotika-Dauertherapie. Mit der Umstellung der Therapie werden keinerlei Antibiotika mehr gegeben, mehrere Pneumonien mit Hilfe der oben genannten Präparate erfolgreich behandelt, und der Junge erhält intermittierend immer wieder* **Pulmo/Ferrum** *Ampullen zu trinken, kurweise über Wochen hinweg täglich 1 ml. Bei Abschluss der Behandlung hat der Junge ein Jahr lang keine Lungenentzündung mehr erlebt, lediglich zwei leichte Bronchitiden durchgemacht, ist sowohl was die schwere geistige Retardierung betrifft wesentlich wacher, pfiffiger und lebensfroher geworden als auch sehr viel kräftiger im Bezug auf seinen Atmungsorganismus und hat monatelang keinerlei Therapie mehr nötig gehabt. Die früher regelmäßig auftretenden spastischen Bronchitiden sind gänzlich verschwunden.*

Das Eisen und die Wärme

So wie das Eisen den Luftorganismus bestimmt, so dominiert es auch den Wärmeprozess im Menschen. Die potentielle Entzündungsbereitschaft des Blutes wird durch Eisen ständig in Schach gehalten. Gelingt das nicht, kommt es zu chronischen schwelenden Entzündungen oder auch intermittierendem hohen Fieber. Hier wirkt das Eisen sowohl entgiftend als auch in der Beherrschung des Wärme-Entzündungs-Prozesses, z.B. als **Ferrum met. praep. D6** oder **D8**, oder – in verstärkter Form – auch als **Ferrum arsenicosum**.

Eisen und Fieber

Krankengeschichte: *Ein 7-jähriger Knabe eines griechischen Vaters und einer deutschen Mutter leidet seit Jahren an einem schweren Mittelmeerfieber. Hierbei kommt es in regelmäßigen Abständen teilweise mehr als einmal monatlich zu hohen septischen Temperaturanstiegen mit entsprechender Allgemeinsymptomatik und Temperaturspitzen von bis zu 41°C. Der Knabe ist mit Eintritt in die Schule etwas seltener erkrankt aber weiterhin regelmäßig von diesen Fieberattacken überfallen. Dabei „zerfließt" der Junge förmlich an Fieber.* ***Ferrum arsenicosum D6*** *morgens eine Messerspitze neben anderen anthroposophischen Präparaten wegen Schulschwierigkeiten gegeben führt im Verlauf von einigen Monaten zum vollständigen Verschwinden dieser Symptomatik.*

Die Ratio dieser Therapie geht auf den Hinweis Rudolf Steiners zurück, Eisen verhindere das Zerfließen in der Wärme *(5)*.

Eisen und „Rheuma"

Die Auseinandersetzung zwischen dem sulfurischen Eiweißstoffwechsel und dem Eisen im Blut spiegelt sich auch im Bereich der rheumatischen Erkrankungen ab.
Die Eisentherapie des rheumatischen Fiebers oder des Gelenkrheumatismus hat hier ihre Ratio *(12)*. Dabei hat sich die auf- und absteigende Eisenbehandlung bewährt. Man beginnt zum Beispiel mit **Siderit D6** oder **D8** über ca. 4 Wochen als Injektion, täglich bis 2-tägig, danach **Hämatit** oder **Ferrum metallicum praeparatum D10-D12**, später z.B. **Ferrum sidereum D12-D20** und danach wieder absteigend.

Schließlich ist die merkurielle Kraft des Eisens in der Vermittlung zwischen dem Innermenschlichen und dem Außermenschlichen zu beobachten. Dieses betrifft in erster Linie den physischen Leib und das Ätherische. Hierzu gehören aber auch seelische Zustände verminderter oder fehlender Balance zwischen Ich und Welt.

Harmonisierung von Innenwelt und „Um-welt"

Krankengeschichte: *Ein 9-jähriges Mädchen, Drittklässlerin, zeigt dramatische Lese- und Rechtschreibschwächen. Sie gehört zu den Schwächsten in der Klasse, wacht aus einem träumerischen Zustand nie auf, hat neben diesen Zuständen aber deutlich philosophische Neigungen zum Bewegen tiefgreifender Lebens- und Sinnfragen. Zeichen von Willensschwäche und Faulheit gehen einher mit einer Tüchtigkeit im Praktischen und Feinmotorischen. Gleichzeitig fallen gewisse Gleichgewichtsschwächen und ein starkes Verlangen nach Wärme auf. Das Mädchen erhält neben zwei anderen Präparaten* ***Ferrum citricum D12****, um zwischen dem seelischen Inneren und der Außenwelt einen Ausgleich zu schaffen. Nach nur einem Monat berichtete die Mutter, sie habe plötzlich von selbst angefangen zu lesen und zu schreiben und erstaunliche schulische Fortschritte gemacht.*

In dem vorliegenden zu kurzen Beitrag sollten skizzenhaft einige Beispiele möglicher Eisen-Anwendungen dargestellt werden. Auf eine Schilderung von Wesen und Hintergrund der einzelnen Substanzen wurde bewusst verzichtet und hierfür auf die vorhandene Literatur verwiesen. Auch eine möglichst umfassende Beschreibung der therapeutischen Möglichkeiten mit den zur Verfügung stehenden Eisenpräparaten hätte den Rahmen dieser Darstellung gesprengt und war daher nicht das Ziel dieses Beitrags. Er soll vielmehr eine Anregung zum therapeutischen Umgang mit einer Substanz geben, die schon in den Anfängen der Anthroposophischen Medizin auf unterschiedlichste Weise zur Anwendung kam *(34)*.

In der Literatur werden noch vielfältigste Formen der Eisentherapie dargestellt (siehe Literaturverzeichnis).

Die Möglichkeiten der Eisentherapie sind bis heute sicher noch lange nicht ausgelotet. Auf jeden Fall ist es unerlässlich, mit einer künstlerisch gestalteten Eisentherapie dem monocausalen Denken und der simplen Substitutionstherapie im Bereich der Schulmedizin etwas zur Seite zu stellen, um dem Wesen des Eisens gerecht zu werden.

Oh Mensch,
Du bildest es zu deinem Dienste,
Du offenbarst es seinem Stoffeswerte nach
In vielen deiner Werke.
Es wird dir Heil jedoch erst sein,
Wenn dir sich offenbart seines Geistes Hochgewalt

(Rudolf Steiner).

Literatur zum Verständnis der Eisentherapie

Aus dem Werk Rudolf Steiners:

1.	GA	27	Kapitel	7			
2.	dto.		Kapitel	20			
3.	GA	97	Vortrag	vom	13.	10.	1906
4.	GA	128	Vortrag	vom	28.	3.	1911
5.	GA	213	Vortrag	vom	30.	6.	1922
6.	GA	221	Vortrag	vom	11.	2.	1923
7.	GA	229	Vortrag	vom	5.	10.	1923
8.	GA	231	Vortrag	vom	17.	11.	1923
9.	GA	243	Vortrag	vom	13.	8.	1924
10.	GA	312	Vortrag	vom	23.	3.	1920
11.	dto.		Vortrag	vom	30.	3.	1920
12.	dto.		Vortrag	vom	1.	4.	1920
13.	dto.		Vortrag	vom	9.	4.	1920
14.	GA	313	Vortrag	vom	14.	4.	1921
15.	dto.		Vortrag	vom	18.	4.	1921
16.	GA	314	Vortrag	vom	28.	10.	1922
17.	GA	319	Vortrag	vom	28.	8.	1923
18.	dto.		Vortrag	vom	15.	11.	1923
19.	dto.		Vortrag	vom	24.	7.	1924
20.	GA	327	Vortrag	vom	13.	6.	1924
21.	GA	348	Vortrag	vom	27.	1.	1923
22.	GA	351	Vortrag	vom	10.	10.	1923
23.	dto.		Vortrag	vom	13.	10.	1923
24.	dto.		Vortrag	vom	27.	10.	1923
25.	GA	352	Vortrag	vom	2.	2.	1924
26.	GA	354	Vortrag	vom	9.	9.	1924

Andere Autoren:

27. Beiblatt der Zeitschrift Natura Nr. 3 (1926)
28. Beiträge zur Rudolf Steiner Gesamtausgabe Nrn. 16 und 35 (1966/67 + 1971)
29. *Bopp, W.,* Eisen und Anämie, Verlag Freies Geistesleben, Stuttgart 1962
30. *Cloos, W.,* Lebensstufen der Erde, Verlag Die Kommenden, 1972
31. *Degenaar:* Krankengeschichten, Ärztebesprechung am 3. 2. 1924
32. *Hauschka, R.,* Substanzlehre, Verlag Vittorio Klostermann 1981

33. Heilmittel für typische Krankheiten 1961 (Hrsg. Medizinische Sektion am Goetheanum)
34. *Krüger, H.,* Heilmittelangaben R. Steiners (WELEDA AG)
35. *Pelikan, W.,* Sieben Metalle, Philosophisch-Anthroposophischer Verlag 1981
36. *Selawry, A.,* Metall-Funktionstypen, Haug-Verlag 1985
37. *Walter, H.* Abnormitäten der geistig-seelischen Entwicklung (1955)
38. *Walter, H.,* Die sieben Hauptmetalle, Philosophisch-Anthroposophischer Verlag 1966

Franziska Roemer

Anthroposophische Heilmittel für die Rückenbehandlung

Inhalt

Bambus als Natursimile für eine gesunde Wirbelsäule

Die Aufrichtekraft befreit den Menschen von der Gebundenheit an die Erdenschwere

Die aufrechte Haltung prägt schon auf den ersten Blick die Gestalt des Menschen und unterscheidet ihn vom eher erdgebundenen Tier. Der Mensch überwindet mit dem Stehenlernen am Ende des ersten Lebensjahres die Schwerkraft der Erde und lernt, ihr durch variable Stellungen der Wirbelsäule standzuhalten. Diese Aufrichtung erlaubt dem Menschen den freien Gebrauch seiner Arme, gibt ihm die Möglichkeit, mit seiner Hände Arbeit verändernd in die Welt einzugreifen.

Die Wirbelsäule als physisches Zentralorgan der Aufrichte

Beobachtet man einmal eine Zeit lang spielende Kinder z. B. am Strand oder im Schwimmbad, so fällt auf, wie sie mit ihrem Rücken beim Spiel geschmeidig und mit Freude die verschiedensten Haltungen einnehmen. Die Beweglichkeit der Gliedmaßen wird von der Wirbelsäule als Mitte-Organ zusammengehalten und ausgeglichen. Vergleicht man diese merkurielle Beweglichkeit des kindlichen Rückens nun mit dem Gang vorbeigehender Erwachsener, besonders älterer Menschen, so wird man vielleicht erschrecken, wie oft ihre Haltung fixiert und starr und ihre Bewegung gleichförmig routiniert geworden ist. Und man mag sich dann fragen, auch wenn wir heute auf manche Lebensanforderungen mit Erstarrung oder gar Gebeugtheit reagieren, ob nicht doch in jeder Lebenssituation ein Stückchen Freiraum da ist, den es zu entdecken und im Sinne einer inneren Beweglichkeit aktiv zu nutzen gilt.

Leibliche und seelisch-geistige Aufrichte

Die menschliche Aufrechte wurde im Laufe eines langen evolutionären Prozesses und dann in der persönlichen Biografie noch einmal individuell errungen und ist Bild für die innere Aufrechte und einen inneren Freiheitsspielraum, die eigentlich erst heute erkannt und durch eigene Bemühung und Anstrengung zur Entfaltung gebracht werden können.

Aus einer neuen Souveränität und Haltung heraus wird es künftig mehr und mehr möglich sein, aktiv gesundend auch auf die leibliche Aufrichteorganisation zu wirken und damit im Goethe'schen Sinne vom Seelisch-Geistigen ausgehend das Physische zu belehren. In der Gegenwart benötigen wir im Krankheitsfall oft noch Hilfe aus dem Reich der stofflichen und potenzierten Heilmittel.

Die Entsprechung des Innermenschlichen und der außermenschlichen Natur

Auf diesem Entwicklungsweg wird der Mensch von den ihn umgebenden Naturreichen unterstützt. Die Natursubstanzen sind Begleiter dieses Werdeprozesses in dem Sinn, dass sie selbst ihre heutige Ausformung erst im Laufe einer langen Entwicklung erlangt haben. Es steht jede Substanz draußen im Garten der Natur zu einem bestimmten menschlichen physiologischen Bildeprozess in konkreter Beziehung. Tritt nun Krankheit innerhalb des menschlichen Organismus auf, so gilt es, eine in diesem Sinne ursprünglich korrespondierende Natursubstanz zu finden, die heilen, also das gesunde Gleichgewicht im menschlichen Leib wiederherstellen kann. Im folgenden Beitrag soll zunächst der Bambus näher betrachtet werden, um seinen Beitrag zum Heilbedarf des Organsystems Wirbelsäule zu verdeutlichen.

Die „Entdeckung" des Bambus als Heilmittel in Europa

Obwohl Bambuszubereitungen in der asiatischen Volksmedizin seit alten Zeiten Verwendung finden, war der Bambus als Heilmittel in Europa lange unbekannt. Es war im Jahre 1951, als die beiden anthroposophischen Ärzte Gisbert Husemann und Alexander Bruns auf der Comburg anlässlich einer Ärztetagung der Gesellschaft Anthroposophischer Ärzte in Deutschland über den Bambus ins Gespräch kamen und ihn aus anschauender Urteilskraft erstmals für die Rückenbehandlung in Erwägung zogen (mündliche Mitteilung von Armin Husemann). Dieses Anwendungsgebiet unterscheidet sich wesentlich von den in der traditionellen asiatischen Medizin gebräuchlichen Indikationen. Die Folge war die Entwicklung der Disci-Präparate durch den WALA-Ärztekreis.

Breite Verwendung im asiatischen Alltag

„Bruder Bambus"

Bambusse der verschiedensten Arten prägen vor allem in Asien seit jeher Alltag und Lebensgefühl von über einer Milliarde Menschen, was das Sprichwort „Der Bambus ist mein Bruder" zum Ausdruck bringt. Auch im präkolumbianischen Amerika fand Bambus in Kultur, Kunst und Religion

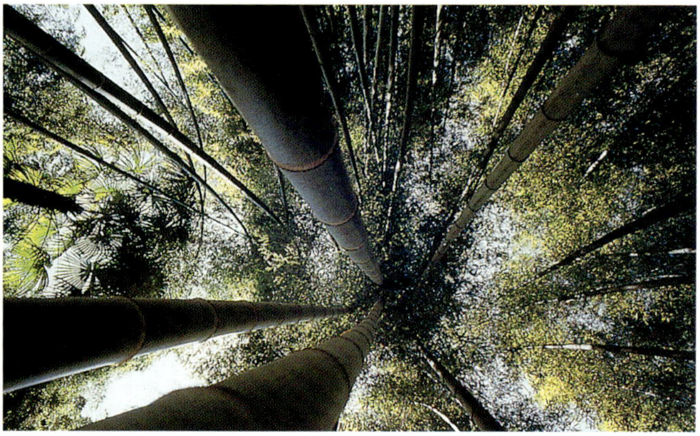

Abb. 1: *In einem tropischen Bambuswald*

Verwendung. Gegen Ende des 19. Jahrhunderts wurde er nach Europa importiert, wo er bereits im Tertiär schon einmal heimisch gewesen war, aber dann während der Eiszeit ausstarb. Heute ist er eine beliebte Gartenpflanze in zahlreichen Varietäten z. B. im Naturschutzpark Bambouseraie in Prafrance bei Nîmes/Südfrankreich, in der Bambusgärtnerei und Baumschule Eberts in Baden-Baden oder auch auf der Bodenseeinsel Mainau zu bewundern.

Bambus in Technik und Handwerk

Die kräftigeren Bambusarten dienen in Asien als stabiles und elastisches Baumaterial: Großbaustellen werden mit den leichten, schnell nachwachsenden Halmen eingerüstet, sogar Betonbauten können anstelle von Stahl mit den hochbelastbaren und biegsamen Bambushalmen armiert werden. Bezüglich der baulichen Eigenschaften ergaben neuere Drucktests

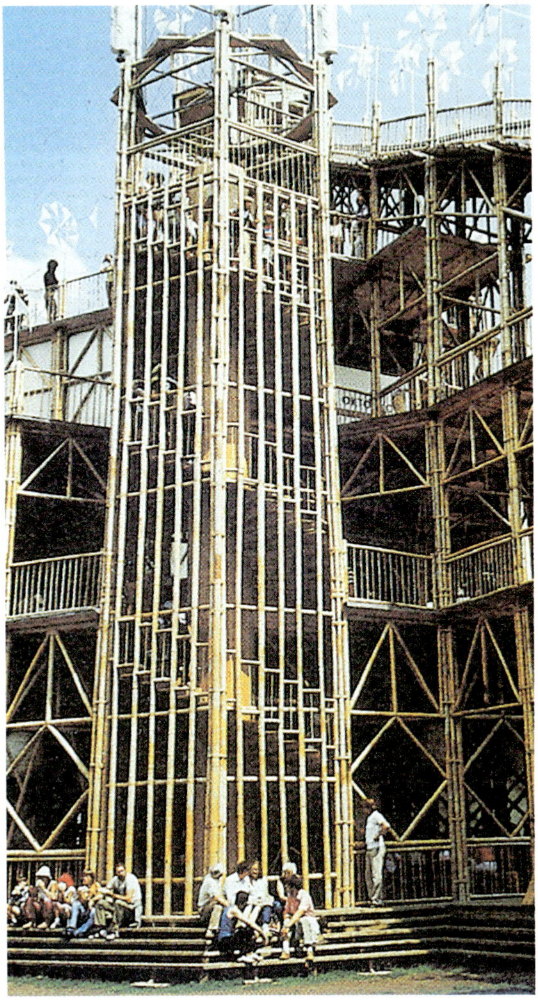

Abb. 2: *Bambusturm von der Phänomena in Zürich*

der Technischen Universität Eindhoven/ Niederlande eine absolute Vergleichbarkeit der Baueigenschaften mit Holz, Ziegel und Beton. Wände, Parkettböden, Decken, Dächer, Brücken, Boote, Gegenstände des täglichen Lebens wie Geschirr, Körbe und Matten werden aus kräftigem und feinem Bambus gefertigt. Zierlicher Goldbambus liefert das Material für besonders wertvolle filigrane Flechtarbeiten.

Auch Papier wird aus Bambus hergestellt, sodass dadurch das oft teurere Holz besonders in den Tropen vor dem Abholzen bewahrt wird. Ein chinesisches Sprichwort des Pan Song Tung besagt: „Auf eine Mahlzeit kann man verzichten, aber ein Haus aus Bambus muss man haben. Fehlt es an Essen und Trinken, so werden wir dünn. Doch ohne Bambus verlieren wir die heitere Gelassenheit." Bambus hat also mit vielem zu tun, was im Leben Stütze gibt: So war auch Charlie Chaplins Spazierstock aus Bambus!

Im Gartenbau ist Bambus anspruchsloser Begrüner von Kahlflächen und attraktives Gestaltungselement. Er reinigt den Boden und verbessert Boden- und Luftqualität.

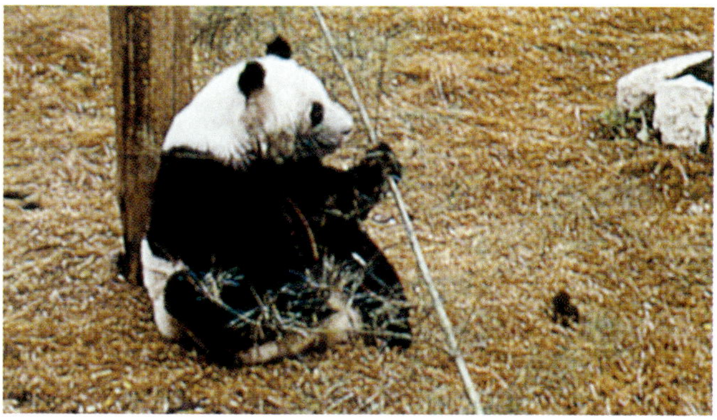

***Abb. 3:** Bambus verspeisender Panda-Bär*

Der Bambus als jugendliche vegetative Kraft ...

Auch kann es einen berühren, dass nach der Atombombenkatastrophe in Hiroshima Bambusse zu den ersten Pflanzen gehörten, die wieder grün aus der Erde wuchsen. Bambus zeigt hier etwas ursprünglich Jugendliches und die Erneuerung Förderndes. Hierzu passt, dass Bambus essbar ist:

...und als Nahrungsmittel

Es dienen die Blätter den Pandabären sogar als Hauptnahrung (Tagesbedarf 3 bis 6 kg); die Sprossen sind in Asien nach entsprechender Zubereitung für den Menschen ein wichtiges Gemüse. Sie werden wie Spargel aus der Erde gestochen.

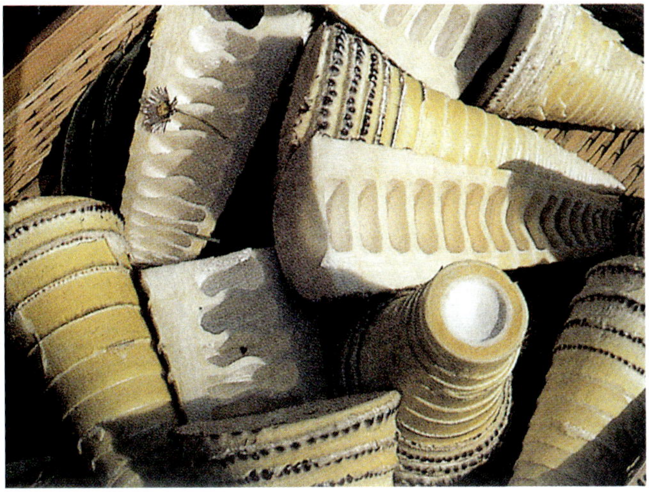

Abb. 4: *Frische Bambussprossen*

Nun hat der Bambus aber auch zu den feinstofflicheren Elementen Licht und Klang einen natürlichen Bezug. So war die erste Glühfaser in Thomas Edisons Glühlampe 1879 eine Bambusfaser, nachdem ihm zuvor etwa 6000 andere Materialien durchgebrannt waren. Seinen Wortursprung soll der Bambus durch folgende Begebenheit erlangt haben: Auf der Entdeckungsreise des Marco Polo zu den Philippinen entfachten die eingeborenen Begleiter am Abend ein Feuer aus Bambushalmen, um wilde Tiere und Geister zu vertreiben. Der Knall beim Platzen der Halme durch die eingeschlossene und erhitzte Luft ähnelte phonetisch „Bamboo", und so soll der englische Name entstanden sein. Ein weiteres Sprichwort sagt: „In jedem Bambus verbirgt sich ein ganzes Orchester." Vermutlich hat jeder schon einmal dem Klang einer Bambus- oder Panflöte gelauscht. Dann gibt es neben einer Bambusorgel noch weitere Bambusinstrumente: In Westjava kennt man die Anklung, in Madagaskar die Valita und in Japan die Shakuhachi. Im Übrigen war der erste Phonograph von Graham Bell 1876 mit einer Bambusnadel ausgestattet.

Licht- und Klangbeziehung des Bambus

Bambusholz enthält auch eine beträchtliche Menge Bioenergie, die derzeit im Rahmen eines EU-Projektes für alternative Energien erforscht wird (Produktion von Bioöl, Kohle und Gas).

Fasst man die vielseitigen Verwendungsmöglichkeiten des Bambus zusammen, so ergibt sich, dass er mit seinem erdenhaft-physischen Charakter ein Befestigungs- und Baumaterial ist. Sein flüssig-ätherisches Element gibt ihm den Wert als Nahrungsmittel und sein licht-luftartiges Wesen lässt ihn ein gutes Klanginstrument sein. Wärme- und Feuereigenschaften geben ihm den Wert als Energiespender.

Ein elastisches „Baumgras"

Botanische Klassifikation des Bambus

Bambus ist sehr artenreich: Es sind dem Botaniker etwa 75 Gattungen mit 1250 Arten bekannt. Allerdings wurde die eindeutige Klassifikation durch die Seltenheit der Blüte und die unterschiedliche Namensgebung bei verschiedenen Völkern erschwert, bis in den letzten Jahren neue biotechnologische Methoden unter Verwendung von Molekülmarkern mehr Klarheit in die Taxonomie brachten.

Die Bambusoideae gehören zu den einkeimblättrigen Pflanzen und zu den Süßgräsern (Gramineae) und haben wie unsere einheimischen Gräser und Getreide eine starke Beziehung zur Sonne, der sie im aufsteigenden Jahr rasch und gerade, wie ein Lichtstrahl entgegenwachsen. Allerdings sind Bambusse mehrjährige, verholzende und beastete Riesengräser, man könnte sie „Baumgräser" nennen. Alexander der Große beschrieb in seinem an Aristoteles gerichteten Bericht über den indischen Feldzug „Rohre bis 60 Meter Höhe und von der Dicke eines griechischen Tannenbaumes", eine Formulierung, die allerdings die möglichen Dimensionen des Bambus etwas übertreibt.

Bambusse stammen ursprünglich aus Südostasien. Ihre Vegetationszone liegt zwischen dem 45. nördlichen und dem

Verbreitung und Ansprüche an den Boden

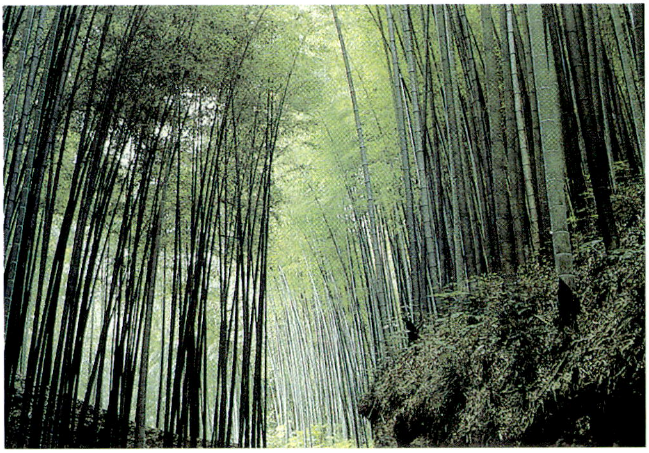

Abb. 5: Asiatischer Bambuswald

45. südlichen Breitengrad bis in 3500 Meter Höhe, z. B. in Japan, den Philippinen, Thailand, Vietnam, Mittel- und Südchina, Indien, Äthiopien und in den südamerikanischen Anden. Wuchs und Höhe sind je nach Klima und Standort verschieden; am üppigsten gedeihen sie in tropischer Äquatornähe. Allein in China bedecken Bambuswälder etwa 4,5 Mio. Hektar Land. Der Bambus benötigt humösen, wasserdurchlässigen und gut durchlüfteten Boden. Er ist schnellwüchsig. Seine Gestalt kann von zierlichen, streichholzdünnen, etwa 20 Zentimeter hohen Gräsern bis zu über 40 Meter hohen, 40 Zentimeter dicken, riesigen Halmen variieren.

Schauen wir nun seine Gestalt nach Wurzel, Blatt und Blüte näher an: Der Bambus bildet Rhizome, im botanischen Sinn unterirdische, waagerecht wachsende, Knoten besitzende und beblätterte Sprossanteile. Man unterscheidet je nach Art zweierlei Rhizome, aus deren Knoten jeweils dünne Faserwurzeln entspringen. Die einen sind kurz und dick (pachymorph),

Rhizombildung im Wurzelbereich

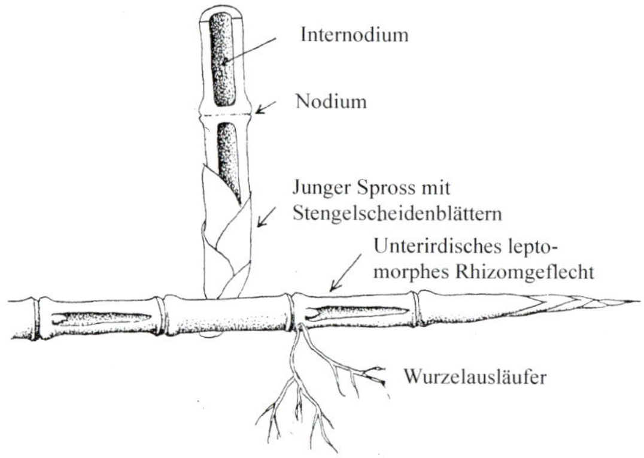

Abb. 6: *Phyllostachys viridiglaucescens*
(Zeichnung: Dr. Christoph Michels)

mit kurzen Internodien, eng verflochten und Strauch bildend. Sie finden sich bei den tropischen, nicht winterfesten Formen. Die andere Rhizomvariante ist lang und schlank (leptomorph); aus den langen Ausläufern entspringen in größeren Abständen an den Knoten Halme, die sich zu lockeren Hainen gruppieren. Sie gedeihen vorwiegend im semitropischen und temperierten Klima. Zur leptomorphen Form gehört auch der von der WALA arzneilich verarbeitete winterfeste Phyllostachys viridiglaucescens. Die Rhizome sind

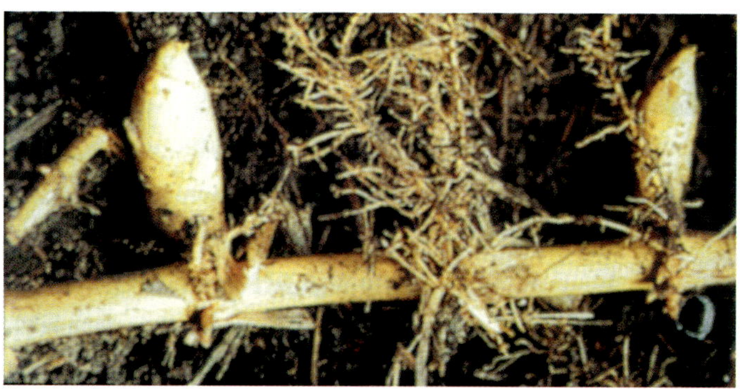

Abb. 7: *leptomorphes Rhizom mit Triebknospen und Faserwurzeln*

insgesamt reich an Nährstoffen. Sie zeigen eine große Vitalität und wachsen vor der Ausbildung der neuen Halme im Frühjahr am stärksten. Mit der Zeit bildet sich ein dichtes Rhizomgeflecht, welches das Erdreich aufwölben kann. Es ist wegen seiner Reißfestigkeit bekannt, sodass sich die Einheimischen in Asien bei Erdbeben in die Bambuswälder flüchten.

Blatt- und Halmbereich

Die jungen Triebknospen entspringen ebenfalls aus den Knoten der Rhizome. Da der Bambus zu den Monokotyledonen gehört und kein Kambium für ein sekundäres Dickenwachstum besitzt, zeigen die Triebknospen von Anfang an den endgültigen Durchmesser. Alle Knotenanlagen des künftigen Halmes sind bereits vorhanden und teleskopartig zu einer nach oben zugespitzten Knospe ineinander geschoben, welche sich rasch streckt. Zunächst wird der junge Spross von den Stengelscheidenblättern umschlossen und gehalten. Diese sind kurzlebig und schützen das noch weiche Sprossgewebe. In den Halmscheiden wurden pflanzliche Wachstumshormone nachgewiesen. Ein Hinweis darauf ist die Tatsache, dass die Streckung der Internodien sistiert, wenn man die Halmscheiden entfernt (Schuster). Aus den basalen Knoten entspringen während des Wachstums der Sprossknospe an der Halmbasis Kränze von Faserwurzeln, die den neuen Trieb zusätzlich verankern.

Besonderheiten im Umgang mit dem Wasser

Ein weiteres besonderes Phänomen ist der starke aufsteigende Wasserstrom während der Hauptwachstumsperiode im April und Mai. Man kann z. B. im Bambuspark in Prafrance beobachten, wie in den Morgenstunden aus der Spitze der kegelförmigen Sprosse Wassertropfen (sog. Guttationen) quellen, die am Halm hinunterrinnen und das umgebende Erdreich betropfen.

Größte Wachstumsintensität

Das Sprosswachstum zeigt die größte Wachstumsgeschwindigkeit, die im Pflanzenreich überhaupt bekannt ist:

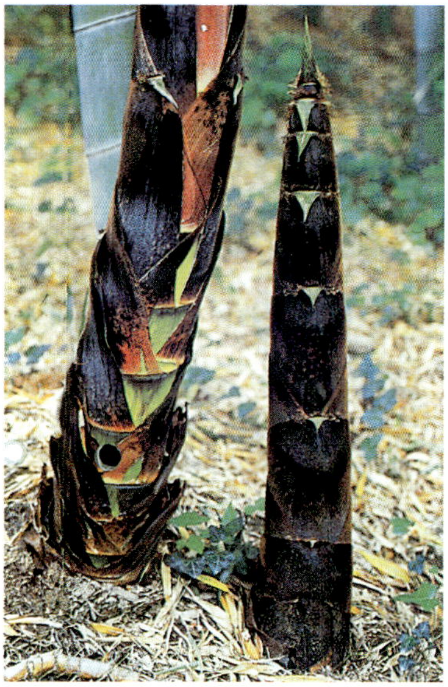

Abb. 8: *Rasch wachsende Triebknospe*

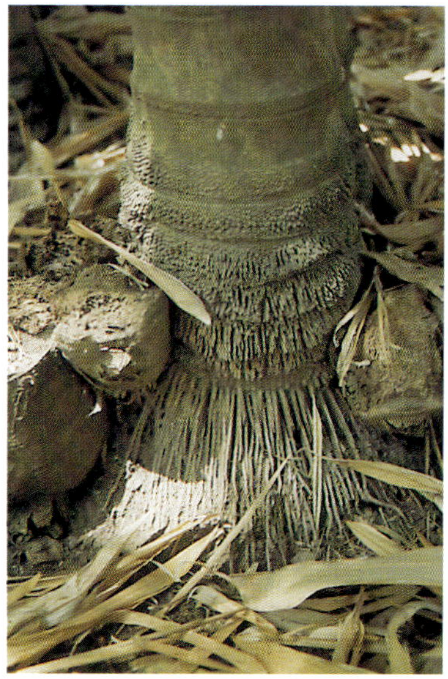

Abb. 8a: *Faserwurzeln an der Halmbasis eines Bambus im Botanischen Garten von Palermo/Sizilien*

Selbst Eucalyptusbäume und Agavenschäfte können hier nicht mithalten. Das rasche Wachstum kann damit zusammenhängen, dass – wie bei allen Gräsern und auch beim Schachtelhalm – jedes Internodium im Schutz der Blattscheiden für sich wächst. Trotzdem ist hervorzuheben, dass nur der Bambus diese schnelle Wachstumsgeschwindigkeit zeigt. Die hohen Bambusarten benötigen für die ersten drei Meter vier Wochen, dann wachsen sie 20 bis 60 Zentimeter (max. einen Meter) jeden Tag und sind in etwa zwei Monaten ausgewachsen. Anschließend entwickeln sich die beblätterten Zweige aus den Nodien. Diese bilden nach und nach eine baumähnliche Silhouette, deren lanzettförmige Blätter lebendig mit dem Wind und dem Sonnenlicht spielen. Der einzelne Halm hat eine Lebensdauer von ca. zehn (bis zwanzig)

Jahren, bleibt vital, widerstandsfähig und immergrün. Ein Bambuswald besteht aus einer Vielzahl gleichförmiger, elastischer Halme. Ganz anders als z. B. bei der herausragenden Eiche ordnen sich hier die Gestalten der Bambushalme der Ganzheit des Haines unter.

Knoten und Internodien: segmentale Gliederung des Halmes

Beim Bau der Halme wechseln sich Knoten (Nodien) und Halmstücke oder Segmente (Internodien) ab. Die Internodien sind innen in der Regel hohl und mit Luft gefüllt. An den wulstigen Knoten ist jeweils eine Querwand eingezogen, das so genannte Diaphragma. Die Untergliederung des Sprossrohres gibt dem Halm seine elastische Beweglichkeit.

Innerhalb seiner Wandung ist der Bambushalm mit einem gewaltigen System von Leitbündeln für Wasser und Nährstoffe versehen. Diese sind in den Halmstücken senkrecht angeordnet und kreuzen innerhalb der Knoten lemniskatisch schwingend auf die gegenüberliegende Wandseite. Eine neuere Aufarbeitung der Knotenstruktur durch Ding und Liese mit Serienschnitten ergab eine dreidimensionale anatomische Rekonstruktion: Das vertikale Gefäßsystem zeigt auf der Höhe des Diaphragmas in den Nodien zahlreiche V-förmige Gefäßverzweigungen und Anastomosen, sodass die Hauptgefäße in ein Netz dieser Nebenäste eingesponnen sind. Bis in den Feinbau der Leitgefäße ist hier also die rhythmische Funktion der Nodien ablesbar.

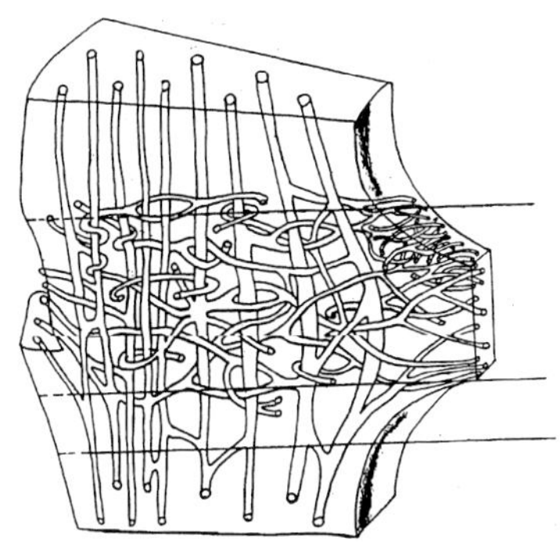

Abb. 9: *Darstellung der Gefäßanastomosen im Bambus-Halmknoten (Prof. W. Liese)*

Der Kieselprozess im Bambus

Die Bambushalme verhärten rasch, nachdem sie ausgewachsen sind. Ihre Faserzellen sind mit 2-3 mm ziemlich lang. Der Ligningehalt ist im Vergleich zu echtem Holz etwas geringer. Seine besondere Stabilität erhält der Trieb neben der Verholzung durch Verkieselung: Mit dem Absterben der Halmscheiden wird von unten nach oben Kieselsäure vor allem epidermal in die Wandung des Halmes eingelagert. Gelöste Kieselsäure reichert sich auch im Wasser innerhalb der Internodien bestimmter tropischer Arten während des Wachstums an. Bei ihnen kann in den unteren Segmenten ein Kieselsäurekonkrement ausfallen, das als Tabasheer später noch ausführlicher besprochen wird. Zur Festigung des Halmes trägt außerdem eine Verstärkung der Fasern durch Auflagerung von zusätzlichen Wandlamellen bei.

Blätter und Halme können unter Umständen – je nach Art – verschiedenfarbig oder gestreift sein und auch in der Gestalt etwas variieren.

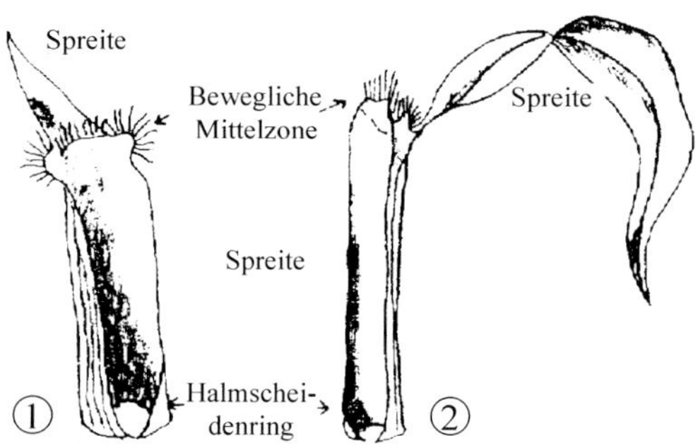

Abb. 10: *Halmscheidenblätter des Bambus am Haupttrieb (1) und am Seitenzweig (2) (vereinfacht nach Schuster von Roemer)*

Die Überformung des Blattes durch das Stengelprinzip

Bei den Bambussen sind die Blätter in der besonderen Form von Halmscheidenblättern ausgebildet. Das Halmscheidenblatt ist typisch für die Gräser: Es umfasst an seiner Basis zunächst den Halmschaft rundum, gibt so zum Teil sein Eigensein auf und ordnet sich dem Vertikalprinzip des

Halmes unter. Es geht dann der Blattscheidenring mit einer gefransten oder bewimperten, beweglichen, schmalen Übergangszone in eine vom Stengel abstehende Scheidenspreite über, die beim flüchtigen Hinsehen mit einem gewöhnlichen lanzettlichen Blatt verwechselt werden kann. Die freistehende Scheidenspreite ist allerdings nur ein Teil des dreigegliederten, dem Halm angenäherten Bambusblattes.

Die Halmscheidenblätter des Haupttriebes fallen wie beschrieben während des Wachstums ab und hinterlassen den mehrjährigen Halm blattlos. Bei ihnen ist die Blattspreite verhältnismäßig kurz. An den Zweigen findet man beim auswachsenden Bambus ebenfalls Halmscheidenblätter, jedoch mit einer zur länglichen Blattform ausgebildeten Spreite.

Das Rätsel der Bambusblüte

Seit jeher ist den Botanikern die Bambusblüte ein Rätsel. Wie bei den Gräsern entwickelt sie sich bei wenigen Arten jährlich, bei vielen anderen Arten bestehen jedoch lange Zyklen von 25 bis zu über 100 Jahren. Die ganze Bambusart blüht dann gleichzeitig klongleich überall auf der Erde, wobei der Auslösefaktor für die Blütenbildung der Wissenschaft bis heute nicht bekannt ist. Der Blühprozess ist wie ein heftiger und todbringender Lichteinschlag für die Pflanze. Ein Bambusgebüsch bedeckt sich mit Tausenden von „Grasblüten“. Die Rhizome werden ausgezehrt, die Blätter fallen oft ab, und durch die mangelnde Assimilation sterben die Pflanzen dann ab. 1994 kam es so zum Absterben von Dendrocalamus asper (Sprossenlieferant in Thailand), 1995–98 von Sinarundinaria murielae. Anschließend wurde das Absterben von Fargesia murielae durch die europäische Presse bekannt. Bambusse blühen und fruchten in der Regel so ähnlich wie Getreide, die Samen sind stärkehaltig und nahrhaft, besitzen allerdings nur eine kurze Keimfähigkeit.

Zusammenschau der Erscheinung des Bambus

Vergegenwärtigt man sich das Gesamtbild des Bambus, so stellt er sich als Pflanze dar, in der das mittlere Spross-system, die gegliederte Achse, dominiert. Wurzel und Blüte treten vergleichsweise zurück. Wie geschildert, besteht die „Hauptwurzel" aus dem Rhizom, einem unterirdischen Sprossanteil mit nur kleinen Faserwurzeln. Das Stengel-Licht-Prinzip dringt also bis in die Erde vor. Die Blüte ist unscheinbar, selten, wobei das heftige einstrahlende Lichtprinzip beim Blühvorgang auf die ganze Pflanze abtötend wirkt. Der Bambus ist insgesamt eine Pflanze mit ausgeprägtem Sprossanteil; sogar ein Teil des Blattprinzips ordnet sich dem Vertikalprinzip unter, sodass das Aufrichteorgan Halm ganz im Vordergrund steht. Der Stengel zeichnet sich durch eine starke vegetative Wachstumskraft aus; er erhält durch Verkieselung Stabilität und durch das Knotenprinzip Elastizität. Das mittlere, gut mit der Erde verankerte Aufrichteprinzip prägt beim Bambus die Gestalt.

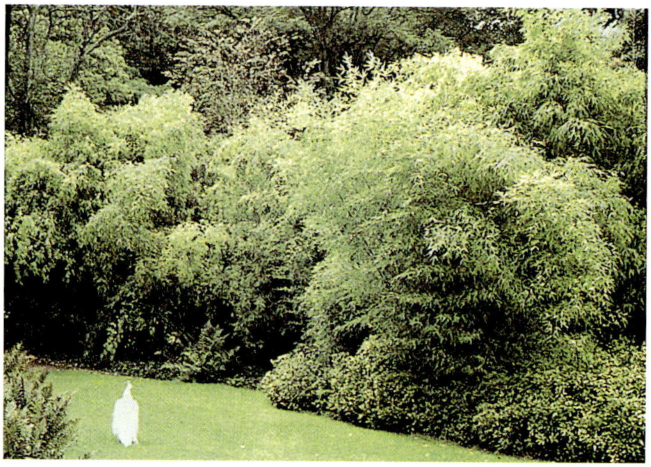

Abb. 11: *Phyllostachys viridiglaucescens im Park in Baden-Baden*

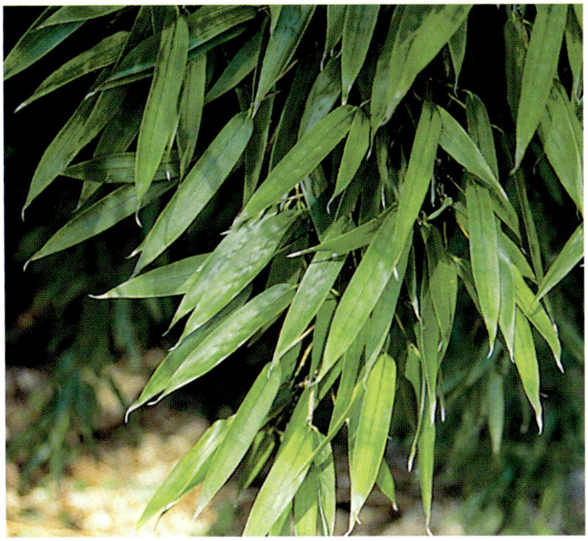

Abb. 12: *Blattgestalt von Phyllostachys viridiglaucescens*

Der Bambus in den Disci-Präparaten der WALA

Was zeichnet nun den für das Einzelmittel Bambusa e nodo und die Disci-Präparate der WALA verarbeiteten Phyllostachys viridiglaucescens unter den Bambusoideae aus? Es ist eine bis –20 °C winterfeste Art. Sie hat in Europa eine mittlere Höhe von zwei bis vier, maximal zehn Metern, hat also „menschliche Proportionen". An zwei Seitenästen je Knoten trägt sie reichlich grüne Blätter, die durch eine starke Thessalation (zahlreiche Querverbindungen zwischen den parallelen Blattnerven) eine gewisse Frosthärte erreichen. Den größten Halmdurchmesser erreicht sie (wie alle Gräser) erst ca. einen Meter über der Erde und weist dadurch eine besondere, die Schwerkraft überwindende Tendenz auf. Oberhalb der markanten Knoten zeigt Phyllostachys über die ganze Länge des Internodiums eine vertiefte Rinne (Sulcus), die durch die Eindrückung von meist zwei dicken Zweigknospen innerhalb der Halmscheiden entstand. Dieser Sulcus kann an die Invagination der Neuralrinne, die beim Menschen in der Embryonalzeit die Bildung der Wirbelsäule einleitet, erinnern.

Für die Disci-Präparate werden im Tessin Halmknoten mit kurzen Abschnitten des unteren und oberen Internodiums im beginnenden Verkieselungsstadium geerntet, von Hand geraspelt und zu einem siebenstufigen wässrigen WALA-Ansatz verarbeitet, der eine Woche lang nach dem rhythmischen WALA-Verfahren belichtet wird. Im Steigbild, einer bildschaffenden Methode, die zur Begleitung der WALA-Ansätze angewandt wird, zeigt sich eine fast asiatische Stimmung zwischen den Farbtönungen Rosa und Mittelgrau; die

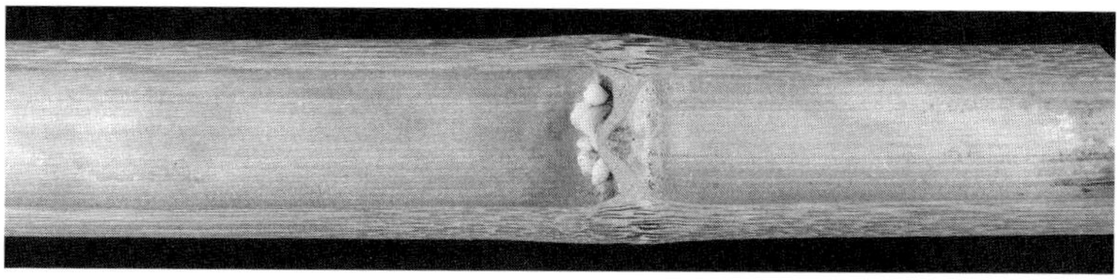

Abb. 13: *Tabasheer im Halm von Dendrocalamus ssp. (horizontal gelegt)*

Zeichnung ist im Steigbild zierlich, vorwiegend senkrecht, mit einer gut aufgelichteten Mittelzone. Auch hier wird man auf ein bewegliches, gut durchlässiges mittleres System verwiesen.

Ein Kieselskelett durchdringt den rasch wachsenden Spross

Bambus ist ungiftig. Die analytische Untersuchung zeigt Zellulose (30 %) und etwas Lignin (25 %), außerdem organische Substanzen wie Cholin und Betain sowie verschiedene Zucker. In der Analyse finden sich weiter Spuren von Kalium, Calcium, Magnesium, Eisen, Kupfer, Zink und Aluminium.

Die größte Wachstumsaktivität zeigen die Bambusschösslinge: Das spiegelt sich in zahlreichen Enzymen wider (Nuclease- und Urease-ähnliche Substanzen, Protease, Diastase) sowie in wachstumshormonartig wirkenden Substanzen, die in den Halmscheiden lokalisiert sind. In dieser Beziehung sind neuere Chemolumineszenz-Experimente interessant, die eine Lichtabstrahlung von Bambussprossen (durch enzymatische Oxidation von Tyrosin) nachweisen (Totsune). Weiter enthalten die Sprossen zahlreicher Bambusarten Spuren von Blausäure.

pflanzlicher Opal und Kieselwasser im Bambus

Seine Struktur erhält der Bambus insbesondere durch die Verkieselung: Im Bambushalm – vor allem in der Epidermis – ist in spezialisierten Zellen intrazellulär Kieselsäure in Opalform (d. h. in amorpher, nicht kristalliner, wassergebundener Form) in Phytolithen genannten Einschlusskörpern enthalten. Der Kieselgehalt ist im unteren, stabileren Halmteil und innerhalb der Nodien am höchsten. Verbrennt man nun den Bambushalm, so zeigt sich ein ähnliches Phänomen wie beim Schachtelhalm: Die äußere Form bleibt nach dem Verbrennen der organischen Substanz zunächst skelettartig erhalten. Aschenanalysen ergeben einen SiO_2-Gehalt von 2 bis zu 30 %.

Bei bestimmten tropischen Arten wie Bambusa arundinacea, Dendrocalamus strictus und Melocanna bambusoides löst sich Kieselsäure innerhalb der auswachsenden Internodien einiger Halme auch in Wasser und reichert sich dort in den unteren Segmenten an. Dieses reine Kieselwasser wurde z. B. in Malaysia von den Eingeborenen zum Kochen von Reis bzw. zu kultischen Zwecken verwendet.

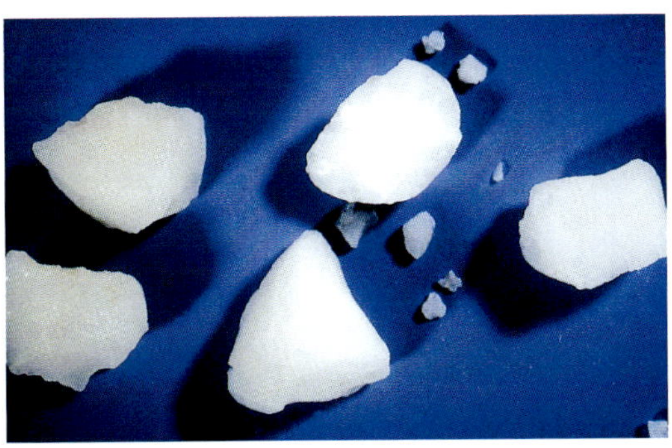

Abb. 14: *Einzelne Tabasheer- Stücke*

„Tabasheer"

Anschließend kommt es durch Sedimentation von angereicherter Kieselsäure in den zunächst wassergefüllten unteren Gliedern der Halme zur Bildung von opalartigen Konkrementen, die beim Schütteln der ausgetrockneten älteren Halme klappern. Vor der vollständigen Verfestigung des „Pflanzensteines" wurde ein dickliches Kieselgel beobachtet. Dieser Tabasheer (es gibt verschiedene Schreibweisen) ist seit alters her bekannt und wurde in früheren Zeiten sogar mit Gold aufgewogen. In der Klassik war er z. B. auf den Märkten von Alexandria erhältlich und wurde einerseits als schutzbringendes Amulett (z. B. in Java), vor allem aber von chinesischen und arabischen Ärzten (z. B. Avicenna) zur Therapie eingesetzt. Theophrastus erwähnt den Tabasheer, und auch im Stockholmer Papyrus aus dem 13. Jahrhundert wird er beschrieben.

Die Tabasheerstücke sind 3 bis 15 Gramm schwer, weißlich-milchig, gelegentlich leicht bläulich, porös und zeigen im durchfallenden Licht verschiedene Schichten. Ihre Bruchfläche ist glasig weich. Elektronenmikroskopisch ist ihre Struktur körnig-amorph. Der Kieselsäuregehalt liegt bei bis zu 92 %. In der Zusammensetzung sind sie den Opalen mineralischen Ursprungs ähnlich, enthalten aber mehr Wasser und zusätzlich Alkalien (Ca-, K-, Na-, Mg-Oxide, Fe, Al, Cu, Zn, Mn).

Mythologische Bilder

In den Überlieferungen lassen sich zwei Hauptmotive finden, die die Wesenszüge des Bambus charakterisieren. Das eine ist offensichtlich ein Mondenmotiv, wie es in der Taketori Monogatari, der ältesten romanhaften japanischen Erzählung aus dem 9./10. Jahrhundert aufgegriffen wird. Ein alter kinderloser Bambussammler findet in einem leuchten-

Das Mondenmotiv

den Bambusstumpf ein zierliches Mädchen. Zusammen mit seiner Frau zieht er das kleine Mädchen Kaguya auf. Die beiden Alten sind von ihrer Anmut beglückt, auch findet der Bambussammler seit ihrer Ankunft immer wieder Goldstücke im Bambuswald, die den Grundstock zu ihrer Erziehung legen. Kaguya wächst innerhalb von drei Monaten zu einer schönen, geschlechtsreifen Frau heran und weist in den folgenden drei Jahren fünf Freier und selbst den Kaiser zurück, da sie im tiefsten Inneren fühlt, dass sie kein richtiges Erdenwesen ist. Nach neun Monaten voller Traurigkeit wird sie vom Mondenkönig und seinen Scharen zurückgeholt. Wegen ihres selbstsüchtigen und harten Wesens war sie für einige Zeit vom Mond verbannt worden und lernte bei ihren Erdenstiefeltern Liebe und Bescheidenheit.

Das Sonnenmotiv

Das zweite Motiv ist ein Sonnenmotiv. Es findet sich in den alten Zeremonien beim Fest des Bambusspaltens, welches ein Reinigungsritual für junge Männer ist, wieder. Noch deutlicher kommt es in den drei von W. Chr. Simonis zusammengefassten Mythen zum Ausdruck: König und Königin der Boutonesen werden aus Bambushalmen befreit, in denen sie aufrecht feststecken und sich nicht aus eigener Kraft befreien können. Durch ihren Ruf „Ich stecke drin!" wird ihre Anwesenheit schließlich bemerkt.

Sonnen- und Mondenmotiv vereinigen sich zur Erdenreife

Anhand der mythologischen Motive lässt sich die von Rudolf Hauschka beschriebene Wirbelsäulensignatur des Zusammenwirkens von Monden- und Sonnenkraft zur Erdenreife nachvollziehen. Die Mondenkraft gibt dem Menschenleib Wachstums- und Fortpflanzungsfähigkeit, bleibt aber in der Kühle. Das Ergriffen-Werden von der Sonnenkraft führt zur selbstbewussten Aufrechte und ihre Verinnerlichung zu seelisch ausstrahlender Wärme. Mond und Sonne in der rechten Weise vereinigt schaffen Erdentüchtigkeit, einen Erdenmenschen, der von seiner Monden-Vergangenheit in die

Sonnen-Zukunft schreitet, aufrecht und getragen von seiner Wirbelsäule, der Signatur seiner Ich-Natur.

Bambus in der asiatischen Volksmedizin

Bisher kenne ich keine systematische Arbeit, die die traditionellen volksheilkundlichen Erfahrungen aus China, Japan oder anderen asiatischen Ländern ausführlich darstellt. Eine gewisse Zusammenfassung einzelner Quellen gibt aber Schuster (S. 170 ff.). Es werden verschiedene Pflanzenteile zur Therapie eingesetzt: Blätter, Sprossen, das begehrte seltene Tabasheer, zuweilen auch Wurzeln. In der folgenden Tabelle sind die wichtigsten Anwendungsgebiete des Bambus in Bezug auf den dreigliedrigen Menschen zusammengestellt:

Nerven-Sinnes-System:

Lähmungen, Epilepsien (besonders Tabasheer), Taubheit (Blütensaft), Fieberzustände.
Verschiedene Hautkrankheiten wie Entzündungen, bestimmte Flechten, Lepra, Leukodermie.

Beschriebene Indikationen …

Rhythmisches System:

Bambus findet man in vielen Lungenheilmitteln, z. B. als Expektorans bei Husten, krampflösend bei Asthma bronchiale, bei Lungentuberkulose.
Blutreinigend, blutstillend, blutbildend bei Anämie.

Stoffwechsel-Gliedmaßen-System:

Appetit und Verdauung anregend, tonisierend (Bambusbier); bei Meteorismus, Diarrhoe, chronischer Dysenterie, Ikterus und anderen Galleleiden; bei Vergiftungen, auch nach Schlangenbissen.

Bambus fördert Menses (auch bei Hypomenorrhoe) und Lochienfluss, gilt als Aphrodisiakum, Abortivum, wird gegeben bei Uterusleiden, Gonorrhoe.

Eine Salbe aus Bambusknoten bzw. eine Verreibung von Bambussprossen in Sand wurde für entzündete Gelenke bzw. zur Förderung der Knochenheilung eingesetzt.

Blickt man vom Gesichtspunkt der anthroposophischen Menschenkunde auf diese Indikationen, so wird man zunächst auf die Tätigkeit der astralischen oder Empfindungsorganisation verwiesen. Diese lebt einerseits in ihrem leibfreien Anteil in der Ausdrucksvielfalt der menschlichen Seele. Andererseits taucht sie in ihrem leibzugewandten Anteil tief in die unterbewussten physiologischen Körpervorgänge unter und sorgt dort z. B. für Motilität und Sekretion in den Verdauungsorganen, für die Ausscheidung z. B. in den Urogenitalorganen sowie für die Beweglichkeit von Rumpf und Gliedmaßen. Leibfreie und leibgebundene Tätigkeit werden beim gesunden Menschen ständig durch die Atmung-stätigkeit der rhythmischen Organe im mittleren System im Gleichgewicht gehalten.

... ihr menschenkundlicher Hintergrund

Gelingt es nun der Empfindungsorganisation nicht ausreichend, sich über Nerven-Sinnes- und Rhythmisches System genügend im Stoffwechsel zu verankern, so treten verschiedene Krankheitserscheinungen auf. Einerseits kommt es vom oberen Menschen her durch das mangelnde Eingreifen zu einer pathologischen spastischen Tätigkeit des Astralleibes, da dieser, wo er nicht innerlich eindringen kann, sich reaktiv von außen krampfhaft verhakt. Diese Wesensgliederverschiebung liegt z. B. der Epilepsie, der spastischen Parese, Husten- und Asthmaanfällen sowie juckenden Dermatosen zugrunde. Andererseits fehlt den aufbauenden und ausscheidenden Stoffwechselfunktionen durch das mangelhafte Untertauchen der Empfindungsorganisation die Impulsierung: Unzureichende Assimilation und Blutbildung, Meteorismus, zu geringe uterine Kontraktion bei Menstruation und Nachgeburt sind die Folge. Entzündliche Zustände wie fieberhafte Erkrankungen bzw. Arthritiden sind der Versuch des Organismus, die astralische Organisation wieder stärker mit dem Stoffwechsel zu verbinden.

Bambus in der experimentellen und klinischen Medizin

Hier seien einige tierexperimentell gewonnene Resultate angeführt, die zeigen, dass die Gabe von konzentrierten Bambusextrakten verschiedene anabole Wirkungen im Sinne einer tieferen Verankerung des Astralleibs im Stoffwechselsystem hervorruft. Allgemein entzündungshemmend und antiulcerativ wirkt Bambusextrakt bei Magenulcera, besonders Stress-Ulcera von Ratten und Mäusen. Die Magensäuresekretion wird reduziert und eine Serotonin-ähnliche, beruhigende Wirkung beobachtet (Schibata, Otani).

Verschiedene Autoren beschreiben eine bisher noch vorsichtig zu bewertende antitumoröse Wirkung und Reduzierung der Mitoserate bei in vitro gehaltenen Tumorzelllinien durch ein Polysaccharid aus Bambus (Kuboyama, Sugayama, Suzuki).

Zang berichtete 1997 auf einem internationalen Bambus-Symposion in Anji/China über einen antioxidativen Effekt gegenüber Sauerstoffradikalen bei Mäusen und eine Hemmung der Oxidation von Blutfetten. Daraus leitet sie eine positive Wirkung von Bambusblattextrakten bei Entzündungen, Krebs- und Alterskrankheiten ab.

Ferner ist eine östrogenartige Wirkung interessant: Bei weiblichen Ratten wird eine kontinuierliche Brunst und ein Uteruswachstum beobachtet, bei männlichen Ratten eine experimentelle Infertilität mit Reduzierung der Zahl und der Beweglichkeit der Spermien (Manonayagi, Menachery). Diese hormonähnliche Wirkung kann zu den von Schuster in seiner Arzneimittelprüfung beschriebenen Wirkungen auf die Fortpflanzungsorgane (PMS; klimakterisches Syndrom) in Beziehung gesetzt werden.

Zum Thema Verknöcherung ließen sich zwei neuere Arbeiten aus medizinischen Datenbanken eruieren: Li stellte fest, dass Bambus dem Knochen ähnliche elastische Eigenschaften besitzt und dass Bambus als Matrix in vitro in einer Calcium-Phosphat-Lösung die Kristallisation und Anlagerung von Calciumphosphatsalzen fördert. Kosuwan setzte bei sechzehn Kaninchen als Tibiaspongiosaplastik verkohlten und autoklavierten Bambus ein, welcher ohne Abstoßungsreaktion rasch von Knochensubstanz durchsetzt wurde.

Förderung der Ossifikation im Tierversuch

Bambus in der Homöopathie

Hier liegen zwei Prüfungen vor, eine kleinere klinische Prüfung an 23 Patienten von Guillaume aus dem Jahre 1966 und ein ausführlich dokumentierter Arzneimittelversuch an 20 gesunden Erwachsenen sowie 12 Einzelfalldokumentationen am Kranken von Schuster aus dem Jahre 1996.

Homöopathische Arzneimittelprüfungen in neuerer Zeit bestätigten die Wirbelsäulen-Wirksamkeit des Bambus

Guillaume hatte zunächst gute Erfahrungen mit den Disci-Präparaten der WALA gemacht und war dadurch auf das Einzelmittel Bambusa e nodo (D3, D4, D6, D12) WALA gestoßen. Mit diesem behandelte er Patienten mit Bandscheibenprolaps, M. Scheuermann, M. Bechterew, cervico-dorsaler Missbildung sowie Skleromyxödem. Bei der Hälfte der Patienten beschreibt er eine deutliche Besserung der Beschwerden, teilweise nach einer Erstverschlimmerung.

Schuster verwendete eine von der Enzian-Apotheke (München) hergestellte Tinktur der Sprossen von Bambusa arundinacea in C6, C30, Q3. Es ergab sich folgendes Beschwerdebild (S. 151 ff.):

- Der Bezug zur Wirbelsäule wird in vollem Umfang bestätigt. Eine schmerzhafte Rückensteifigkeit und Bewegungseinschränkung tritt auf, besonders im Nacken, bis in LWS, Kreuzbein und Ileosakralgelenk hinunterreichend. Vereinzelt wird das Gefühl einer Druckwelle, eines Stromstoßes von oben den ganzen Rücken hinunter beschrieben. Neuralgiforme Beschwerden, die in Arme und Beine ausstrahlen können. Gliederschmerzen; das Bedürfnis sich körperlich anzulehnen und aufzustützen tritt auf.

  Das Befinden eines Bechterew-Patienten (Bambusstabwirbelsäule) wurde auffallend gebessert.

- Von der Wirbelsäule ausgehende Beschwerden: Schwindel, Kopfschmerzen, vom Nacken ausgehend, auch prämenstruell und migräneartig. Augenbrennen, Ohrenschmerzen, Nasenverstopfung, Kiefergelenkbeschwerden; Herzrasen, Herzstechen. Magenschmerzen mit Übelkeit. Meteorismus, Diarrhoe. Polyurie.

- Wärmebedürftigkeit, Schlafstörungen.

Wirkung auf das endokrine System

- Stimulation des Endokriniums, besonders der Gonadenfunktion, aber auch von Schilddrüse und u. U. Adenohypophyse: Dies ist ein neues Ergebnis und hängt

in dieser Ausprägung sicherlich mit der Verarbeitung der Sprossen zusammen, die in den Blattscheiden Hormone enthalten. Prämenstruelles Syndrom mit Brustspannen, Wassereinlagerung und Verstimmungen. Störungen besonders der zweiten Zyklushälfte, zu späte und zu schwache Menses bei sexueller Übererregbarkeit. Klimakterium praecox.
Hypothyreose: In einer Kasuistik konnten sukzessive 200 µg Thyroxin pro Tag abgesetzt werden!

- Zahlreiche Gemütssymptome:
Spannung und Entspannung: alles ist zuviel, Anspannung, Verspannung, Überforderung, sich für alles verantwortlich fühlen. Alles loslassen, unaufhörlich lachen, den Kopf hängen lassen.
Spaltung von Kopf und Herz: Beide Körperhälften werden als verschieden empfunden, der Kopf fühlt sich zu groß an (Silbersymptome), Kopf und Herz sind wie voneinander getrennt.

Gemütssymptome

Willenshemmung: fühlt sich als Zugpferd, muss sich behaupten, kann den Willen nicht in die Tat umsetzen.

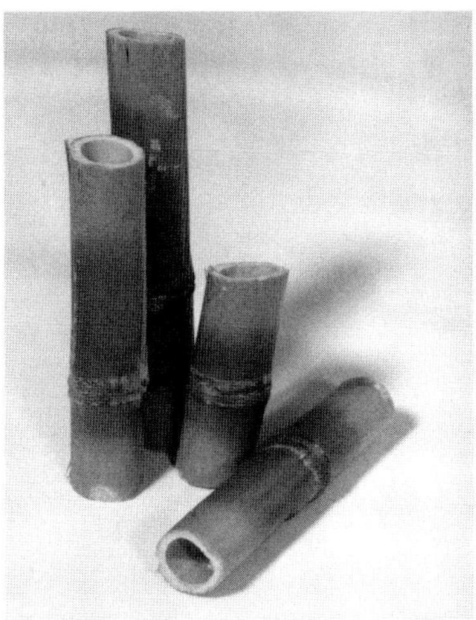
Abb. 15: *Bambushalmknoten*

Als positive Bambusmentalität konkretisiert Schuster eine Seelenhaltung, die Ausdauer und Elastizität bewahrt, die beweglich Kompromisse schließen kann und nicht zerbricht, dabei immer das Ziel im Auge behält. Einerseits nachgeben können, dann auch wieder zum Zen-trum zurückkommen, dabei bescheiden bleiben.

Bambus in der Anthroposophischen Medizin

Die Idee, den Bambus als Naturgleichnis für die gesunde Form und Funktion der Wirbelsäule anzusehen, stammt originär aus der Anthroposophischen Medizin (G. Husemann und A. Bruns 1951). In der traditionellen asiatischen Medizin wurde der Bambus für diese Indikation meines Wissens nicht direkt verwendet, wohl aber für verschiedene Eingliederungsstörungen der Empfindungsorganisation im Rhythmischen System (s. o.), die mit der Grundidee indirekt in Zusammenhang zu sehen sind. Die homöopathischen Arzneimittelprüfungen von Guillaume (1966) und besonders von Schuster (1996) bestätigen als Hauptanwendungsgebiet die Wirbelsäulenleiden und erweitern das Verständnis dieser Grundidee, sodass sich hier Anthroposophische und Homöopathische Medizin gegenseitig in schöner Weise beleuchten und ergänzen.

Betonung des Stengel-Prinzips im Bambus

Der Bambus ist eine Pflanze, die das Spross- und gegliederte Stengelprinzip betont. Blüten- und eigentliche Wurzelbildung treten stark zurück, sogar das Blatt ordnet sich teilweise dem Vertikalprinzip des Stengels unter. Insofern zeigt uns die Pflanze, dass ein Bezug zum mittleren Rhythmischen System und zur Aufrichteorganisation des Menschen vorliegen muss.

Schauen wir nun einmal auf die Anlage des Axialskeletts beim Menschen, so zeigt sich, dass dieses die ursprüngliche Bildung des mittleren Keimblattes ist: Zunächst gibt der Primitivstreifen am Übergang vom zwei- zum dreikeimblättrigen Stadium die Längsorientierung. Durch eine Einstülpungsbewegung entsteht dann unter dem künftigen Neuralrohr die Rückensaite (Chorda dorsalis), indem sich der ektodermale Primitivstreifen wieder zurückbildet. Die Chorda ist nun als Induktionsorgan wesentlich und unverzichtbar für die Bildung von Wirbelsäule und Rückenmarksnervensystem. Sie leitet die Metamerisation ein. Zunächst ist sie als unsegmentiertes zelluläres Achsenorgan mit hohem Flüssigkeitsturgor mit dem Pflanzenspross vergleichbar, der aus seiner ihm innewohnenden ätherischen Kraft von der Erde aus dem Licht folgend sich der Sonne entgegen aufrichtet. Diese Aufrechte ist beim erwachsenen Menschen allerdings nicht mehr linear. Die Dynamik der menschlichen Ich-Organisation prägt der gegliederten Wirbelsäule eine doppelte s-förmige Krümmung ein: Zwischen den Polaritäten von Streckung-Lordose und Beugung-Kyphose kann der Mensch seine aufrechte Haltung und die Bewegungen seines Achsenskelettes variieren und führen. Die menschliche Aufrechte ist also eine Leistung der Ich-Organisation im Ätherischen. Sie wird in der Embryonal- und Kindheitsperiode von den Vererbungskräften leiblich angelegt und dann in der Adoleszenz persönlich ergriffen und durchdrungen. Treten im Schulalter Störungen dieses Prozesses im Sinne einer juvenilen Haltungsschwäche auf, so kann Bambusa e nodo in mittlerer bis tiefer Potenz gegeben werden. Hier liegen positive Berichte aus der kinderärztlichen Praxis vor. Die Bambustherapie unterstützt sozusagen das zeitlebens persistierende Chordaprinzip im Menschen.

Die Leistung der Ich-Organisation geht jedoch insbesondere bei der Verknöcherung der Wirbelkörper noch tiefer hinunter bis in den physischen Leib: Sie verleiht der stützenden Aufrichteorganisation Stabilität und Festigkeit, ohne jedoch der Erdenschwere zu verfallen. Im Zusammenhang mit der Kalksalzanlagerung an der Knochenmatrix spielt nun die Kieselsäure (Wolff) eine wesentliche Rolle, die ja auch im

Die Bedeutung des Kiesels in der Ossifikation

Bambus enthalten ist. In den frühen Verknöcherungsstadien findet sich – wie inzwischen tierexperimentell (Mertz) nachgewiesen – eine relativ hohe Kieselsäurekonzentration im Knochengrundgewebe. Der Kieselsäuregehalt nimmt umgekehrt proportional mit dem ansteigenden Kalksalzgehalt ab. Daran ist ablesbar, dass die Verknöcherung nicht in erster Linie eine Frage der absoluten Kalkmenge im Organismus ist. Die Kieselsäure hat hier eine Art Wahrnehmungs- und Vermittlungsfunktion, sie lässt sich die Knochenkalksalze an der physiologisch richtigen Stelle konzentrieren und niederschlagen und vermeidet eine pathologische Transmineralisation z. B. in Form einer Arteriosklerose.

Bambus in der Osteoporose-Therapie

Anlässlich des Medizinischen Seminars Bad Boll im Januar 1996 zum Thema Skelettbildung hatte ich vorgeschlagen, Bambus auch zur Osteoporose-Therapie einzusetzen. Dabei waren für mich einerseits das schnelle Wachstum und die rasche Substanzbildung des Bambus, andererseits seine stabile Mineralisierung durch Verkieselung entscheidend gewesen. Seither haben sich bei einer Reihe (nicht bei allen) von unkomplizierten Osteoporose-Bildern Besserungen durch eine längere Gabe von Bambus-Tiefpotenz ergeben. Die tiefe Potenzstufe ist hier angezeigt, da es sich nicht nur um eine kräftemäßige, sondern auch um eine substantielle Wirkung innerhalb des Knochenstoffwechsels handelt.

Betrachtet man nun die Ich-geführte astralische Organisation in Bezug zur Wirbelsäule, so ergibt sich ein leiblich-seelischer Doppelaspekt: Leiblich ist die astralische Organisation in der frühen Embryonalzeit Urheberin des metameren Prinzips, das die Wirbelsäule als Organ des Rhythmischen Systems ausweist. Die Chorda teilt sich in regelmäßige Segmente, die sich später zum Gallertkern der Bandscheiben entwickeln. An diesen Chordasegmenten orientieren sich dann die ebenfalls mesodermalen Gewebe der Myotome und

Sklerotome, um das muskuläre und knöcherne Wirbelsäulenskelett auszubilden. So entsteht ein segmental gegliedertes Achsenorgan, das durch die Interposition der Bandscheiben Anpassungsfähigkeit und Beweglichkeit besitzt.

Der Bambusknoten und die Bandscheibenfunktion

Diesem Bewegungsaspekt der Disci intervertebrales entsprechen nun besonders die Bambusknoten, die dem Halm rhythmische Gliederung und elastische Schwingungsfähigkeit verleihen. Bis in den Feinbau der Gefäße innerhalb der Nodien, die ein feines Verströmen und wieder Zusammenfließen der aufsteigenden Flüssigkeit vorgeben, zeigen sich hier die Gesetzmäßigkeiten des Rhythmischen. Von daher wird verständlich, dass der Bambushalmknoten als Hauptindikation zur Therapie von Wirbelsäulenleiden eingesetzt wird, besonders wenn diese von einer Schädigung der Bandscheiben ausgehen, aber auch, wenn sie von Myogelosen bzw. einer radikulären Symptomatik begleitet sind. Es empfiehlt sich eine längere orale Therapie mit Bambusa e nodo D6 (1- bis 3-mal tgl. 5 bis 10 Glob.) und in der Akutphase zusätzlich kurweise paravertebrale subcutane Injektionen an die schmerzhaften Stellen (z. B. 2- bis 3-mal wöchentlich über 5 bis 7 Wochen).

Die physische und die seelische Aufrichte und der Bambus

Neben diesem leiblichen Aspekt einer Bambustherapie, die zu einer besseren Verankerung der höheren Wesensglieder, nämlich der astralischen und Ich-Organisation im Aufbaustoffwechsel und dadurch zu Entspannung und Schmerzlinderung führt, gibt es aber noch einen mehr seelischen Aspekt: Bambusa hilft der Ich-Organisation in ihrem Bemühen, die polaren Ausschläge der astralischen Organisation zwischen Spannung und Entspannung, zwischen Freude und Leid, zwischen Vorstellen und Handeln zu führen. Bambus harmonisiert hier die seelische Schwingungsfähigkeit.

An dieser Stelle sei ein 1953 geborener Patient E. M. genannt, der von November 1998 bis Februar 1999 wegen eines im NMR dargestellten Bandscheibenprolapses bei L5-S1 arbeitsunfähig war. Ende Juni bekam er ein Rezidiv in Form einer bis zum Knöchel ausstrahlenden Ischialgie, ausgelöst durch körperliche Überlastung im Beruf und Trennung von seiner Lebensgefährtin. Neben einer Akutbehandlung u. a. mit Disci/Rhus toxicodendron comp. bekam er zweimal wöchentlich abends 10 Globuli Bambusa e nodo D30 per os. Das Rezidiv konnte in wenigen Tagen ohne Arbeitsausfall aufgehalten werden, Herr M. war wieder schmerzfrei und wirkte auch seelisch entspannter. Bambusa D30 wurde noch eine Zeit lang beibehalten. Ein halbes Jahr später ist Herr M. nach wie vor beschwerdefrei.

Der von Schuster entdeckte endokrinologische Aspekt des Bambus sollte weiter verfolgt werden: Die Chorda dorsalis reicht mit ihrem kranialen Ende ursprünglich bis zur Hypophysentasche und stellt so topographisch die Verbindung zwischen Wirbelsäule und Hypophyse her, die in funktioneller Hinsicht wohl auch im späteren Leben besteht. Es stellt sich hier die Frage, ob das Bambussprossenpräparat in Bezug auf die hormonelle Wirksamkeit aktiver ist als das Bambusknotenpräparat. Hierzu sind noch weitere Erfahrungen notwendig.

Ich kann diesbezüglich nur von einer Patientin berichten, die zwar keine Monotherapie bekam, aber doch mit ihrem Krankheitsbild auf den genannten funktionellen Zusammenhang hinweist. Die 47-jährige V. S. zeigte ein präklimakterisches Syndrom mit verfrühten und sehr verstärkten Monatsblutungen, prämenstruellen Verstimmungen und anderen Zeichen eines PMS, Rückenschmerzen und paravertebrale Verspannungen, besonders der HWS und Spannungskopfschmerzen. Die Patientin reagierte schon auf kleine Dosierungen gut. Sie erhielt morgens 4 Globuli Ovaria comp., abends 5 Globuli Bambusa e nodo D10, zweimal wöchentlich abends 1/2 Trinkampulle Hypophysis Gl D10. Dadurch ließen sich Menses und Rückenbeschwerden gut regulieren.

Zusammenfassung

Der Bambus ist eine Pflanze, in der ein starkes einstrahlendes Lichtprinzip von einem stabilen, rhythmisch gegliederten und elastischen Spross aufgenommen wird. Diese Eigenheit in der Gestalt lässt heilende Eigenschaften vermuten. Seit ihrer Entdeckung im Jahre 1951 haben sich die Bambus-Präparate (Bambusa e nodo D3, 6 Amp.; D3, 6, 10, 30 Glob. WALA) bei verschiedensten Störungen der Form-, Bewegungs- und Aufrichteprozesse an der gesamten Wirbelsäulenformation als Heilmittel bewährt. Dadurch fand die Uridee vom Bambus als vorbildhaftes Naturgleichnis für die gesunde Wirbelsäulenorganisation ihre Bestätigung in der therapeutischen Praxis. In der Anthroposophischen Medizin wird die Wirbelsäule als ein Organ gesehen, welches durch die aufrichtenden Kräfte der Ich-Organisation im mittleren Rhythmischen System gebildet wird und das dieser Aufrichtekraft zeitlebens als tragendes und bewegliches Organ dient.

Die Ich-Organisation wirkt nun mit den übrigen menschlichen Wesensgliedern astralische, ätherische und physische Organisation jeweils in differenzierter Weise zusammen. Leistung der Ich-Organisation im Physischen ist die Verknöcherung der Wirbelsäule bis zur mineralischen Härte. Daher fördern Bambus-Tiefpotenzen die Knochenmineralisierung z. B. bei Osteoporose. Aus dem Zusammenwirken von Ich- und ätherischer Organisation bildet sich die menschliche Aufrechte: Bambus in tiefen bis mittleren Potenzen hilft bei Haltungsstörungen und vitalisiert die Bandscheiben. Aus dem Synergismus von astralischer und Ich-Organisation ergibt sich einerseits der Schmerz- und Bewegungsaspekt, andererseits die ganze psychische Bedeutung der Wirbelsäulenerkrankungen. Mittlere Bambuspotenzen können deshalb bei vom Rücken ausgehenden bewegungseinschränkenden neuralgischen Beschwerden eingesetzt werden. Höhere Potenzen beziehen den seelisch-geistigen Hintergrund der körperlichen Beschwerden mit ein, unterstützen die „innere Aufrechte" und harmonisieren die seelische Schwingungsfähigkeit.

Die Disci-Präparate der WALA zum Einstieg in die organotrope Behandlung der Wirbelsäule

Von der Idee des Bambus-Heilmittels zur zeitgemäßen Wirbelsäulentherapie

Diese Serie von Kompositionsheilmitteln wurde ab 1952 vom WALA-Ärztekreis unter Leitung von Margarethe Hauschka konzipiert und in enger Zusammenarbeit und in unmittelbarem Erfahrungsaustausch mit bestimmten niedergelassenen Kollegen entwickelt. Die ersten Eindrücke und Kasuistiken waren ausgesprochen positiv, mehrere Veröffentlichungen im „Therapeutischen Erfahrungsaustausch für Ärzte" der WALA, in der Erfahrungsheilkunde (Krack, Melcop) und in den „Beiträgen zu einer Erweiterung der Heilkunst nach geisteswissenschaftlichen Erkenntnissen" (M. Hauschka) erschienen. In der Folgezeit gingen weiterhin zahlreiche Erfahrungsberichte mit den Disci-Präparaten bei der WALA ein. H.-H. Vogel hat sich mehrfach schriftlich zu ihrer Ratio geäußert, und 1993 erschien ein WALAmed-Themenheft (Roemer, Michels) zur Einführung in die Wirbelsäulentherapie mit den Disci-Präparaten. Da dieses umfangreiche Material hier nicht ausführlich dargestellt werden kann, soll in dieser Arbeit besonders die Zusammensetzung der Rezepturen und die Differentialtherapie hervorgehoben werden.

Das „Disci comp. Konzept"...

Grundbestandteile aller Disci-Präparate sind **Bambusa e nodo**, **Formica rufa** und das Organpräparat **Disci intervertebrales** in potenzierter Form. Um diese gruppieren sich je nach dem anthroposophisch-menschenkundlichen Verständnis des zugrundeliegenden Krankheitsprozesses weitere Präparatebestandteile zu Kompositionsheilmitteln, deren Ganzheit durch den pharmazeutischen Prozess verstärkt wird, indem die Einzelsubstanzen mindestens über die drei letzten Stufen gemeinsam potenziert werden. Die feinere therapeutische Beobachtung zeigt in diesem Zusammenhang, dass ein individuell gewähltes Einzelmittel mit einer scharf umrissenen therapeutischen Wirkung zu unterscheiden ist von derselben Einzelsubstanz, welche in eine Heilmittelkomposition eingebettet ist. In diesem „Amalgam" verliert die Einzelsubstanz unter Umständen einen Teil ihres zugespitzten Profiles durch die Verbindung mit den anderen Präparatebestandteilen.

Der *Bambushalmknoten* ist wie oben beschrieben das pflanzliche Natursimile für die gesunde Form, Stabilität und Beweglichkeit der Wirbelsäule. Bambus ...

Hinzu kommt die *rote Waldameise* als Heilmittel aus dem niederen Tierreich: Die kleine schwarze Gestalt der Ameise ist im Brustbereich eingeschnürt, ihre Bewegungen sind nicht geschmeidig, sonder eckig. In ihrem Stoffwechsel zeigt sie eine Besonderheit insofern, dass sie den Katabolismus des intermediären Zuckerstoffwechsels zu einem großen Teil nicht zu Ende führen kann, d. h. zu Kohlendioxid in der Ausatmungsluft. Der Stoffwechselweg bleibt bei der Ameisensäure stehen, die sie dann in beträchtlichem Ausmaß in einer Blase am Körperende ansammelt und von dort aus als Flüssigkeit zur Belebung der Umgebung versprüht. Es ist lange bekannt, dass man durch die Ameisensäure z. B. einer rheumatischen Hand Linderung verschaffen kann, indem man sie kurze Zeit in einen Ameisenhaufen hält. Die bei der Ameise auf natürliche Weise gelöste Hemmung im Abbau-Stoffwechsel ist beim Menschen ursächlich beteiligt bei der Entstehung der chronischen rheumatischen Erkrankungen. Im intermediären Stoffwechsel ist der Übergang vom katabolen zum anabolen Stoffwechsel gestört, die Gewebeatmung stockt, eine Übersäuerung entsteht, unvollständig abgebaute Stoff- Formica ...

wechselprodukte fallen aus dem Lebenszusammenhang heraus und bleiben in dem degenerativen Prozess liegen. Insofern ist Formica rufa ein Basisheilmittel bei rheumatischen Wirbelsäulenerkrankungen, besonders wenn die beteiligten Gewebe an sich schon wenig Vitalität haben (Knorpel; Bänder; Sehnen, besonders in ihrem Übergang zum Muskel). In den Disci-Präparaten ist Formica in tieferer Potenz enthalten. In höherer Potenz passt sie konstitutionell zu Menschen, die sich trotz Gelenkschmerzen viel und fleißig bewegen, sich ruhelos abarbeiten.

Hier erinnere ich mich an eine etwa 60-jährige schwäbische Gärtnerin mit einem HWS-Syndrom, die nicht von ihrer Arbeit ablassen konnte und schon einen ganz gebeugten Nacken hatte. Sie wurde durch die Injektion von Formica D30 zusätzlich zu dem entsprechenden Disci-Präparat sichtlich freier und entspannter sowohl in körperlicher als auch in seelischer Hinsicht.

Disci intervertebrales

Das potenzierte Organpräparat *Disci intervertebrales* wird heute aus den drei Etagen der Disci (cervicales, thoracici und lumbales) gewonnen. Als Einzelmittel sind diese noch separat erhältlich, für die Komposita wird der Einfachheit halber heute von der Mischung ausgegangen. Potenzierte Organpräparate regen allgemein die Lebensorganisation des entsprechenden homologen Organes an und stärken es dadurch in seiner Vitalität und Bildekraft. Für die Bandscheiben bedeutet dies, dass der mit dem Alter zur Versprödung neigende Annulus fibrosus wieder geschmeidiger wird und der Nucleus pulposus wieder an Turgor und Spannkraft gewinnt. Dadurch wird die Rückbildung eines eventuell vorliegenden Prolapses gefördert bzw. einem Prolaps vorgebeugt.

Disci-Präparate für akute Wirbelsäulensyndrome

Das Silber als Kompositionsbestandteil

Disci comp. cum Argento: Der Zusatz von *Silber* macht dieses Kompositionspräparat einerseits geeignet für entzündliche Zustände an der Wirbelsäule, weil Argentum einen lokal überschießenden und sich isolierenden ätherischen Prozess wieder in das rechte Verhältnis zu dem gesamten Ätherleib bringt und dadurch die Entzündung überwindet. Diese kann sich auch an den kleinen Wirbelgelenken z. B. beim M. Bechterew abspielen. Auf der anderen Seite heilt Argentum Neuritiden und Neuralgien, weil es als Mondenmetall in Beziehung zum Nervensystem und zu den Fortpflanzungsorganen steht. Diese Neuralgien und ggf. Parästhesien können den okzipitalen, brachialen, interkostalen Bereich bzw. den Ischiasnerv betreffen. Sogar Besserungen von Trigeminusneuralgien durch Disci comp. cum Argento wurden berichtet, insofern diese von Verspannungen im HWS-Bereich begleitet sind. Weiter liegen positive Erfahrungen zur Sofort- und auch Spätbehandlung des Schleudertraumas der HWS mit den damit verbundenen Kopfschmerzen vor (in Kombination mit **Tulipa D6**). Als unerwartete Begleitwirkung hat sich in einigen Fällen bei der Rückenbehandlung durch Disci comp. cum Argento eine Besserung einer gleichzeitig vorliegenden Dysmenorrhoe gezeigt, was von therapeutischer Seite ein Hinweis dafür sein kann, dass in der Anthroposophischen Medizin das Silber mit den beiden peripheren Organsystemen des Nervensystems und der Reproduktionsorgane in Zusammenhang gebracht wird. Disci comp. cum Argento kann im Akutfall täglich subcutan an die schmerzhaften Stellen paravertebral gespritzt werden. Die erste(n) Injektion(en) führe ich gerne als intrakutane Quaddelung durch, was für den Patienten zwar schmerzhafter ist, aber eine stärkere Sofortwirkung hat. Die Behandlung kann dann durch die orale Gabe von z. B. täglich 3 x 10 Globuli fortgesetzt werden. Ist es aus irgendeinem Grund nicht möglich Injektionen zu geben, so kann man zunächst entweder die Ampullen als Trinkampullen einnehmen, oder die Ampulle in die Ellenbeuge einreiben, oder die Tagesdosis der Globuli in einem Glas Wasser verrühren und dieses schluckweise über den Tag verteilt trinken lassen.

Disci/Rhus toxicodendron comp.: Dieses Akutmittel entstand auf Wunsch des Orthopäden Hartmut Fischer, der mit der Komposition Rhus toxicodendron comp. in Kombination mit Disci comp. cum Argento gute Erfahrungen gemacht hatte und sich ein rasch wirksames Analgetikum wünschte. Es ist als Injektionslösung auch in 10 ml-Ampullen erhältlich, die täglich etwas tiefer paravertebral infiltriert werden und durch die größere Dosierung in der Anfangsbehandlung auch stärker wirken.

Rhus toxicodendron als Heilmittel

Rhus toxicodendron, der nordamerikanische Giftsumach, ist ein Busch, der im Herbst durch seine flammenähnlich leuchtende Blattfärbung auffällt. Der nahe Kontakt zu der Pflanze kann zu heftigen Reaktionen führen: Bei Berühren der Blätter kann es zu einer blasenbildenden Dermatitis kommen und das Einatmen der Umgebungsluft, verstärkt bei Waldbränden und wiederholter Exposition, kann zu allergischen Reaktionen bis zum anaphylaktischen Schock führen. Entsprechend hilft Rhus auch bei heftigen, brennenden bzw. ziehenden und plötzlich auftretenden Rückenschmerzen, besonders wenn sie durch einen kühlen Luftzug oder feucht-kaltes Wetter bzw. ein Verhebetrauma ausgelöst sind. Es besteht oft Unruhe und das Bedürfnis, sich trotz der Schmerzen zu bewegen. Fortlaufende Bewegung und Wärme bessern die Beschwerden.

Als Beispiel sei eine Begebenheit aus dem Beginn meines praktischen Umganges mit potenzierten Heilmitteln berichtet. Meine damalige Vermieterin, eine Bauersfrau, hatte seit 3 Nächten nach einer Verkühlung wegen Ischiasschmerzen, die in das rechte Bein ausstrahlten, kaum geschlafen. Sie ist eigentlich keine klagsame Frau, aber sie musste immer aufstehen und wanderte unruhig in der Küche hin und her. Nachts waren die Schmerzen schlimmer. Ich hatte gerade den Unterschied von Rhus toxicodendron und dem bewegungslosen Bryonia-Patienten im Kolloquium von H.-H. Vogel gelernt und war aber unsicher, ob diese anfängliche Kenntnis für eine Behandlung ausreichend sei. Ich entschloss mich doch, ihr Hilfe anzubieten und injizierte ***Rhus D15*** *s.c. in die Nähe des Nervenaustrittspunktes. Anschließend drehte sich die Frau erstaunt um und fragte, ob es sein könne, dass der Schmerz schon verschwunden sei. Zwei weitere Injektionen an den Folgetagen befestigten den Behandlungserfolg und ermutigten mich zu weiteren Studien.*

Nicht immer hilft Rhus so prompt und vollständig wie in diesem Fall, aber oft ist Disci/Rhus toxicodendron comp. eine entscheidende Hilfe zu Behandlungsbeginn. In ganz typischen „Rhus-Fällen" füge ich noch 1 Amp. Rhus toxicodendron D30 hinzu. (In Akutfällen habe ich von dem Einzelmittel in zu tiefer Potenz eine Verschlechterung gesehen.)

Disci-Zäpfchen – auch wenn Injektionen nicht möglich sind

Disci/Viscum comp. cum Argento, Suppositorien: Durch diese Zäpfchen ist, z. B. als abendliche Gabe, eine gute Schmerzbehandlung möglich, anstelle oder zusätzlich zu den Injektionen. Deshalb setze ich sie gerne bei Patienten mit weiter entferntem Wohnort ein.

Hier sei der 75-jährige H.S. mit einem schweren Wirbelsäulensyndrom genannt: Er hatte 1986 eine Operation wegen Discus-Hernie bei L5/S1 durchgemacht, eine weitere Operation brachte ebenfalls keine Besserung der Beschwerden. Inzwischen zeigt im übrigen die Literatur (Shvartzman), dass bei Abwesenheit von Blasen-Mastdarm-Störungen und von deutlichen Paresen die kurz- und längerfristige Prognose durch die verschiedenen Operationstechniken bei Discushernie nicht besser ist als bei konservativer Therapie. 1989 erfolgte bei H.S. eine Operation wegen eines Neurinoms auf der Höhe von L2/3, 1998 war eine Spinalkanalstenosierung kaudal von L3 mit den Beschwerden einer Claudicatio intermittens spinalis und ein medialer Discusprolaps L4/5 diagnostiziert. Zu Einreibungen mit ***Aconit-Schmerzöl*** *bekam H.S.* ***Disci/Viscum comp. cum Argento****, je ein Zäpfchen abends und morgens, verordnet, die seine Schmerzen deutlich linderten.*

Überhaupt scheint mir Disci/Viscum comp. cum Argento ein Spezifikum für die Claudicatio intermittens spinalis zu sein, indem Argentum die Schmerzen durch Nervenkompression und Viscum den Prozess der knöchernen Einengung bessern.

Disci-Präparate für chronische Wirbelsäulensyndrome

Zinn bei Versprödungstendenzen

Disci comp. cum Stanno: *Zinn* ist im Gegensatz zu Silber bei degenerativen Gelenkerkrankungen angezeigt. Die Knorpel sind in diesem Fall trockener, spröder, brüchiger, nutzen sich vorzeitig ab und die Bänder erschlaffen; die Gelenke deformieren insgesamt. Stannum reguliert den Gewebeturgor über eine Belebung der plastischen Kräfte im Flüssigkeitsorganismus. Disci comp. cum Stanno ist daher Basisheilmittel bei allen degenerativen Wirbelsäulenleiden und sollte auch im Anschluss an eine Akutbehandlung mit Disci comp. cum Argento zur Konsolidierung und Rezidivprophylaxe gegeben werden. Die Injektionen können kurweise eingesetzt werden, dann folgen die Globuli. In ausgeprägten Fällen haben wir durch eine lange orale Verabreichung immer noch weitere Besserungen gesehen (z. B. abends 10 Globuli über 1 Jahr). Disci comp. cum Stanno ist auch bei Haltungsanomalien und Bänderschwäche angezeigt.

Die Mistel bei physiologischem Wärmemangel und Präkanzerosegefahr

Disci/Viscum comp. cum Stanno: Der *Mistelzusatz* eignet sich für ausgekühlte und ältere Menschen. Die Mistel regt den Wärmeorganismus an und löst Verhärtungen bei Osteochondrose und Spondylarthrose auf. Bei regelmäßiger Gabe können sich sogar Exostosen und Weichteilverkalkungen ein Stück zurückbilden. – H. Spannagel berichtet im „Therapeutischen Erfahrungsaustausch" neben einer Reihe von günstigen Disci-Verläufen von 3 therapierefraktären Fällen, in denen Beschwerden an der Wirbelsäule bzw. an den großen Gelenken nicht zu beeinflussen waren und später eine Präkanzerose bzw. ein manifestes Karzinom auftraten. Durch die Mistelbehandlung wurde hier jeweils auch die Gelenksymptomatik gebessert. Diese Erfahrung zeigt, dass bei Tumorgefährdung parallel zu einem Wirbelsäulensyndrom neben einer diagnostischen Wachsamkeit an eine prophylaktische Viscum-Behandlung z. B. mit diesem Disci-Präparat zu denken ist. Disci/Viscum comp. cum Stanno hat im übrigen auch eine psychische Begleitwirkung bei belasteten, bedrückten und verkrampften Menschen in der zweiten Lebenshälfte.

Spezielle Disci-Präparate

Disci comp. cum Auro: Manche Wirbelsäulenbeschwerden, besonders der BWS, treten in Wechselwirkung mit einer Herz-Kreislauf-Symptomatik auf, oft in der Weise, dass sich die beiden Symptomenkomplexe gegenseitig verstärken und der Ursprung der Beschwerden schwer zu eruieren ist.

Gold bei Herzbeteiligung

Als Beispiel sei der 40-jährige A.S. genannt, der nach einer Leistungssportler-Karriere und einer Handwerkerausbildung noch ein akademisches Studium anschloss. Er litt an einem schmerzhaften Wirbelsäulensyndrom; beim Speerwerfen vor 2 Jahren war es zu einer Spondylolisthesis L4-L5 gekommen, auf dem Röntgenbild zeigte sich zusätzlich eine Verwachsung von L5 mit dem Sakrum. Daneben hatte er immer wieder pectanginöse Beschwerden (bei unauffälligem EKG und Herzschall) und hypertone Krisen. Dazu kamen Perioden seelischer Verstimmung, in denen er sich mit einer hohen, idealistischen Erwartungshaltung von der Welt zurückzog. Seine gegenwärtige Promotion hat die verschiedenen Herzlehren der Medizingeschichte zum Thema. Wegen radikulärer Beschwerden bekam er zu Anfang ***Disci comp. cum Argento*** *verordnet, dann nach kurzer Zeit als für ihn typisches Heilmittel* ***Disci comp. cum Auro****. Nach 3-4 Wochen war eine deutliche Besserung der beiden Symptomenkomplexe festzustellen, die auch im folgenden Monat weiter fortschritt. Auch seelisch hatte er sich trotz einer Prüfungssituation stabilisiert. Ein Auslassversuch nach 2 Monaten führte zu einem Rezidiv, sodass zunächst die Behandlung mit Disci comp. cum Auro wieder aufgenommen wurde und wiederum eine vergleichbare Besserung erbrachte.*

Noch eine akute Aurum-Situation: Eine elegante, herzenswarme Dame W.W. kam in die Sprechstunde mit Herzstichen, interkostalen Schmerzen und aktuellen Partnerschaftsproblemen. Eine s.c. Injektion von Disci comp. cum Auro paravertebral links unter das Schulterblatt ließ sie in Tränen ausbrechen, sodass die Behandlung per os weitergeführt werden musste, aber trotzdem gut anschlug.

Frau W. ist ein Beispiel dafür, dass sich innerseelische Probleme oft in der BWS niederschlagen, während äußere Überlastungen Pathologien der der Außenwelt zugewandten lordotischen Bereiche HWS und LWS nach sich ziehen.

Pulsatilla typischerweise bei WS-Erkrankungen der Frau

Disci comp. cum Pulsatilla: Die *Küchenschelle* ist ein Heilmittel für verschiedenste Umstellungssituationen in einer weiblichen Biographie. So kann Disci comp. cum Pulsatilla sowohl bei Haltungsschwächen junger Mädchen als auch bei Ischialgien in der Schwangerschaft oder nach mehreren Geburten, oder auch bei knöchernen Deformationen im Klimakterium angezeigt sein. Neben der Injektionslösung und den Globuli gibt es eine Salbe, die sich zu äußeren Einreibungen in dem betroffenen Bereich eignet. Die Pulsatilla-Situation zeigt allgemein eine Schwäche und Kongestion im venösen Bereich, sodass bei der Quaddelung gerne vermehrt blaurote Blutströpfchen aus den Einstichstellen austreten. Im Übrigen kann eine venöse Kongestion und Stase im Beckenvenengeflecht bzw. im Wirbelkanalvenengeflecht zu Schweregefühl und anderen LWS-Beschwerden führen, ohne dass weitere Veränderungen an Knochen-, Nerven- oder Muskelformationen der Wirbelsäule vorhanden sein müssen. Es ist also bei der Diagnosestellung an die Möglichkeit der venösen Kongestion im Rahmen einer allgemeinen Varikosis zu denken.

Aesculus bei venösen Stauungen

Disci comp. cum Aesculo: Dieses Kompositionspräparat geht auf die Erfahrung von Dr. Keiner, Dortmund zurück, der in therapieresistenten Fällen durch den Zusatz von Aesculus D50 Besserungen erzielte. Dies wurde offensichtlich von anderen Kollegen des WALA-Ärztekreises bestätigt, und in der Typenliste 1955 findet sich folgende Indikation: Schwäche der Wirbelsäulenformation und deren Folgezustände, besonders bei chronischen Störungen mit Ablagerungen, Versteifungen und knorpeliger Degeneration an den kleinen Gelenken der Wirbelsäule und des Ileosakralgelenks, aber auch bei undifferenzierten Frühstadien dieser Erkrankung und als Folge zu starker seelischer Belastung. – *Aesculus e semine* ist zunächst ein Heilmittel bei venösen Stauungen und stabilisiert Tonus und Permeabilität im Bereich der kleinen Gefäße. Insofern kann durch die Hochpotenz auch der chronische Stauungstypus behandelt werden. Weiter wäre künftig zu prüfen, ob Aesculus e semine – entsprechend der Angabe Rudolf Steiners von Aesculus e cortice D50 bei kindlicher Zahnkaries – auch bei Osteoporose eingesetzt werden könnte. Bei diesem Heilmittel liegt meines Erachtens noch ein Forschungsbedarf in der Praxis vor.

Nicotiana bei juvenilen WS-Erkrankungen

Disci comp. cum Nicotiana: *Nicotiana tabacum* reguliert das rhythmische Eingreifen der Seelenorganisation im arteriellen Bereich und generell im Rhythmischen System. Beim Schulkind in der Zeit vor der Pubertät etwa vom 10.-12. Lebensjahr vertieft sich die Atmung und es kommt zu einer organischen Ausreifung des Rhythmischen Systems in dieser Periode der „Atemreife". Davon ist auch die Wirbelsäule betroffen, sodass Eingliederungsstörungen der Empfindungsorganisation in dieser Periode zu Haltungsstörungen, zu Skoliose und zum Ausbruch der Adoleszentenkyphose führen können. Beim M. Scheuermann besteht schon eine angeborene Formschwäche im Bereich der ventralen Wirbelkörperdeckplatten, wobei durch fleckförmige Veränderungen in der Bindegewebsmatrix zunächst die Verknöcherung gestört ist und es dann vor allem bei jungen Männern nach der Pubertät durch vermehrte Belastung zu Deckplatteneinbrüchen und Keilwirbelbildung kommt. Da es sich beim M. Scheuermann im Grunde um eine embryonale Bildungsstörung handelt, ist der Rezeptur von Disci comp. cum Nicotiana noch die Heilmittelkomposition *Hypophysis/Stannum* zugesetzt worden. Es wird dadurch eine Anregung zur organischen Nachreifung vor allem im Bereich der BWS gegeben.

Hypophysis/Stannum knüpft an die embryonalen Bildekräfte an

Antimon bei gleichzeitiger Entzündung und Sklerose

Disci comp. cum Stibio: *Antimon* besitzt einerseits die jugendliche bildsame Aufbaukraft der untersonnigen Planetenmetalle, zum anderen aber auch eine formende plastische Kraft im Eiweißstoffwechsel der Organe. Daher ist es bei chronisch-entzündlichen Wirbelsäulenerkrankungen angezeigt, bei denen sich Entzündung und Sklerose durchdringen und überlagern. Gute Erfahrungen wurden mit Disci comp. cum Stibio bei der Bechterew'schen Erkrankung gemacht, besonders in Verbindung mit **Harpagophytum** (in Tiefpotenz) und den entsprechenden potenzierten Organpräparaten. Im selben Sinn besteht eine Anwendungsmöglichkeit bei entzündlich reaktivierten Arthrosen bzw. bei Periarthrosen.

Weitere potenzierte Organpräparate

Die Disci-Präparate können je nach Ausprägung des Krankheitsbildes durch weitere Heilmittel in Form einer Mischinjektion bzw. Trinkampulle ergänzt werden. Potenzierte Organpräparate stärken einerseits die Vitalität und Regenerationsfähigkeit der Gewebe bei chronischen Krankheitsverläufen und/oder älteren Menschen. Andererseits entlasten sie im Akutfall spezifische Strukturen wie irritierte Nerven oder entzündete Gelenke. Auch hier gilt die allgemeine Leitlinie, dass die Potenz um so tiefer gewählt werden muss, je degenerativer und ausgekühlter der Krankheitsprozess ist. Die D8 entspricht der mittleren, gesunden Ausgangslage des Organs und wirkt allgemein ausgleichend und konsolidierend. Geht man in die höheren Potenzstufen, so reguliert man akut entzündliche, schmerzhafte, hyperergische Krankheitsprozesse. In der Praxis ist es wichtig, diese Regel zu beachten:

Organ-Tiefpotenzen bei degenerativ-kühlen Prozessen ...

höhere Potenzen bei akutem, entzündlichem Geschehen

Während eines Medizinischen Seminares habe ich „mal schnell" eine Kollegin mit einer schmerzhaften Gehbehinderung durch Arthritis mit der entsprechenden Organpotenzreihe E (D30-D8) behandelt. Da wir uns lebhaft unterhielten, verwendete ich versehentlich zur Injektion die D8 statt der D30. Als sie nach 2 Tagen berichtete, dass sie zunächst eine Verschlechterung und dann eine nur langsame Verbesserung erlebt hatte, wurde ich erst auf den Fehler aufmerksam, als ich die Packung der verwendeten Organ-Potenzreihe prüfte und korrigierte ihn, dieses Mal mit besserem Erfolg.

Solche Verschlechterungen durch eine zu tiefe Potenzwahl können auch gravierender sein, wenn sie Nerven oder Rückenmarksanteile betreffen, die durch die knöcherne Austrittsstelle bzw. den Spinalkanal räumlich eingeengt sind und bei zu starker Anregung mit einem Ödem reagieren.

Organpräparate der Bandscheiben

Disci intervertebrales (feti); Disci intervertebrales (cervicales), – (thoracici), – (lumbales); Nucleus pulposus: Durch das embryonale Organpräparat Disci intervertebrales (feti) wird an die jugendliche Regenerationsfähigkeit der Bandscheibe appelliert.

*Ein damals 88-jähriger Patient, der seit Jahrzehnten an einem LWS-Syndrom litt und sich durch regelmäßige Disci-Behandlung einigermaßen halten konnte, erlitt wieder einmal eine Verschlechterung. Die zusätzliche Gabe von **Disci intervertebrales (feti)** in **D5** (bei unveränderter Weiterführung der bisherigen Therapie) führte zu einer deutlichen Verbesserung seines Zustandes.*

Der Gallertkern der Zwischenwirbelscheiben

Auf die besondere Bedeutung des Organpräparates **Nucleus pulposus** wurde ich durch den Vortrag der Kollegen Sommer und Soldner zur Durchdringung gegenläufiger Bildeprinzipien in Gestalt und Funktion der Wirbelsäule während einer Tagung des Medizinischen Seminares Bad Boll im Mai 2000 aufmerksam: Es entsteht ja, wie beschrieben, der Nucleus pulposus aus einer rhythmischen Segmentation der Chorda dorsalis, der Rückensaite. Diese ist das erste, noch ganz pflanzenartige Organ des mittleren Keimblattes und das erste innere Organ überhaupt, welches durch Einstülpung vom Ektoderm aus entsteht. Nun hat der Zeitpunkt der beginnenden Verinnerlichung eine doppelte Bedeutung: Die Embryologie bezeichnet diesen 18. Tag post conceptionem als Tag der Individuation, da ab diesem Tag endgültig keine Zwillingsbildung mehr möglich ist. Rudolf Steiner schildert dazu den geisteswissenschaftlichen Gesichtspunkt, indem die Individualität, die bisher zu dem Keim eine geistige Beziehung geknüpft hat, nun ab dem 18. Tag in dem Leib organbildend tätig ist.

Anders angeschaut, kann man daher vom erwachsenen Menschen aus sagen, dass die Reihe der Nuclei pulposi die am frühesten angelegten inneren Organe, die Punkte der funktionellen inneren Aufrichte darstellen, eine Art inneren Lebensfadens, der sich zurückverfolgen lässt bis zu dem Moment, in dem die Individualität sich anschickte ihren Leib anfänglich in Besitz zu nehmen und auszugestalten. Daher begann ich nun mit diesem Motiv des „inneren Lebensfadens" in der Therapie zu arbeiten und abzuspüren, wo dieser beim Patienten „verknotet", „gestaut", „durchgeschnitten" oder in anderer Weise gekränkt worden ist. Dabei konnte ich erste sehr positive Erfahrungen mit Nucleus pulposus in D30 gewinnen.

Weiter verwende ich Nucleus pulposus unter rein somatischen Gesichtspunkten, da es sich gezeigt hat, dass neuralgiforme Schmerzen in vielen Fällen nicht durch mechanische Nervenquetschung entstehen, sondern durch eine entzündliche Reizung des Nervs durch Schmerz- und Entzündungsmediatoren, die von einem angegriffenen Nucleus pulposus freigesetzt werden.

Wirbel und Periost als Organpräparate

Atlas, Axis; Vertebra cervicalis, – thoracica, – lumbalis, – coccygea; Periosteum: Die Tiefpotenz der entsprechenden knöchernen Struktur regt die Ossifikation an, z. B. bei Fraktur,

Osteoporose oder Metastasenbefall. Auch bei Dislokationen einzelner Wirbel bzw. im atlanto-okzipitalen Übergang kann an das entsprechende Organpräparat gedacht werden. In der Knochenhaut ist einerseits die für den Knochen bestimmte Nervenversorgung enthalten; dadurch wirkt Periosteum in mittelhoher Potenz (D12) schmerzlindernd bei Knochenschmerzen (Metastasen). Andererseits geht von den Gefäßen der Knochenhaut die sekundäre Ossifikation aus; diese kann also durch Periosteum in Tiefpotenz (D5, 6) gefördert werden (schlecht heilende Frakturen z. B. alter Menschen u. U. noch mit dem Zusatz von Phosphor D8).

Periosteum bei Knochenschmerzen und Fraktur-Heilungsstörungen

Articulationes intervertebrales (cervicales bzw. **lumbales), Articulatio sacroiliaca:** Sie sind oft bei M. Bechterew betroffen.

Die kleinen Wirbelgelenke und das Darm-Kreuzbein-Gelenk

Ligamentum longitudinale (anterius bzw. **posterius):** Das potenzierte Organpräparat der Längsbänder ist bei Haltungs- und Bänderschwäche und bei Spondylolisthesis indiziert.

Die Längsbänder

Plexus brachialis, Nervi intercostales, Plexus lumbalis, Nervus femoralis, Plexus sacralis, Nervus ischiadicus: Bei Wurzelreizung ist das entsprechende Nervenpräparat zunächst in hoher, dann bei Besserung in absteigender Potenzierung angezeigt.

Nervenpräparate bei Wurzelreizung

Heilmittel für traumatische Wirbelsäulenschädigungen

Die Wirbelsäule kann akut z. B. durch Autounfälle oder Treppenstürze, chronisch z. B. bei Sportlern wie Skifahrern, bei Bauern (Traktorfahren), bei Zug- und Buspersonal oder bestimmten Maschinenarbeitern (Schlagbohrer, Pressluft-hammer, Brechmaschinen) erschüttert werden. Es empfiehlt sich, diese Ätiologie zunächst in der Behandlung mit zu berücksichtigen. Auch schon eine unelastische, verkrampfte Gangart auf Asphalt bzw. unsanftes Hinsetzen auf einen harten Stuhl kann im Übrigen Ausgangspunkt für ein Rückenleiden werden. Hier, wie bei vielen anderen Rückenleiden, sind heileurythmische Übungen unter Anleitung eines ausgebildeten Heileurythmisten wesentlich zur Linderung und Korrektur von Gang und Haltung. Ein neu erlerntes, natürlich „schlenderndes" und nicht vorwärts preschendes Gehen wirkt durch feine, harmonisch spielende Bewegungen wieder gesundend zurück auf die Wirbelsäulenorganisation. Diese Übungen sind wirksam, auch wenn sie jeden Tag nur wenige Minuten durchgeführt werden, und sie geben dem Patienten eine Hilfe zur Selbsthilfe an die Hand, mit welcher er zunehmend unabhängig werden und Rezidiven vorbeugen kann. Vor der Heileurythmie kann eine Epoche der von Dr.med. Margarethe Hauschka entwickelten Rhythmischen Massage nach Dr.med. I. Wegman dem Patienten entgegenkommen und seine Eigenaktivität vorbereiten.

Nun zu den wichtigsten Verletzungsmitteln:

Arnica montana e planta tota D3, 6: bei allen Folgen von stumpfen Verletzungen. Oft erscheinen dem Patienten Stuhl und Bett zu hart. Liegt die Verletzung lange zurück, so kann man zu höheren Potenzen greifen.

Ruta graveolens ex herba D3, 6: bei Mikrotraumen und Überlastung der Sehnen. Die Dornfortsätze sind bei der Palpation empfindlich.

Tulipa silvestris **e planta tota D6** WALA: bewährt nach Unfallschock, besonders Schleudertrauma der HWS (zusammen mit **Disci comp. cum Argento**; im Akutfall, aber auch bei Kopf- und Nackenschmerzen als Spätfolge).

Hypericum ex herba D6: bei traumatischen Nervenläsionen. Bewährt nach Sturz oder Stoß auf das Steißbein (Coccygodynie) zusammen mit **Vertebra coccygea** (zunächst **D12-D15**).

Heilende Erde und Moorerde – Solum uliginosum

Während die Homöopathie die eruptive **Hecla lava** (Lava und Schlacken des isländischen Vulkans Mount Hekla) bei knöchernen Wirbelsäulenveränderungen wie Exostosen, Periostitis oder Osteoporose einsetzt (Boericke, Zimmermann), hat die anthroposophische Ärztin Dr. Ruth Jensen in Zusammenarbeit mit Dr. R. Hauschka von der WALA ein Heilmittel aus potenziertem Moorextrakt, nämlich **Solum uliginosum comp.** entwickelt. Hierzu wird zunächst die gewonnene *Moorerde* mit Moorwasser nach dem WALA-Verfahren lichtrhythmisiert. Der Zusatz von *Aesculus* und *Equisetum* bringt dann den retardierenden pharmazeutischen Prozess sichtbar in Bewegung und in eine prozessuale Entwicklung (s. S. Titze im WALAmed-Themenheft), sodass eine Ausgangssubstanz mit neuen Qualitäten für die Herstellung von Injektionslösung, Globuli, Salbe, Öl und Badezusatz entsteht.

Solum uliginosum comp.

Was ist nun die Signatur des *Moorprozesses* und was bedeutet der Zusatz von Rosskastanie und Schachtelhalm aus menschenkundlicher Sicht? So wie innerhalb des Moores die Pflanzenverwesung und Humusbildung aufgehalten ist, so ist auch innerhalb des intermediären Bindegewebsstoffwechsels bei einer bestimmten Krankheitsdisposition des Menschen besonders im Bewegungsapparat der Katabolismus aufgehalten und es treten vorzeitige Alterserscheinungen auf. Dies führt zu schmerzhaftem degenerativem Gelenk- und Weichteilrheumatismus an der Wirbelsäule. Eine Behandlung mit

Torfbildungsprozess und Rheumatismus

Solum uliginosum comp. bringt hier die stagnierende Bindegewebsflüssigkeit wieder in Bewegung, sie belebt, konsolidiert und begrenzt eine zu träge gewordene ätherische Organisation. Dadurch wird der Organismus widerstandsfähiger gegenüber Witterungseinflüssen, die oft die Gelenkbeschwerden verschlechtern. Zudem erfolgt eine Anregung der aufbauenden Stoffwechselprozesse im intermediären Stoffwechsel dadurch, dass zunächst der Abbaustoffwechsel zu Ende geführt und der richtige Übergang in den Aufbaustoffwechsel eingeleitet wird.

Aesculus/Leber

Aesculus unterstützt den Zusammenhang zur Leber als funktionelles Zentrum des Flüssigkeitsorganismus und wirkt dadurch entquellend,

Equisetum/ Niere

Equisetum den Zusammenhang zur Niere als funktionelles Zentrum des Luftorganismus und regt dadurch die Ausscheidung an. Die Solum-Präparate eignen sich als Zusatz- oder Zwischentherapie zu den Disci-Präparaten, sie wirken schmerzlindernd und unterstützen einen geschwächten Ätherleib. Bei stärkeren Beschwerden können 10 ml intravenös verabreicht werden; reaktive oder gar akute Arthritiden gehören nicht zum Anwendungsgebiet, da durch die parenterale Gabe die Durchblutung im erkrankten Organ verstärkt wird. **Solum Öl** großflächiger oder **Solum Salbe** lokal am einzelnen Gelenk appliziert durchwärmt und gibt eine oft als angenehm empfundene Schutzhülle.

Meines Wissens hat Ruth Jensen für ihre Rückenpatienten auch auf Rezeptur hergestellte potenzierte Fangopräparate eingesetzt, damit habe ich aber persönlich keine Erfahrung. Fangoauflagen können allerdings auch zu Hause appliziert werden: Neuerdings gibt es praktische, in Baumwolle eingenähte, gebrauchsfertige Fango-Kompressen, welche der Apotheker nach Rezept bei Fa. Dr. Heberer GmbH (Fabrikstr. 10, 73079 Süßen) bestellen kann. Sie enthalten feingemahlenes

Bad Boller Schiefer-Fango

Steinmehl aus *Boller Posidonien-Schiefer* mit einem relativ hohen Steinöl- und Schwefelanteil. Dieser Schwarz-Jura-

Fango hat sehr gute Wärmebindungs- und -leitfähigkeiten. **Fangopress** eignet sich zu Mehrfachanwendung bei einem Patienten; es soll jeweils für 20-30 Minuten aufgelegt werden mit einer anschließenden Nachruhe. Die Größe II und III (23 x 26 cm bzw. 23 x 40 cm) reicht bei Lumbago bzw. HWS-Syndrom, die Größe IV (23 x 54 cm) zur Auflage auf die ganze Wirbelsäule.

Das sogenannte „Kalkproblem" – zu den Osteoporose-Heilmitteln

Durch die Verbreitung der Osteodensitometrie und die Befürwortung der Östrogensubstitution bei der älteren Frau hat das Krankheitsbild der Osteoporose einen viel größeren Stellenwert bekommen. Bei der Darstellung der Verwendung von Bambus als Osteoporose-Heilmittel in der Anthroposophischen Medizin wurde betont, dass eine Entmineralisation der Wirbelsäule in den wenigsten Fällen auf einen stofflichen Kalkmangel zurückzuführen ist. Auch die Schulmedizin weiß, dass regelmäßige sinnvolle körperliche Bewegung einer Kalksubstitution überlegen ist, da sie entsprechend der Belastung die Spongiosazüge entlang der Hauptspannungslinien festigt: Es wird die Anlagerung feiner Knochenkriställchen an die Kollagenfasern der Knochengrundsubstanz gefördert. Diese bestehen hauptsächlich aus Kalziumphosphat und Kalziumkarbonat, daneben kleinen Mengen von Magnesiumphosphat, Kalziumfluorid, Kalziumchlorid und Alkalisalzen. Im Rahmen dieses Kapitels möchte ich nur einige Osteoporose-Heilmittel anführen, ohne auf die selbstverständlich notwendige Differentialdiagnose dieses Krankheitsbildes einzugehen:

Bambusa e nodo D3, D6: Durch seinen Kieselgehalt kann der Bambus die Knochenmatrix der menschlichen Wirbelsäule für die Aufnahme, „Abkühlung" und Auskristal-lisation der Knochensalze „sensibilisieren" (s.o.).

Symphytum e radice D2, 3: Der Beinwell ist das Naturvorbild für die Verknöcherung. Dies ist er wiederum gerade nicht durch einen hohen Kalkgehalt, sondern einerseits durch die Kieselsignatur seiner rauen Behaarung sowie durch seine Grobfaserigkeit und Schleimigkeit im Spross. Er setzt sich dadurch mit der faserigen, an Mukopolysacchariden reichen und von feinstofflichem Kiesel durchtränkten Knochengrundsubstanz in Beziehung. Periosteum in Tiefpotenz kann Symphytum ergänzen: Die Verknöcherung geht zunächst immer von den Gefäßen der Knochenhaut aus.

Potenzierte Kalkpräparate zur Regulierung des Knochenkalkstoffwechsels:

Apatit ist natürlich vorkommendes Calciumfluorphosphat mit minimalen Spuren von Bleiphosphat und kann z. B. als **Apatit D8** Trit. WELEDA die Auskristallisation der Knochensalze fördern.

Mesenchym/Calcium carbonicum comp. WALA enthält den nach einem speziellen Verfahren aus der Eichenrinde gewonnenen Kalk und bringt diesen in Zusammenhang mit dem Mesenchym und den großen, die organische Substanz ausdifferenzierenden Hauptorganen.

Calcium carbonicum, Calcium phosphoricum, Calcium fluoratum bieten sich an, wenn konstitutionelle Gesichtspunkte für ihre Wahl sprechen. Zimmermann führt die bemerkenswerte Beobachtung an, dass eine im Alter auftretende Osteoporose öfter auf eine in der Kindheit nicht überwundene lymphatische Diathese zurückzuführen ist.

Strontium carbonicum, Thallium, Tellur in tieferer Potenz werden in der homöopathischen Schule von Dorcsi eingesetzt.

Metalle

Die 7 Hauptmetalle sind in der Anthroposophischen Medizin wichtige Heilmittel für chronische Krankheiten und können alle zur Behandlung von Rückenleiden hinzugezogen werden. Die ausführliche Ratio findet sich in Alla Selawrys Werk „Metallfunktionstypen in Psychologie und Medizin". Eine Erfahrung, die der orthopädische Kollege Michael Hübner aus Neunkirchen/Saar bei einem Seminar des MSBB zur Osteoporose-Therapie mit Blei referierte, soll hier auf den Stellenwert dieses Therapiesegments verweisen: Er verordnet 4-wöchige Injektionsperioden von Bleisalzen je nach der Konstitution des Patienten (**Barysilit** als natürliches bzw. **Plumbum silicicum** als im Laboratorium hergestelltes Bleisilikat; **Cerussit** als Bleicarbonat; **Pyromorphit** als Bleichlorphosphat; in Tiefpotenz, v.a. D8). Dazwischen gibt er 8 Wochen **Agaricus comp. / Phosphorus** WELEDA, ein Heilmittel, das von R. Steiner ursprünglich zur Behandlung der früher häufigeren Knochentuberkulose angegeben war und Conchae enthält. Bei längerer Behandlung demonstrierte er hier deutliche klinische und osteodensitometrische (bis 11%) Besserungen der Altersosteoporose. Dies wird aus der Bedeutung des **Bleis (Plumbum metallicum)** im Rahmen der Lebensprozesse verständlich, da das Saturnmetall Plumbum die Abtötung und mineralische Verhärtung des Lebendigen zum Knochen zugunsten der Befreiung von geistigen Kräften repräsentiert. Die weiteren Metallprozesse an der Wirbelsäule können so zusammengefasst werden:

Die 7 Hauptmetalle in der WS-Therapie

Zinn (Stannum metallicum) ist Plastiker der differenzierten Organgestalt aus dem allgemeinen kolloidalen Zustand und wirkt der Degeneration und Deformation von Knorpeln, Bändern und Sehnen entgegen.

Eisen (Ferrum metallicum) unterstützt die Persönlichkeit in der Intention, die leiblichen Organe willentlich zu ergreifen und hat sich bei bestimmten Schulter-Arm-Syndromen bewährt.

Kupfer (Cuprum metallicum) wirkt durchwärmend, entspannend und entkrampfend und wird zum Beispiel als Kupfer Salbe rot zur rhythmischen Einreibung der Wirbelsäule eingesetzt.

Quecksilber (Mercurius) ist bei bestimmten, vor allem rhythmisch aufflackernden Entzündungen der Gelenke, Knochen und der Knochenhaut, besonders auf sykotischer Grundlage angezeigt.

Silber (Argentum metallicum) wird allgemein eingesetzt bei Gelenkentzündungen und Nervenwurzelreizungen und reguliert den Lebensprozess.

Gold (Aurum metallicum) steht für den Zusammenhang von Herz und Kreislauf zur Wirbelsäule, besonders zur BWS.

Metalle/WS-Abschnitte

Neben dieser Gliederung der Metalle nach den 7 Lebensprozessen existiert eine Zuordnung der Metalle zu den verschiedenen Wirbelsäulenabschnitten von Dr.med. Hermfried Kunze. Er leitet diese von der Prägung des Embryos durch die Einflüsse der Planeten im Mutterleib ab ($C_{1/2}$ Blei; C_{3-7} Zinn; Th_{1-10} Eisen; Th_{11}-L_2 Kupfer; L_{3-5} Quecksilber; S_{1-5} Silber; Wirbelgelenke Gold).

Beispiele für eine individualisierte und konstitutionelle Behandlung

Nach Shvartzman erleiden 80% der Bevölkerung industrialisierter Länder mindestens einmal im Leben ein LWS-Syndrom, bei 10% der Erkrankten wird es ein chronisches Leiden. Seine retrospektive Studie an 55 LKW-Fahrern mit akutem Bandscheibenprolaps zeigt, dass die Wahl der chirurgischen oder konservativen Behandlung die Inzidenz der Chronizität nicht beeinflusst.

Auch wenn in der Praxis die passende Verordnung der entsprechenden Heilmittel der anthroposophischen Therapierichtung (inklusive Kunsttherapie und Physiotherapie) im allgemeinen bei deutlicher Verminderung des Bedarfs oder gar Vermeidung von Analgetika, Antirheumatika und Muskelrelaxantien eine Erholung von einem akuten Wurzelreizsyndrom und oft eine Rückfallprophylaxe erlaubt, so verbleiben doch einige Patienten, bei denen mit der Zeit diese akute Vorgehensweise immer weniger greift und das Krankheitsgeschehen einen chronischen Verlauf nimmt. In diesem Fall kann eine individualisierte konstitutionelle Behandlung einen Fortschritt bringen. Die Beobachtung zeigt, dass gar nicht nur Menschen mit körperlicher Überlastung oder höherem Lebensalter, sondern öfter auch intellektualisierte, kopflastige Menschen mit Bewegungsmangel im mittleren Lebensalter von chronischen Wirbelsäulensyndromen betroffen sind. Insofern werden im Folgenden die Heilmittel für das Stoffwechsel-Gliedmaßen-System von denjenigen des Nerven-Sinnes-Systems unterschieden. Die genannten Beispiele seien exemplarisch verstanden, sie entsprechen meiner derzeitigen persönlichen Erfahrung.

Konstitutionelle Therapie bei schwierig zu behandelnden WS-Syndromen

Überlastung des oberen Menschen

Aconitum: heftige, neuralgiforme Beschwerden infolge von akuten oder chronischen Schrecken, Luftzug bzw. Erkältung. Hier ein akutes Aconit-Beispiel:

Einer meiner Patienten hatte sich durch Luftzug bei offenem Fenster eine heftige Cervicobrachialgie zugezogen. Nachdem eine einmalige Injektion von Disci comp. cum Argento keine Besserung erbrachte, fiel mir am Folgetag auf, dass er

keinerlei Verspannung und Bewegungsbehinderung der HWS trotz heftiger Schmerzen hatte. Diesem Patienten half prompt ***Aconitum comp.***

Aconit ist in mittlerer Potenz auch im **Aconit Schmerzöl** enthalten, welches zur Einreibung bei vielen Patienten wegen seiner schmerzlindernden und beruhigenden Eigenschaften sehr beliebt ist.

Quarz = Silicea: kühle, „kristallklare", empfindliche Patienten mit vom Hinterhaupt nach vorne ziehenden Kopfschmerzen. Die Berührung z. B. mit einem Kamm schmerzt, es besteht starke Zugluft- und Kälteempfindlichkeit, und das warme Einhüllen des Kopfes wird als angenehm empfunden. Hierin zeigt sich die durchsichtige, geometrisch geformte Natur des Bergkristalls, der durch Freisetzung der Imponderabilien kühl geworden ist.

Gelsemium: cervico-occipitale Neuralgien und Cephalgie bei Schwäche der Muskulatur und der Aufrichtekraft, begleitet von Schwindel und Sehstörungen. Der wilde Jasmin gehört zu den Loganiaceen, die ihren Hauptangriffspunkt am Nervensystem haben, und ist eine viele Meter hohe nordamerikanische Schlingpflanze, der die eigene Aufrichtekraft fehlt.

Lycopodium: *Ein körperlich schwer im Freien arbeitender Patient hat seit Jahren ein chronisches LWS-Syndrom und kommt regelmäßig im Winter, wenn er mehr Zeit hat, zu Injektionskuren. Seine Gesichtsfarbe ist fahl, die Haut sehr trocken, im Lendenbereich hat er ein ichthyosiformes Ekzem. In der Arbeit ist er sehr genau, der Arbeitsbereich ist vorbildlich geordnet, seine Mitarbeiter scheuen manchmal seine auf den ersten Eindruck etwas nüchtern wirkende Art. Ihm hilft Lycopodium in mittlerer Potenz zusammen mit Disci/Viscum comp. cum Stanno.*

Eine weitere Patientin mit lumbaler Discushernie profitierte von Lycopodium, sie ist Akademikerin und „lässt" gerne andere für sich arbeiten.

Bei Lycopodium liegt eine überstrukturierte, trockene Gedankenart auf Kosten einer Entvitalisierung der Leber vor.

Nux vomica: Nervöse, gereizte, gedanklich gehetzte Menschen mit sitzender Lebensweise und Magenschwäche. Sie können die vielen Sinneseindrücke und die von ihnen wegen der anregenden Wirkung bevorzugte scharf gewürzte Nahrung nicht verdauen. Nux vomica in Tiefpotenz hilft auch, eine durchgemachte Narkose besser zu verdauen.

Schwäche des unteren Menschen

Apis mellifica: Apis in Tiefpotenz kann zur Reaktivierung eines chronischen Wirbelsäulenleidens nützlich sein. Ich verwende dazu **Apis/Arnica, Apis/Bryonia, Apis/Levisticum** je nach Situation des Patienten. Nach einer vorübergehenden Aktivierung und eventuell leichten Verschlechterung durch die Hyperämisierung (vgl. ABC-Pflaster) kann es zur Lösung einer stagnierenden Situation kommen. Während der akuten Krise setze ich die Apis-Tiefpotenz allerdings nicht ein, mit Ausnahme des Beginns eines neuen Rückfalls, der dadurch manchmal kupiert werden kann, wenn Apis frühzeitig genug gegeben wird:

Eine etwa 60-jährige, zierliche, bewegliche Künstlerin hatte sich vor vielen Jahren bei einem Verhebetrauma ein LWS-Syndrom zugezogen, das in größeren Abständen in Form bis zu mehrwöchiger Krankheitsepochen rezidiviert und im Intervall keine Beschwerden hinterlässt. Eines Morgens kam sie mit einem für sie typischen Beginn eines Rückfalls. Ich injizierte Apis/Arnica einmalig subkutan und verordnete ihr für den Nachmittag eine Bienenwachsauflage. Am nächsten Tag war sie zu ihrem Erstaunen völlig beschwerdefrei.

Generell versuche ich meine Rückenpatienten dazu zu erziehen, die Rückfälle möglichst frühzeitig behandeln zu lassen, weil dadurch die Krankheitsdauer insgesamt deutlich kürzer ist.

Kalium carbonicum und die Kalium-Verbindungen sind wie die oben beschriebenen Heilpflanzen Aesculus, Bryonia und Lycopodium Leberheilmittel. Daher findet sich oft eine vitale und Bindegewebsschwäche. Bei Kalium carbonicum besteht eine Schwäche und Schmerzen im Kreuz im gesamten Rücken, auch im Zusammenhang mit Herzschwäche oder ovarieller Unterfunktion. Insofern ist es bei klimakterischen Rückenbeschwerden in die Überlegungen einzubeziehen. Kalium carbonicum stärkt die pflanzlich-vitale, ätherische Schicht im Menschen und dadurch die Aufrichte.

Colocynthis steht in Beziehung zur Galle. Ischialgien, die nach Colocynthis verlangen, sind krampfartig oder ziehend, von Muskelverspannungen begleitet, durch Zusammenkrümmen, Wärme und Ruhe (wie Bryonia) gebessert. Colocynthis kann auch gleichzeitig vorhandene Wadenkrämpfe und rechtsseitige Hüftbeschwerden lindern.

Natrium muriaticum: Dieses große Nierenkonstitutionsmittel heilt, wenn es angezeigt ist, auch Kreuzschmerzen. Die spröde, erstarrte Kochsalz-Natur ist im Kreuz steif und versucht, dies durch Anlehnen an eine harte Wand bzw. Liegen auf einem harten Kissen zu kompensieren.

Salix kann akut Schmerzen wie ein „pflanzliches Antirheumatikum" lindern und fördert die Ausscheidung über die Niere.

Sepia ist wie die oben beschriebene Pulsatilla und wie Cimicifuga ein Unterleibsheilmittel. Die Problematik besteht hier in einer ängstlich-ehrgeizigen Zurückgezogenheit im Kopfpol, wodurch der Unterleib und der LWS-Kreuzbein-Bereich nicht richtig stoffwechselmäßig durchdrungen sind.

Magnesium phosphoricum bzw. **Magnesium phosphoricum cum cinere Avenae D6** soll noch abschließend angeführt werden: Es ist deutlich entkrampfend und schmerzlindernd bei Myogelosen (auch bei Waden- und Schreibkrämpfen). Es ist mir schon passiert, dass der mitbehandelnde Hauschka-Masseur am Tag nach der Injektion nach dem Grund für die plötzliche Verbesserung des Tastbefundes fragte.

Einbeziehen von anderen organischen Pathologien

Headsche Zonen

Abschließend sei noch auf die nervale Beziehung der Wirbelsäulensegmente zu den inneren Organen verwiesen, die in der folgenden Tabelle zur segmentalen Innervation zusammengestellt sind. Hinweise auf segmentale Störungen ergeben sich aus der Schmerzempfindlichkeit bestimmter Dornfortsätze beim Abklopfen mit dem Reflexhammer oder aus der Verhärtung bestimmter paravertebraler Bindegewebspartien im Tastbefund. Eine solche diagnostische Spur muss dann in der Erhebung des betreffenden Organbefundes (z.B. Galle, Niere, Adnexe) weiter erhärtet werden, bevor sie Ausgangspunkt für eine gezielte organotrope Therapie wird, die dann wiederum gesundend auf die Wirbelsäule zurückwirkt.

Head'sche Zone

Organe	Dermatom	Körperseite
Herz	C_{3-4}, Th_{1-5}	vorwieg. rechts
Aorta thoracica	C_{3-4}, Th_{1-7}	beidseits
Pleura	Th_{2-12}	homolateral
Lungen	C_{3-4}	homolateral
Ösophagus	Th_{1-8}	beidseits
Magen	$Th_{(5)6-9}$	links
Leber und Gallenwege	$Th_{(5)6-9(10)}$	rechts
Pankreas	Th_{6-9}	vorwieg. links
Duodenum	Th_{6-10}	rechts
Jejunum	Th_{8-11}	links
Ileum	Th_{9-11}	beidseits
Zäkum, prox. Kolon	Th_{9-10}, L_1	rechts
distales Kolon	Th_9-L_1	links
Rektum	Th_9-L_1	links
Niere und Ureter	Th_9-$L_{1(2)}$	homolateral
Adnexe	Th_{12}-L_1	homolateral
Peritoneum	Th_{5-12}	beidseits
Milz	Th_{6-10}	links

Lit.: Hansen/Schliack: Segmentale Innervation; Thieme, Stuttgart 1968

Literatur

Anderson, E. F.: Plants and People of the Golden Triangle, Silkworm Books, 1993.

Bambus: Katalog der Baumschule Eberts, Baden-Baden.

Bökemeier, R.: Bambus, GEO.

Boericke, W.: Handbuch der homöopathischen Materia medica, Haug-Verlag 1992.

Chopra: A review of works on indian medical plants, New Delhi 1995.

Dastur: Medical plants of India and Pakistan, Taraporevala, Bombay.

Ding, Y., Liese, W.: The bamboos, Kap. 20, Anatomical investigations on the nodes of bamboos. The Linnean Society of London, 1997.

Dragendorff: Heilpflanzen verschiedener Völker und Zeiten, Enke Stuttgart 1898.

Guillaume, M.: Action spécifique du Bambou sur les affections de la colonne vertébrale, Bulletin du Syndicat National des Médecins Homéopathes Français, Nr. 6, 1966, S. 39–46.

Hauschka, M.: Zur Therapie der Wirbelsäulenschäden, Beiträge zu einer Erweiterung der Heilkunst nach geisteswissenschaftlichen Erkenntnissen, 7/8 1955, S. 136–143.
Hauschka, R.: Heilmittellehre, XXII, 1.: Wirbelsäulenerkrankungen, Verlag Vittorio Klostermann, Frankfurt, 4. Auflage, 1983.
Hauschka, R.: Der Arzt geht durch der Natur Examen, Erfahrungsheilkunde 1953, Heft 10/11 bzw. in R. Hauschka: Zur Wiederkehr seines 100. Geburtstages am 6. 11. 1991, Hrsg. WALA-Stiftung, NMM-Verlag, Bad Boll.
Hinrichsen, K. V.: Humanembryologie, Springer 1990.
Jones, L. H. P. et al.: Tabashir, An opal of plant origin, Science Vol. 151, Jan. 1966.
König, K.: Beiträge zu einer reinen Anatomie des menschlichen Knochengerüstes, III. Teil: Die Wirbelsäule, Natura, Bd. 5, Jahrgang 1931/32, S. 316–342.
Kosuwan, W. et al: Charcoal bamboo as a bone substitute: an animal study. J. Med. Assoc. Thai. 1994, Sept; 77 (9) 496–500.
Krack, N.: Inclinatio pelvis, EHK 1/1995.
Krack, N.: Alltägliche Wirbelsäulentherapie, EHK 12/1956.
Kuboyama et al.: Antitumor activity of bamboo leaf against various transplantable mouse tumor strains, such as sarcoma 180, Nippon-Yakurigaku-Zasshi, 1991, Jun., 77 (6), S. 579–596.
Kunze, Hermfried: Grundzüge meiner Wirbelsäulentherapie I und II, Beiträge zu einer Erweiterung der Heilkunst 3+4, 1987.
La bambouseraie: Katalog des Bambus-Parks in Prafrance, Südfrankreich.
Li, S. H. et al.: In vitro calcium phosphate formation on a natural composite material bamboo. Biomaterials 1997, Mar; 18 (5) 389–395.
Liese, Walter: Vom Nutzen der Bambusblätter, Bambusbrief 10. 1998, 2, S. 20–23, hrsg. von der deutschen Bambusgesellschaft.
Liese, Walter: The anatomy of bamboo culms, Technical report 1998.
Liese, Walter, Bamboo: Past-Present-Future, The American Bamboo Society Newsletter, Vol. 20 Nr. 1, Februar 1999.
Liese, Walter: Eigenschaften und Verwendung von Bambus und Rattan, Holz-Zentralblatt Stuttgart, 11. 9. 1998.
Manonayagi, S. et al: Effects of bamboo buds: structural and functional changes in the epididymis of rats. J. Ethnopharmacol. 1989, Apr. 25 (2), 201–212.
Mertz, W.: Trace Elements in Human and Animal Nutrition, 5th Edition, Vol. 2, Academic Press 1986 (nach einem Hinweis von Thomas Schürholz).
Michels, C.: Der Bambus als Kultur- und Heilpflanze, WALAmed Sommer 1993.
Müller, H., Melcop, W. J.: Erfahrungen mit den WALA Disci-Präparaten, EHK 5/1956.
Orthman, R. et al.: Planting and Utilisation of Bamboo in Peninsular Malaysia, Forest Research Institute Malaysia 1995.
Otani et al.: Histo-chemical studies on the anti-ulcer effect of bamboo grass in rats, Int.-J.-Tissue-React. 1990, 12 (6), S. 319–332.

Palaiseul, Jean: Tous les moyens de guérir, Kap. 14: Dr. Hauschkas Bambus-Extrakt.
Piper, J. M.: Bamboo and Rattan, Oxford University Press 1992.
Recht, Chr., Wetterwald, M. et al.: Bambus, Kap. Gestalt und Aufbau der Bambuspflanze, Eugen Ulmer-Verlag, Stuttgart.
Roemer, F.: Die WALA-Disci-Präparate bei der Behandlung von Wirbelsäulenleiden, WALAmed Sommer 1993.
Schneider, R.: Futter für Boa Boa – Im südfranzösischen Prafrance wachsen in einem Park mehr als 150 Sorten Bambus, Die Zeit, Nr. 23, 3. 6. 1994.
Schneider: Pflanzliche Drogen, Govi-Verlag, Frankfurt 1974.
Schuster, B.: Bambus, Homöopathische Prüfung und Verifizierung mit Kasuistik-Sammlung, Kent-Gesellschaft 1996.
Shibata et al.: Pharmacology studies on bamboo grass, Nippon-Yakurigaku-Zasshi, 1976 Jun; 75 (5) S. 531–541.
Shvartzman, L. et al.: Cost-effectiveness analysis of extended conservative therapy versus surgical intervention in the management of herniated lumbar intervertebral disc. Spine (1992), 17, 176–182.
Simonis, W. Chr.: Die einkeimblättrigen Heilpflanzen, Kap. Bambusae.
Simonis, W. Chr.: Heilpflanzen, Bd. 1, Kap. Bambusae-Bambusgewächse, Novalis-Verlag, Schaffhausen 1981.
Sugayama et al.: On the anticancer active polysaccharide prepared from bamboo grass. J. Antibiot. Tokyo, 1966, May, 19 (3), S. 132–136.
Suzuki et al.: Studies on the anti-tumor activity of polysaccharides, Chem.-Pharm.-Bull.-Tokyo, 1968, Okt. 16 (10), S. 2032–2039.
Taketori Monogatari: Die Geschichte vom Bambussammler und dem Mädchen Kaguya, Übersetzung und mehrfarbige Holzschnitte der Schwestern Matsubara von 1968.
Tewan, D. N.: A Monograph on Bamboo, International Book Distributers, India, nach 1990.
Titze, S.; Roemer, F.: Solum uliginosum comp., WALAmed-Themenheft, Herbst 1997.
Totsune et al.: Chemoluminescence from bamboo shoot cut, Biochem.-Biophys.-Res.-Commun. 1993, Aug. 16; 194 (3), S. 1025–1029.
Vogel, H.-H.: Organe der Ich-Organisation, Kap. Die Wirbelsäule, NMM-Verlag, Bad Boll 1996.
Vogel, H.-H.: Wege der Heilmittelfindung, NMM-Verlag 1994.
Voronkow, M. G. et al.: Silizium und Leben, Akademie-Verlag Berlin, 1975.
Wolff, Otto: Osteoporose. Pathogenese und Therapie, Der Merkurstab, 5/1993 S. 440–447.
Zang, Y.: Bio-antioxidative activity of functional factors in bamboo leaf, Int. Bamboo Workshop, Sept. 1997, Anji, China.
Zimmermann, W.: Homöopathie in der Klinik – eine erlebte Heilmethode, Kap. 12, Die Wirbelsäule im Alter, Quintessenz-Verlag 1990.

Zur Therapie der Wirbelsäulenerkrankungen mit Disci-Präparaten: WALA, Therapeutischer Erfahrungsaustausch für Ärzte Nr. 4 und 6, 1955.

Bildnachweis: Abb. 1 bis 5, 7 f. aus dem Katalog der Bambouseraie in Anduze/Frankreich; Abb. 6, 11: C. Michels; Abb. 8a, 10, 12: F. Roemer; Abb. 9, 13, 14: W. Liese; Abb. 15: R. Hauschka.

Frau Ruth Mandera und Herrn Prof. Walter Liese möchte ich herzlich für ihre wertvollen Anregungen und Korrekturen aus botanischer Sicht danken.

Sachverzeichnis

A

B

C

D

E

F

G

H

I

K

L

M

N

O

P

Q

R

U

V

W

Z

Verzeichnis der Autoren

Die Autoren

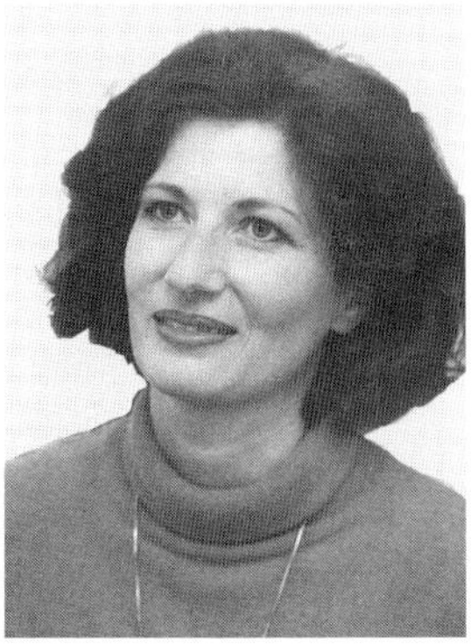

Dr. med. Franziska Roemer,
geb. 1957.

Ausbildung zur Schwesternhelferin. Studium der Medizin in Nantes (Frankreich) und Würzburg. Assistenzärztin bei Prof. Rohen, Erlangen, in der funktionellen Anatomie, in der allgemeinmedizinischen und dermatologischen Praxis sowie bei Dr. H.-H. Vogel. Seit 1989 bei der WALA angestellt. Redaktion der Ärztezeitschrift WALAmed. Mitglied beim Medizinischen Seminar Bad Boll. Regelmäßige Vortragstätigkeit. Mitglied der Dr. Hauschka-Stiftung.

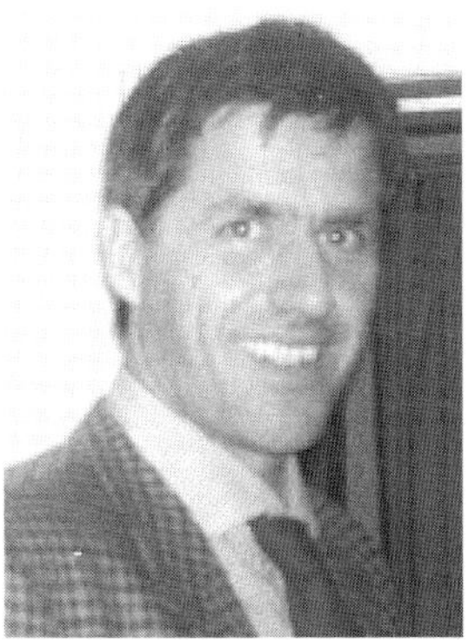

Dr. med. Marcus Roggatz,
geb. 1957, verheiratet, 4 Kinder.

Medizinstudium in Köln, Mainz, Heidelberg, Oxford, Tübingen, Wien und Freiburg. Nach mehrjähriger Ausbildung in verschiedenen anthroposophischen Kliniken Niederlassung als anthroposophischer Arzt in Hamburg. Tätigkeit als Schularzt in einer Hamburger Waldorfschule, umfangreiche Vortrags- und Fortbildungstätigkeit. Vorstand des Medizinischen Seminars Bad Boll.
1999 Niederlassung in Freiburg im Breisgau in anthroposophischer Allgemeinpraxis, ärztliche Betreuung einer Einrichtung für Kinder- und Jugendpsychiatrie, Schularzt-Tätigkeit an mehreren Waldorfschulen. Langjährige medizinische Beratung der WALA.

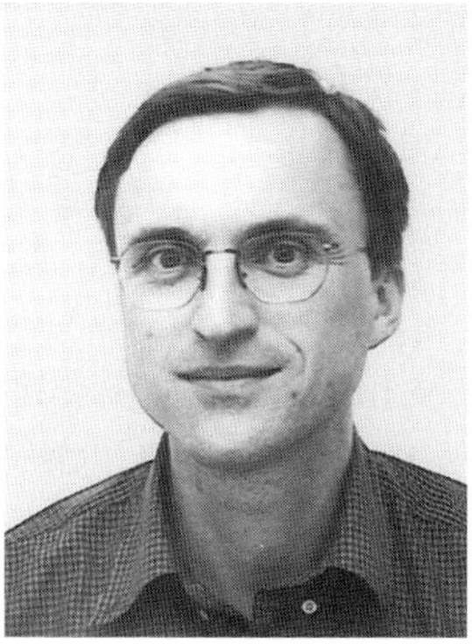

Georg Soldner,
geb. 1958 in München.

Nach dem Medizinstudium Weiterbildung zum Kinderarzt an zwei Münchner Kinderkliniken. Leitung der Sprechstunde für Naturheilverfahren an der Kinderklinik der Technischen Universität München 1991-1994. Seit 1994 Praxisgemeinschaft mit Markus Sommer und Andreas Korselt, Schwerpunkt Behandlung chronisch kranker Kinder.
Vorstand des Medizinischen Seminars Bad Boll seit 1990, Mitarbeit im Gesamtvorstand der Gesellschaft Anthroposophischer Ärzte in Deutschland seit 1993. Vorstand der Gesellschaft Anthroposophischer Ärzte seit 1999.
Vortragstätigkeit auf dem Gebiet der Erweiterung der Schulmedizin und Homöopathie durch die Anthroposophische Medizin gemeinsam mit Markus Sommer seit 1988.
Zusammen mit H. M. Stellmann Autor des Buches „Individuelle Pädiatrie".

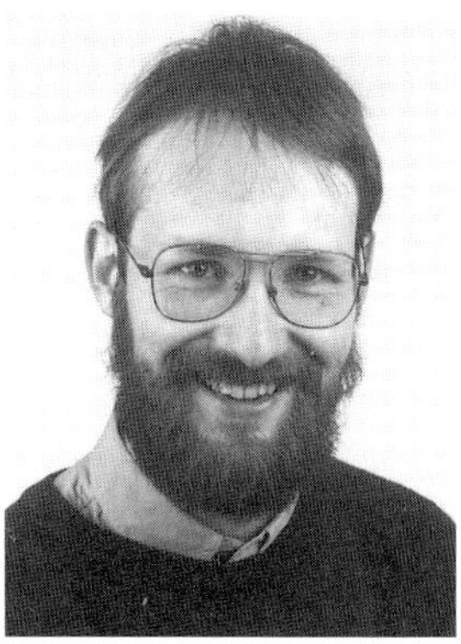

Markus Sommer,
Jahrgang 1966

In der Schulzeit Facharbeit zum In-vitro-Wirksamkeitsnachweis potenzierter Substanzen. Nach dem Studium der Medizin in München klinische Tätigkeit im Bereich der Inneren Medizin, Geriatrie und Neurologie. Hier und bereits zuvor praktische Erfahrungen mit der Anwendung von Anthroposophischer Medizin und Homöopathie.
Seit 1994 Praxisgemeinschaft in München zusammen mit G.

Soldner und A. Korselt mit Schwerpunkt in der Behandlung chronisch kranker Patienten mit Methoden der Anthroposophischen Medizin und Homöopathie.
Seit 1988 regelmäßige Vortragstätigkeit im Medizinischen Seminar Bad Boll. Vorstand des Wissenschaftlichen Beirates und Mitarbeit im Vorstand des Seminars. Langjährige Beratung der WALA. Mitarbeit in der Arzneimittelkommission der Hufelandgesellschaft. Mitglied der Kommission C des Bundesinstituts für Arzneimittel und Medizinprodukte.
Zahlreiche Veröffentlichungen zum Substanzverständnis, zur Toxikologie und Behandlung mit anthroposophischen Heilmitteln. Buchveröffentlichungen u. a. „Grippe und Erkältungskrankheiten natürlich behandeln" und „Die natürliche Reiseapotheke".

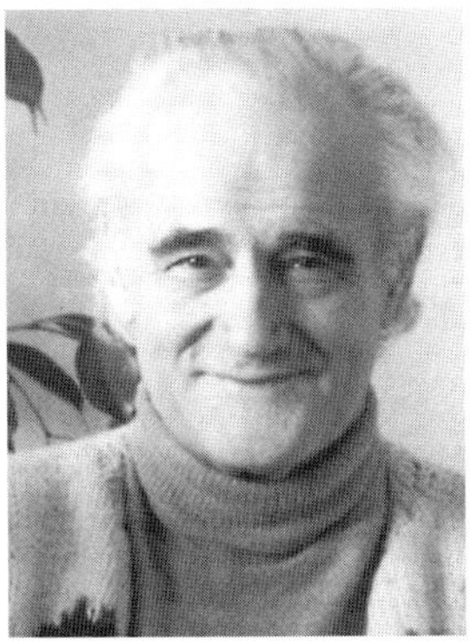

Dr. med. Heinz-Hartmut Vogel
(1914-1995)

Nach dem Medizinstudium in Berlin und München Truppenarzt in Frankreich und Russland. Nach Kriegsende Assistenzarzt im Biologisch-Homöopathischen Krankenhaus München-Höllriegelskreuth unter Frau Dr. Hauschka.
Anschließend Betriebsarzt bei der Firma Voith, Heidenheim ab 1953. Zugehörigkeit zum WALA-Ärztekreis, Vorstandsmitglied der Gesellschaft Anthroposophischer Ärzte.
1964 Eintritt in das Gesellschafterkollegium der WALA. Mitbegründer des Seminars für Freiheitliche Ordnung, 1967 Begründung des Medizinischen Seminars Bad Boll.
Mehrere medizinische Buchveröffentlichungen, z.B. „Wege der Heilmittelfindung" im Verlag Natur Mensch Medizin.